卫生部"十一五"规划教材　全国高等医药教材建设研究会规划教材
全国高等学校**研究生**规划教材　**供口腔医学类专业用**

龋病学

主　编　周学东
副主编　梁景平
编　委（以姓氏笔画为序）

李继遥	四川大学华西口腔医学院	施文元	美国加州大学洛杉矶分校
吴友农	南京医科大学口腔医学院	倪龙兴	第四军医大学口腔医学院
吴红崑	四川大学华西口腔医学院	凌均棨	中山大学光华口腔医学院
吴补领	南方医科大学口腔医学院	黄　洋	吉林大学口腔医学院
周学东	四川大学华西口腔医学院	梁景平	上海交通大学口腔医学院
赵守亮	同济大学口腔医学院	樊明文	武汉大学口腔医学院
姜广水	山东大学口腔医学院		

人民卫生出版社

图书在版编目（CIP）数据

龋病学/周学东主编. —北京：人民卫生出版社，2011.5

ISBN 978-7-117-13890-1

Ⅰ.①龋… Ⅱ.①周… Ⅲ.①龋齿-诊疗-研究生-教材 Ⅳ.①R781.1

中国版本图书馆 CIP 数据核字（2010）第 242711 号

门户网：www.pmph.com	**出版物查询、网上书店**
卫人网：www.ipmph.com	**护士、医师、药师、中医师、卫生资格考试培训**

龋 病 学

主　　编： 周学东
出版发行： 人民卫生出版社（中继线 010-59780011）
地　　址： 北京市朝阳区潘家园南里 19 号
邮　　编： 100021
E - mail： pmph @ pmph. com
购书热线： 010-67605754　010-65264830
010-59787586　010-59787592
印　　刷： 北京市后沙峪印刷厂
经　　销： 新华书店
开　　本： 787×1092　1/16　**印张** 16
字　　数： 409 千字
版　　次： 2011 年 5 月第 1 版　2011 年 5 月第 1 版第 1 次印刷
标准书号： ISBN 978-7-117-13890-1/R・13891
定　　价： 28.00 元
打击盗版举报电话：010-59787491　E-mail：WQ @ pmph. com
（凡属印装质量问题请与本社销售中心联系退换）

出版说明

为培养高素质、高水平、高创新能力的口腔医学人才，推动我国口腔医学研究生教育的规范、全面、创新性发展，在全国高等医药教材建设研究会口腔教材评审委员会和教育部口腔医学教育教学指导委员会的主动建议、积极支持和大力推动下，卫生部教材办公室自2006年起，就口腔医学研究生教材的学科定位、学制标准、培养目标、课程设置、学时安排、教材品种等事宜，广泛征求各高校研究生院（处）、研究生导师、研究生的意见和建议，并向全国25个省市40多所具有招收口腔研究生硕士、博士资格的院系和具有招收七年制、八年制口腔医学长学制资格的院校发函调研，在认真、全面调研和充分论证的基础上，规划并组织编写了这套全国高等学校口腔医学研究生规划教材。

本套教材在内容上，突破了传统应试教育教材系统、全面的特点，紧紧围绕研究生的培养目标，根据学生的研究方向来撰写，以“引导口腔研究生了解过去，熟悉现在，探索未来”为宗旨，编写中要求对口腔研究生科研能力（科研思维、科研方法）和临床能力（临床思维、临床技能）的培养起到导航的作用，着眼学生进一步获取知识、挖掘知识、提出问题、分析问题、解决问题能力的培养，正确地引导研究生形成严谨的科研思维方式，培养严肃认真的科学态度。

全套教材包括了2个系列：口腔基础课系列4种，口腔临床课系列11种。口腔基础课系列主要围绕研究生科研过程中需要的知识，及从最初的科研设计到论文发表的各个环节可能遇到的问题展开，不仅是本领域研究现状和最新进展的全面总结，内容与国际接轨，体现国内外前沿学术思想，而且提示了相关研究领域的科研方向和选题，使得广大研究生可以直接接触到本领域最新的研究方向和研究思路，了解前沿专家的科研思路，从而在巨人的肩膀上更进一步。口腔临床课系列以临床诊疗的回顾、现状、展望为线索，介绍学科重点、难点、疑点、热点内容。通过学科历史演变中对具有转折意义的诊疗理论、技术或方法探索过程的回顾，目前诊疗中的困惑、局限与不足以及诊疗中应注意的问题等现状的分析，以及临床研究热点、发展趋势的展望来探索新的解决问题的切入点，拓展创新思维，启迪科研灵感，激发研究兴趣，培养临床思辨能力。

本套教材主编均由目前各学科较有影响和威望的资深专家承担。教材编写经过主编人会、编写会、审稿会、定稿会等过程。参加编写的各位主编、编者对教材的编写进行了深入的研讨，使教材充分体现了目前国内口腔研究生教育的成功经验，高水平、高质量地完成了编写任务，确保了教材具有科学性、思想性、先进性、创新性的特点。

口腔医学研究生规划教材目录

口腔基础课系列

口腔分子生物学与口腔实验动物模型	主编	王松灵	副主编	边专		
口腔生物化学与技术	主编	李伟	副主编	孙宏晨		
口腔颌面发育生物学与再生医学	主编	金岩	副主编	王松灵		
口腔生物材料学	主编	孙皎	副主编	赵信义		

口腔临床课系列

龋病学	主编	周学东	副主编	梁景平		
牙髓病学	主编	彭彬	副主编	凌均棨		
口腔黏膜病学	主编	周曾同				
牙周病学	主编	王勤涛	副主编	吴亚菲	章锦才	
口腔修复学	主编	巢永烈	副主编	陈吉华	朱智敏	
口腔正畸学	主编	林久祥	副主编	许天民	赵志河	丁寅
口腔颌面 - 头颈肿瘤学	主编	邱蔚六	副主编	张志愿	俞光岩	
口腔颌面创伤外科学	主编	李祖兵	副主编	张益	刘彦普	
正颌外科学	主编	胡静	副主编	沈国芳		
唇腭裂与面裂畸形	主编	马莲	副主编	石冰	王国民	
口腔种植学	主编	刘宝林	副主编	林野	李德华	

全国高等学校口腔医学专业

第三届教材评审委员会

前言

为了适应国内医学研究生培养规模的壮大和教育的实际需要，卫生部教材办公室和全国高等医药教材建设研究会口腔医学教材建设评审委员会共同改革和创新，组织编写了我国第一套口腔医学研究生规划教材，目的是培养医疗、教学和科研的精英，更多强调个性化培养，其教材着眼于研究生进一步获取知识、提高临床技能和培养创新能力。对我国口腔医学研究生教育培养具有扎实专业基础、强烈创新意识和宽广国际视野的高素质口腔医学拔尖人才具有重大的意义。

龋病是人类发病率最高的口腔疾病。龋病作为一种感染性慢性牙源性病灶，引起全身多部位、多器官、多系统性疾病，严重危害人的全身健康与生存质量，成为人类重点防治的口腔疾病。在对龋病病因学、病理学、流行病学、临床诊断与防治技术研究的基础上，逐渐成为口腔医学领域一门重要的临床学科，即龋病学。非常高兴的是《龋病学》被列为第一批全国研究生规划教材之一，使我国的龋病学学科建设、科学研究和人才培养与国际先进水平全面接轨。在各位编写人员的共同努力下，研究生规划教材《龋病学》顺利完成了编写任务。本教材内容引入了该领域国内外最新研究成果，是口腔医学研究生教育的教科书和临床口腔医生的参考书。

本书得到了卫生部教材办公室、全国高等学校口腔医学专业教材评审委员会、人民卫生出版社、四川大学华西口腔医学院以及参编单位和编写专家们的大力支持，特此表示感谢。

编写口腔医学研究生规划教材是开创、是尝试，也是探索，对于书中还可能存在的疏漏和错误，恳请读者批评指正。

周学东

2011年4月9日

目　录

第一章　龋病学研究的历史与现状

龋病是造成人类失牙的主要原因之一，严重威胁着人群的口腔健康，世界卫生组织将龋病列在心血管疾病和癌症之后，居危害人类健康疾病的第3位。2005年第3次全国口腔健康流行病学调查资料表明，6岁儿童乳牙龋病的患病率为66.0%，龋均为3.5；35~44岁中年人龋病患病率为88.1%，龋均为4.5；65~74岁老年人龋病患病率为98.4%，龋均为14.7。由此资料不难看出，龋病仍然是危害人类口腔的常见病和多发病.在一部分国家继续呈上升趋势。因此，迫切需要寻求一种预防龋病、降低龋病患病率的有效、可行的措施。

第一节　历史回顾

虽然近代的龋病学研究已经经历了一个多世纪的努力.在预防和治疗方面也取得了一些有实用价值的成果，如氟化物防龋在欧美发达国家已经取得了很好的效果，但由于地理、社会等因素的影响，这一行之有效的防龋措施在我国难以推行，龋病仍困扰着我国广大群众，因此该病的预防仍是口腔医学领域中一个尚需解决的重大问题。

龋病是人类历史上一种古老的疾病，自有人类以来就有龋病流行。英国科学家E A O' Sullivan在史前人类的头盖骨化石上已经发现有龋齿。

我国有关龋病的记载时间更早。在我国商朝距今三千多年的武丁时代（公元前1324~公元前1266年）的殷墟甲骨文中，就已经有"龋"字象形文字出现，书写为""，该文字由虫（）和齿（）两字合并而成。

在此后的一些中医专著如《黄帝内经》、《灵枢经》、《景岳全书》中都有一些关于龋病的描述，甚至在著名的史书中也有涉及龋病的记载，如司马迁（公元前135~公元前63年）的《史记·仓公列传》（仓公即指名医淳于意）内有一段关于龋病治疗的生动记录："齐中大夫病龋齿，臣意灸其左太阳脉，即为苦参汤，日漱三升，出入五六日，病已"。说明用针灸和苦参汤治愈了龋齿疾病。

我国古代有几件涉及龋病研究的报告值得引起口腔医学界重视，一为砷剂的使用；二为氟牙症的发现；三为银汞合金的临床应用。这些均有相关文献佐证。早在1800年前，公元158年著名医学家张仲景巨著《金匮要略》中记载有"小儿疳虫蚀齿方：雄黄葶苈右二味，末之，取腊月猪脂溶，以槐枝裹头，四、五枚点药烙之"。现代研究证实雄黄是一种砷化合物，即三硫化砷，这应该是有关砷剂失活牙髓的最早报告。

公元260年，在三国时期嵇康著《养生论》一书中有"齿居晋而黄"的论述，即指居住在今山西省的人群牙齿发黄，这应该是世界上最早的有关氟牙症的记录。虽然受当时条件所限，不可能分析其发病机制，但对氟牙症临床特征的描述是准确的。时至1901年，美国人Eager才作了有关氟牙症的报告。无可否认，这项细致的研究报告也是属于预防医学发展史上的一项重大成就。

另一项值得推荐的成果是，公元659年唐代苏恭出版的《唐本草》一书中关于银汞合金的记载，其银膏补牙的配方含有汞、银、铜、锡等成分，与现代口腔医学临床上使用的银汞合金配方非常类似。

我国古代医学文献中还有许多关于维护口腔卫生，预防龋病发生的报告。

虽然我国古代医学界对口腔医学发展做出过杰出贡献，但随着时代的进步，许多发现仅仅停留在朴素的唯物主义认识问题层面，对疾病的实质、发病机制的认识并不深刻。随着西方社会文艺复兴后科学技术的进步，一些西方科学家对口腔医学发展也做出了巨大贡献。有关西方科学家对龋病研究的记载繁多，在此仅就其中的重要者和对口腔医学发展起到巨大推动作用的项目作一简述。

荷兰人van Leeuwenhoek于1683年首次在牙面沉积物中发现了细菌，他从自制的简易显微镜中看到了比荷兰王国人口还多的牙面微生物。显微镜的出现具有重大历史意义，这不仅仅推动了口腔医学的发展，更重要的是推动了微生物学以至整个医学科学的发展。

1890年美国牙医Miller在德国进行了一系列细菌学研究，由此提出了著名的化学细菌学说。他的研究极大地丰富了龋病学研究的内涵，指导了临床实践，至今仍有重要学术价值。

1891年G.V.Black首次提出了窝沟分类及预防性扩展的备洞概念，使龋病治疗得到了实质性突破，其理论一直沿用至今。

此后，在20世纪初，Eeager、Mckay、Black等就氟化物与龋病发病的关系进行了一系列研究，他们找到了一个水中含氟量相对安全又能预防龋病发生的交汇点。在这个交汇点，氟牙症和龋病发病率均很低，这一发现使氟素防龋得以推广，并在人类历史上首次出现了龋病流行的下降趋势。

1924年，Clark首次从龋病损害中分离出了一种链状细菌，其形态在液体培养基和固体培养基中可发生变化，故命名为变异链球菌。但他的发现在当时并未受到学术界关注。此后一段时间，学术界发现牙齿患龋部位乳杆菌急剧增加，将更多注意力集中到乳杆菌与龋病的关系。直到1960年Fitzgerald和Keyes在田鼠实验性龋研究中证实了某些链球菌具有致龋作用及传播性，此时变异链球菌（*S.mutans*）再次受到学术界关注。至1962年Karlsson正式确认这种链球菌就是Clark于40年前所描述的同类细菌，并称其为变异链球菌或变形链球菌，国家自然科学名词称其为变异链球菌，印证了实践是检验真理的标准这一深刻道理。

1962年在对龋病发病因素不断深入认识的基础上，Keyes正式提出了龋病发病的三联因素学说，即必须在有缺陷的宿主、致龋微生物和糖类底物同时存在的条件下龋病才会发生。此后发现若有及时的卫生措施，清除牙面菌斑，龋病也不会发生，只有当微生物滞留牙面超过一定时间后，龋病损害才能形成。1976年，著名龋病研究专家Newbrun提出应增加一个时间因素，形成了著名的龋病发病四联因素理论。

客观地评价，近几百年来在龋病研究方面，西方学者做了大量工作，我国学者虽然也有一些研究报告，但对龋病学领域的影响较小。

第二节 研究现状

一、致 龋 菌

目前的大量研究证实，血链球菌（*S.sanquis*）和变异链球菌（*S.mutans*）是在龋病病损部位中最常分离出的菌种，虽然这两种菌都能产酸，但只有*S.mutans*能够单独在无菌动物模型上产生龋齿。在变异链球菌科（*Mutans Streptococci*）中，又以变异链球菌（*S.mutans*）和远缘链球菌（*S.sobrinus*）与人类龋病的关系更为密切。

20世纪50年代，大多数学者都认为乳杆菌（*Lactobacollus*，*sp.*）是龋病的主要致病菌，但现代研究发现，乳杆菌在龋病发病过程中的始动作用不明显，不是首先诱发龋的病原菌，但在龋已形成，促龋发展中起作用，尤其在牙本质深龋的发展中起重要作用。一旦龋病损害形成，病损局部和唾液中的乳杆菌计数便迅速增加，所以常通过测定唾液中乳杆菌数量来预测龋病的发展趋势，可作为流行病学调查的"龋标志菌"。

另一类与人类龋病关系较为密切的细菌是放线菌，特别是黏性放线菌（*Actinomyces viscosus*）与人类根面龋发病密切相关。放线菌的菌毛对牙齿表面特别是根面有很高的亲和力，黏性放线菌促进变异链球菌定植于根面，对根面菌斑形成及根面龋的发生有重要协同作用。

有研究提示，变异链球菌感染一般发生在儿童3岁之前，具体时间通常为儿童出生后12~28个月期间，这个阶段正好与乳牙列萌出的时间一致，因而被称为龋病感染的"窗口期"。边专、吴红崑、樊明文等研究提示，如果儿童3岁前没有感染*S.mutans*，则趋向于在几年内保持未感染状态，直到第二牙列萌出时新的定植机会出现，如果在这个特定的时期根除了感染源，那么就有可能阻止儿童乃至其一生罹患龋病的风险。

致龋菌通常具有一些重要的毒力因子，毒力因子涉及黏附、产酸、耐酸和合成胞外多糖能力等几方面的因素，是细菌致龋的物质基础。作为主要的致龋菌，变异链球菌和远缘链球菌的细胞表面蛋白抗原介导了细菌对牙齿表面的非蔗糖依赖性黏附，在细菌对牙齿表面的初始黏附及促进菌体之间的聚集中起重要作用，是其主要致龋毒力因子。这是一类结构和功能十分相似的蛋白质家族，根据来源细菌的不同被命名为PAc，AgⅠ/Ⅱ或PI（变异链球菌）; SpaA或PAg（远缘链球菌），两者之间的序列同源性达66%。此外，变异链球菌和远缘链球菌都能合成几种葡糖基转移酶（glucosyltransferases，GTFs），其中主要有三类即合成水不溶性葡聚糖的GTF-I（*gtfB*）和GTF-IS（*gtfC*），及仅合成水溶性葡聚糖的GTF-S（*gtfD*）。水不溶性葡聚糖具有很强的黏性，在细菌黏附过程中起重要作用，是变异链球菌主要毒力因子之一。水溶性葡聚糖又称右旋糖酐，其主要作用是作为细菌胞外能源贮库及底物，在致龋过程中发挥一定的作用。GTF-I在两种细菌之间具有56.7%的序列同源性。第三个重要的毒力因子是葡聚糖结合蛋白（glucan-binding protein，GBP）。葡聚糖结合蛋白位于变异链球菌细胞表面，能与菌斑基质中的葡聚糖紧密结合，通过葡聚糖介导蔗糖依赖性黏附，促进变异链球菌黏附至牙齿表面。因此，葡聚糖结合蛋白与变异链球菌的毒力有关，通过间接效应产生致龋作用。葡聚糖结合蛋白以其发现顺序命名，迄今发现的变异链球菌能合成GbpA、GbpB、GbpC和GbpD等。

二、细菌生物膜

1897年Williams首先把菌斑（plaque）这个名词引入到口腔医学中，把黏附在牙齿表面的细菌团块称为牙菌斑生物膜。近年来，随着分子生物学技术的发展和激光共聚焦显微镜的应用，人们对于牙菌斑生物膜的结构和本质有了更深入的了解，认识到牙菌斑生物膜并不是附着于口腔硬组织表面未钙化的细菌团块，而是能容纳多种多样菌丛生存的生物膜（biofilm），是个有通道和空隙的开放性立体结构，所包含的各种细菌是相互有序地生存于立体空间。一些研究已经证实，龋病只能在有牙菌斑生物膜的牙齿上发生。20世纪70年代后期岳松龄、周学东等对牙菌斑生物膜进行了一系列研究，包括菌斑发育、在牙面的分布与龋病发病部位的关系，菌斑物质代谢，主要是糖类物质代谢过程，菌斑产酸分析，菌斑物质液相和固相的致龋能力。牙菌斑生物膜是龋病的主要致病因素，也是目前口腔微生物学和生态学研究的热点。研究者们建立了多种模型以研究菌斑生物膜的发生机制和发生过程。周学东等在体外建立与自然菌斑一致的多菌种人工菌斑模型，认识到龋病发生的环境是一个半封闭的微生态系，为龋病的预防和治疗研究提供了一个平台。

研究发现，变异链球菌的致龋能力与其在生物膜中的产酸和耐酸特性相关，耐酸性是其中一个关键因素。耐酸性是指细菌在酸性环境中生长和代谢碳水化合物产酸的能力，包括两个方面: 基本耐酸（constitutive acid tolerance）和耐酸反应（acid tolerance response，ATR）。基本耐酸与质子移位膜三磷酸腺苷酶（proton-translocating membrane adenosine triphosphatase，H^+-ATPase）的活性和最适pH有关。

耐酸反应是指对数期生长的变异链球菌在亚致死性的低pH生长后，可抵抗致死性酸化的杀伤，产生适应性耐酸的能力。近年来，变异链球菌的耐酸机制成为国内外学者广泛关注的一个热点，特别是其耐酸反应的机制。与变异链球菌耐酸反应的相关基因有*ropA*基因，它编码一种激发因子的同系物，被认为是变异链球菌基本耐酸、耐酸反应以及生物膜形成等重要毒力因素的主要调节基因。若*ropA*基因缺失，变异链球菌形成生物膜的能力可下降80%，其对酸杀伤的耐受能力显著降低。另一类基因是*comC*、*comD*、*comE*基因，这三种基因都与变异链球菌的耐酸反应相关。*comC* 基因编码感受态因子的前体，*comD* 基因编码组氨酸激酶，*comE* 基因编码反应调节因子。研究发现，*comC*、*comD* 或*comE* 基因缺陷的变异链球菌突变株耐酸反应降低，表明此3 种基因与变异链球菌耐酸反应有关。此外，*uvrA*基因、*dltC*基因都参与了变异链球菌的耐酸反应过程。*uvrA* 基因是参与细菌DNA 修复的重要基因，*uvrA*缺陷株的基因组DNA 损伤明显多于野生株，导致其耐酸反应能力下降，提示*uvrA* 基因参与了变异链球菌的耐酸反应。*dltC*基因编码产物为D-丙氨酸酰基载体蛋白（D-alanyl carrier protein，DCP），在其作用下形成的D-丙氨酰基脂磷壁酸可作为细胞膜对H^+的天然屏障。当*dltC* 基因缺陷时，细胞膜对H^+有“渗漏”，H^+大量流入导致细胞内pH降低，使参与耐酸反应的特异性蛋白质合成受限，耐酸反应降低。文献中还有一些其他相关基因的报道。

牙菌斑生物膜是细菌在牙面代谢和致病的微生态环境，主要由黏性基质和嵌入其中的细菌构成。生物膜内细菌间的物质与信息交流，细菌与宿主间的相互作用都是在蛋白质、多糖和矿物质组成的基质内完成的。基质的主要成分是蛋白质，包括基质蛋白和细菌本身的蛋白质，其在菌斑形成和致病过程中均发挥了重要作用。基质的固体成分中50%为各种蛋白质，这些蛋白质包括了宿主针对病原的、来源于唾液和血清的抗体等免疫蛋白成分；来源于细菌的多种代谢相关酶类；以及牙菌斑生物膜生态环境中信息交流的密度感应多肽信息分子等。一方面，这些蛋白质中的一部分成为某些细菌，如血链球菌、变异链球菌在牙齿表面黏附定植的受体，是形成牙菌斑生物膜的物质基础。某些蛋白质吸附至牙釉质表面后，可以改变牙釉质表面的理化性质，同时影响离子向矿化物表面的渗透以及降低牙釉质中钙和磷酸盐向液体环境中析出，并在唾液中含有过饱和盐类时，阻止由于羟磷灰石晶体生长导致的牙齿表面继续扩大，维持牙齿表面的完整性。所有这些功能性蛋白质分子在龋病的发生、发展以及预防龋病过程中都发挥着重要的作用。

随着蛋白质组学技术的提高及其自动化、高通量、高灵敏度的特点，使蛋白质组学已成为生命科学研究的前沿，它的发展极大地促进了口腔疾病的研究。在牙菌斑生物膜基质蛋白研究方面，学者们对获得性膜蛋白以及菌斑蛋白质分别进行了研究，采用了一些先进的技术，如双向电泳技术、基质辅助激光解析/电离飞行时间质谱（MALDI-TOF MS）等，获得了蛋白质分子质量、氨基酸序列及组成等信息。Yao等首先采用了二维电泳与MALDI质谱分析等蛋白质组学的研究技术分析了牙源性获得性膜的总体特征，在获得性膜上发现了细胞角蛋白家族（cytokeratin family）中的细胞角蛋白13和15、钙粒蛋白B（calgranulin B），并对牙齿表面菌斑的蛋白质结构与宿主反应间的关系进行了研究；Vitorino等也利用双向电泳技术对体外形成的获得性膜蛋白成分与龋易感性进行了分析，在高龋人群牙菌斑生物膜中发现了高含量的淀粉酶、免疫球蛋白A和乳铁蛋白。基质蛋白质是形成牙菌斑生物膜的物质基础，同时这些蛋白质又在维护牙面完整性，属于牙齿表面的防御机制之一。这些研究成果为进一步深入研究致龋微生物生存环境及物质代谢过程打下了基础。

在研究牙菌斑生物膜基质蛋白质的同时，一些学者对变异链球菌的蛋白质组学也进行了深入研究。随着基因组计划的初步完成，蛋白质组学研究提上议事日程，对变异链球菌的研究已经从形态学、生化鉴定、基因等水平上升到蛋白质水平。通过冻融、超声裂解等手段获得细菌总蛋白；或通过其他方法获得膜蛋白，研究生长环境、生长模式、细菌菌株本身对其蛋白质组学表达的影响。Svensater等应用同位素示踪和双向电泳观察显示，变异链球菌在不同的pH、温度及氧化条件下，通过复杂多样的蛋白合成引导蛋白含量的变化来应对环境变化。在一定pH条件下，当变异链球菌从浮游生物到在牙面形成生物膜的过程中出现了13种特异性蛋白，其中9种是变异链球菌在浮游生物阶段所没有的，而用质谱分析出变异链球菌的41种蛋白中，在生物膜形成后其中21种蛋白含量明显上升，特别是同蛋白合成、折叠、复制相关的蛋白含量明显增加，而抑制酸形成的糖酵解酶却被抑制，从而初步揭示蛋白在变异链球菌的黏附、致龋中的蛋白作用机制。

三、免疫学研究

龋病是一种慢性感染性疾病，是宿主和口腔菌丛之间的失衡造成致龋菌的优势地位。众多研究已证实变异链球菌（Mutans Streptococci）是最主要的致龋菌，对龋病的始动具有重要作用。

基于DNA同源性分析，*Mutans Streptococci*可分为7种菌种（species）：*S.mutans*、*S.sobrinus*、*S.ratti*、*S.criceti*、*S.downei*、*S.ferus*和*S.macacae*；也可将其分为8种血清型，即a、b、c、d、e、f、g和h。在这些菌种中，*S.mutans*和*S.sobrinus*是人类龋病的主要致病菌。尤其是血清c型*S.mutans*经常能在人类口腔中分离出。

致病菌研究取得突破后，对其毒力因子的研究也取得迅速进展。早期曾经以全菌细胞作为抗原，但因其存在与心肌的交叉反应性抗原而放弃。变异链球菌具有多种细胞表面物质，经过筛选后，目前的候选抗原主要有3类：细胞表面蛋白抗原（cell-surface protein antigen，PAc），葡糖基转移酶（glucosyltransferases，GTFs）和葡聚糖结合蛋白（glucan-binding protein，GBP）。目前认为这些蛋白是变异链球菌的主要毒力因子，可作为防龋疫苗的候选抗原。

PAc 结构特点：位于氨基端1/3的富含丙氨酸的重复序列称唾液结合区，位于中部富含脯氨酸的重复序列称免疫活性区。针对完整的PAc 蛋白或其唾液结合区的抗体能够阻断*S.mutans* 的黏附，对大鼠免疫*S.sobrinus* 的SpaA 蛋白能够保护大鼠抵抗*S.sobrinus* 感染。GTF的结构特点包括：位于氨基端1/3 的催化活性区，其功能是催化蔗糖水解为葡萄糖和果糖；靠近羧基端的重复序列称葡聚糖结合区。GbpB已经被证明能够在实验性龋齿动物上诱导保护性的免疫反应。通过唾液腺区皮下注射GbpB 或者通过鼻腔黏膜免疫都可以达到保护效果。

其他的微生物如乳杆菌、黏性放线菌等与龋病发病也有一定关系，但显然不及变异链球菌重要。

由于致龋菌及其相关毒力因子已经清楚，因此，采用免疫方法防龋已经成为可能，主要是通过诱导产生唾液中的特异性抗体达到防龋作用。唾液的抗体主要是分泌性IgA（SIgA），是唾液中的主要免疫球蛋白，其功能包括：抑制微生物在黏膜上皮和牙齿表面的黏附；中和毒素和酶类（如GTF）；中和病毒；抗原捕获和抗原清除；与非特异性防御机制因子相互作用如黏液素、乳铁蛋白、溶菌酶等。

龋病免疫可以选择多种免疫途径。口腔免疫通过诱导肠相关淋巴组织产生黏膜IgA 反应，可采用口服、灌胃等方法。其缺点是胃酸和各种酶会对抗原产生破坏作用，并且诱导位点（肠）和效应位点（口腔）距离远。较早已有动物模型和人体实验研究证明，通过口腔免疫可以改变*S.mutans*的感染和龋病发生进程。鼻腔免疫是一种较新使用的免疫途径，通过诱导鼻相关淋巴组织产生黏膜IgA 反应。其优点是鼻腔环境对抗原的降解作用小，因此需要的抗原剂量小；易于操作；诱导位点（鼻腔）和效应位点（口腔）距离近；同时诱导黏膜和系统免疫。研究已证明，通过鼻腔免疫可以获得明显的防龋保护效果。扁桃体免疫通过刺激腭扁桃体诱导免疫反应，兔扁桃体局部给予甲醛灭活的*S.sobrinus* 细胞能够诱导唾液免疫反应，明显降低*S.sobrinus* 的感染，重复扁桃体免疫能够诱导兔大小唾液腺中产生IgA 抗体分泌细胞。小唾液腺免疫唇、颊、软腭小唾液腺，它们具有与淋巴组织紧密相连的分泌导管。*S.sobrinus* GTF 局部用于年轻成人的下唇黏膜表面，与安慰剂组相比，免疫组在随后6 周的时间里全唾液中的总链球菌比例明显降低。直肠免疫是一个远端的黏膜免疫诱导位点，分布着高密度的淋巴滤泡。初步研究表明，这一途径也能诱导针对GTF 的唾液IgA 反应，使用肛栓可作为幼儿使用鼻腔免疫、皮下和其他系统免疫的替代。目前主要通过体外和体内研究可对免疫效果进行评价。体外研究观察免疫血清或唾液是否能抑制致龋菌的凝集；是否能抑制致龋菌在羟磷灰石表面的黏附；观察其能否影响生物膜的形成和结构。体内研究检测唾液中特异性SIgA 抗体水平（ELISA方法）；通过是否干扰致龋菌在牙齿表面定植，观察细菌培养计数；最可靠的评价还是通过龋齿动物模型测定患龋水平（Keyes记分）。

目前研究的防龋疫苗大致可分为下述类型：

1. 蛋白质抗原疫苗　目前研究的疫苗主要包括基因工程疫苗、合成肽疫苗、以细菌为载体的基因重组疫苗等。基因工程亚单位疫苗是利用基因重组技术，将表面蛋白PAc、葡糖基转移酶GTF 等抗原的基因克隆到原核高效表达载体中，使之大量表达，再将其提取纯化的一种防龋疫苗。基因工程亚单位防龋疫苗可以是PAc、GTF的完整蛋白，也可以是只包含与唾液结合、蔗糖催化或葡聚糖结合等功能相关的表位。如构建含*S.mutans*表面蛋白抗原的唾液结合区（SBR）基因的重组原核表达质粒，将其转化到大肠杆菌后提取纯化的SBR蛋白。也有直接纯化*S.mutans*的葡聚糖结合蛋白A（GbpA）的葡聚糖结合区（GBD）作抗原。为了增强免疫原性可以设计融合多个表位的亚单位疫苗，例如融合GTF的催化活性区和葡聚糖结合区，或者融合Ag Ⅰ/Ⅱ的唾液结合区和GTF的催化活性区。在设计基因工程亚单位疫苗时，可以避开有可能引起机体交叉免疫反应的区段，因此具有较好的安全性。

以多肽作为抗原免疫动物也已取得良好效果，合成肽疫苗是根据致病菌毒力因子的重要免疫原性和功能区的氨基酸序列，人工合成的十至数十个氨基酸残基的短肽疫苗。但因其免疫原性较差，在体内滞留时间较短，因此需增加佐剂以提高其免疫效果。合成包含数个串联表位的短肽，增加T、B细胞抗原决定簇，是增强合成肽免疫效果的另一手段。

以细菌为载体的基因重组疫苗也是将PAc和GTF等抗原的基因克隆到原核表达质粒中，然后将质粒克隆到载体菌中，由载体菌在体内携带和表达。常用的载体菌有减毒沙门菌和乳链球菌。减毒沙门杆菌能在体内外稳定表达高水平的克隆基因，且重组后仍保持其对肠相关淋巴组织派伊尔结的黏附与定植特性，可以激发较强的局部黏膜免疫反应。这种疫苗能在实验动物肠道维持较长时间不被破坏，并能稳定地携带质粒，诱导免疫反应。乳链球菌长期用于生产酸奶和奶酪等乳制品，其安全性已广为接受。用乳链球菌作为载体构建的重组体既有克隆基因的免疫原性，又对机体安全无害。

2. 转基因植物防龋疫苗　转基因植物可食用疫苗是利用基因工程技术，将外源基因引入植物基因组中并得以表达，从而生产可使人体获得特异性抗病能力的医用疫苗。含编码变异链球菌表面蛋白基因唾液黏附区片段的转基因番茄植株，对BALB/c小鼠进行转基因番茄的口服及腹膜下注射免疫，酶联免疫吸附试验检测血清中的特异性抗PAc IgG抗体。结果口服和腹膜下注射转基因番茄的小鼠血清中均出现了抗PAc IgG抗体，口服转基因番茄组与注射转基因番茄组的小鼠血清抗体水平无统计学差异。

3. DNA疫苗　是20世纪90年代初出现的一种新型疫苗，其基本原理是将外源性基因直接导入宿主细胞内，诱导宿主免疫系统对目的基因所表达的蛋白发生免疫反应，达到预防和治疗疾病的目的。具有免疫原性强、可激发全面持久的免疫应答，可制备成多价疫苗、制备简单、安全等优点。有鉴于此，我国新型防龋DNA疫苗的研究已取得了显著成绩。先后研制出了针对变异链球菌PAc蛋白A区和P区的防龋DNA疫苗pCIA-P，同时针对变异链球菌PAc蛋白A区、P区和GTF蛋白GLU区的融合防龋DNA疫苗pGLUA-P，以及能够把抗原靶向引导至树突状细胞的靶向防龋DNA疫苗pGJA-P和临床研究用靶向防龋DNA疫苗pGJA-P/VAX。用pGJ A-P免疫鼠、兔后发现靶向防龋DNA疫苗明显提高了特异性抗体水平，增强了防龋保护效果。用pGJA-P/VAX免疫恒河猴也诱导了特异性抗体反应。也有学者以pcDNA 3.1为载体，构建了分别针对PAc蛋白A区、P区和GTF-B蛋白的防龋DNA疫苗pcDNA 3.1-pac A、pcDNA 3.1-pac P和pcDNA 3.1-gtf B。动物实验表明，上述重组质粒均能诱导特异性抗体反应。比较鼻黏膜滴注、下颌下腺腺周皮下注射和股四头肌注射三种途径发现，腺周注射的免疫效果优于其他两种途径。

目前大量的研究已经证实，用来源于变异链球菌或远缘链球菌的抗原制备的防龋疫苗免疫啮齿类或灵长类动物，可以抵御这些致龋菌在口腔中的定植，抑制龋齿的发生。而且有的实验证实，使用合适的佐剂，通过黏膜途径免疫，可以诱导长期存在的唾液特异性SIgA，并建立免疫记忆。

四、窝洞制备

激光技术问世后，口腔医学领域的相关研究便随之开始，用激光备洞作了多方尝试，试图以激光取代涡轮机备洞的研究不乏其人。但传统的高能量激光一般只具有良好的切割口腔软组织的功能，不能用于切割牙齿硬组织，如Nd：YAG激光和CO_2激光，因为这些激光在去除牙齿硬组织时，产生的光热效应会气化牙本质，引起正常牙齿硬组织产生熔融及炭化改变，对组织均会产生热损伤，难以控制和操作，因此在临床上的应用非常局限。

铬：钇钪镓石榴石（Er.Cr：YSGG）激光是一种新型水动力激光，其最显著的特性是可有效切割牙齿硬组织而无热损伤。许多研究表明Er.Cr：YSGG激光可有效去除龋坏牙齿硬组织，在切割牙釉质和牙本质时，不会引起明显的熔融和炭化。Er.Cr：YSGG激光具有理想的牙体组织切割特性，激光波长2780μm接近水的吸收峰值（3nm），并与羟磷灰石的吸收带一致，因此能量可被激光照射区域组织中的水分子充分吸收（吸收程度可达90%）。

激光照射时，其能量传递到同轴的空气-水混合物中，激活水雾和组织的羟基。当水分子吸收激光能量后，短时间内液化，产生可控制的微爆炸以切割牙齿硬组织。在此过程中吸收的大部分热能转化为动能，同时由于水雾的冷却作用，不易引起深层组织的热损伤。Er.Cr：YSGG激光的作用焦点在距离牙齿表面1.5mm处，有效作用范围不超出激光探头周围0.5~3nm区域，精确度非常高。在临床应用中，Er.Cr：YSGG激光制洞还具有无痛/微痛、震动小、舒适等优点。也有研究表明Er.Cr：YSGG激光制洞后，牙齿硬组织在照射后电镜下偶能见到微裂改变，而且随着Er.Cr：YSGG激光的输出能量的增加，根管壁牙本质炭化和裂纹程度也逐渐增大。与传统涡轮手机制备窝洞相比，Er.Cr：YSGG激光对牙齿硬组织的切割率仅为涡轮手机的1/3，速度仍有待提高。

Er.Cr：YsGG激光预备牙本质的特点首先是预备过程不产生玷污层，牙本质表面不需酸蚀即有开放性牙本质小管出现；其次，激光预备不产生脱矿，没有混合层形成。激光预备后形成的树脂突形态与酸蚀后形成的不同，激光形成的树脂突呈圆柱形，密集，有利于增加树脂的结合力。目前研究发现，在激光预备加酸蚀处理后形成的树脂突仍基本为圆柱形，仅根端轻度增粗，有利于抵抗充填体树脂聚合收缩力的作用，同时在树脂-牙本质界面形成混合层。因此，这些因素可能是Er.Cr：YsGG激光加酸蚀处理牙本质后增强树脂-牙本质黏结强度，降低微渗漏的主要原因。

Er.Cr：YSGG激光可以安全、精确、快速切割牙体硬组织，而不会引起邻近组织的温度升高，对牙髓、牙周组织无不良影响。多数情况下，Er.Cr：YSGG激光无需麻醉即可为患者提供无痛治疗龋齿的服务。该激光还可以对牙齿硬组织进行蚀刻，有望取代常规的酸蚀过程。这些都将使Er.Cr：YSGG激光在牙科学领域有着广阔的应用前景。尽管如此，但由于涡轮机备洞具有转速快，患者感觉轻松，便于医生操作等无与伦比的优势，目前仍是临床上窝洞制备的主流技术。

五、粘接术的应用

自使用银汞合金充填窝洞以来，尤其是1908年G.V.Black提出窝洞分类后，由于备洞的科学性和严格的制备标准，致使充填成功率大为增加，广为临床大夫和患者所接受。20世纪50年代复合树脂开始进入牙体修复领域，单纯依靠机械固位的模式开始发生根本性改变，特别是1955年Bubnocore首次采用酸处理牙面，促进树脂和牙釉质粘接后，大大提高了充填体的稳定性，粘接修复的概念逐步建立。这种充填方法的问世对传统牙体修复方法及理念提出了巨大挑战。粘接材料及粘接方法的不断改进，已使更多健康的牙体组织得以保留，牙体保存修复范围不断扩大。

随着现代牙色材料的发展，粘接性能的改进，强度的提高，牙体修复的概念发生了根本性转变，在保留更多牙体组织结构的基础上使粘接技术得到了广泛的应用，牙体修复学进入了"粘接牙科学"（adhesive dentistry）的新时代。

牙齿硬组织的粘接修复主要包括修复材料与牙釉质和牙本质的粘接。粘接技术也应用在牙体修复的夹层技术中。有关粘接剂（bonding agent，adhesive）的研究也得到了极大关注并已取得迅速进展。粘接剂种类繁多，按被粘物分类，可包括牙釉质粘接剂、牙本质粘接剂、骨粘接剂、软组织粘接剂；按应用类型分类，可分为充填修复粘接剂、固定修复粘接剂、正畸粘接剂以及颌面缺损修复粘接剂等。

目前，牙釉质粘接技术已较为成熟。牙本质与牙髓组织共同构成牙髓-牙本质复合体，结构和功能上的特点，导致粘接材料与牙本质粘接困难，是多年来牙体粘接修复中研究热点。牙本质构成牙齿的主体，由有机和无机成分组成。无机物的含量约占总重量的70%，有机物占18%，水占12%。无机物中主要是羟磷灰石，有机物由胶原和牙本质非胶原蛋白组成。牙本质在预备过程中有玷污层的生成，玷污层厚度约0.5~5μm，并可进入牙本质小管形成管塞，用一般方法不能去除。玷污层的存在妨碍了修复体与洞壁的密合，牙本质粘接中的关键问题是玷污层去留问题。对玷污层的不同处理方法，形成两类酸蚀粘接系统，一类是全酸蚀粘接系统，另一类是自酸蚀粘接系统。

1. 全酸蚀粘接系统　全酸蚀指同时酸蚀处理牙釉质与牙本质。经酸蚀处理将玷污层完全去除。涂布粘接剂前用30%~40%磷酸酸蚀牙釉质及牙本质，清除玷污层。玷污层被去除同时，牙本质表面轻度脱矿，形成3~5μm的脱矿层，管间牙本质暴露。然后根据湿粘接理论，在酸蚀后，表面湿润状态下的牙本质表面应用底胶及粘接剂。

2. 自酸蚀粘接系统　经深入研究发现，玷污层与牙本质在组成上基本相同。为对其加以利用，简化操作，自酸蚀偶联粘接系统应运而生。自酸蚀粘接系统的酸性功能成分主要分为两种：一种是甲基丙烯酸树脂单体，这种单体的功能成分是不饱和或可聚合的有机酸或酸性基团。另一种是非酸性亲水性树脂单体中加入有机酸或无机酸等。随着研究的进展，自酸蚀粘接系统的粘接范围不仅限于牙本质，牙釉质也适用，临床使用更加方便。

自酸蚀粘接系统与常规的粘接剂不同之处在于：它用较弱的酸蚀剂，从而可以免去冲洗步骤；在对玷污层的处理上，它并不去除玷污层而只是将其改性。改性的玷污层、牙本质脱矿层和底涂剂共同形成混合层，从而达到粘接的目的。自酸蚀粘接系统是酸性功能成分和偶联剂混合在一起，牙齿表面脱矿和偶联同时发生，省略了独立的酸蚀步骤。酸性功能成分使玷污层溶解，而不是完全去除。酸性功能成分与深入玷污层的树脂单体形成杂化层的同时，与渗入牙本质小管内的偶联剂成分聚合，成为树脂突的一部分，从而达到粘接作用。自酸蚀粘接系统对玷污层的利用及管塞的保留，使牙本质脱矿层较浅，树脂更容易充分渗透到牙本质脱矿层，维持良好的黏结同时，减少术后敏感的发生。然而不可否认，自酸蚀粘接系统也存在粘接强度较弱、变温之后疲劳、对中重度氟斑牙粘接效果不好以及与树脂修复V类洞时窝洞龈缘微渗漏等问题。自酸蚀粘接系统作为第5、6代粘接剂，由于其操作简单、良好的粘接强度和很低的术后过敏等优点而受到基础研究者和临床医生的重视。可以看出，自酸蚀粘接系统代表着粘接剂的发展方向，随着研究的不断深入，其性能会不断得到改善，具有很好的前景。

影响牙本质粘接强度的因素较多，目前的研究结果认为，影响混合层形成的因素均会影响到牙本质粘接强度。

1. 牙本质表面的湿度　牙本质酸蚀后部分晶体结构丧失。牙本质表面湿润状态下，水分可替代晶体支持功能，保持脱矿后牙本质胶原纤维的海绵立体结构。牙本质表面过分干燥，胶原纤维网因脱水而塌陷，形成致密的纤维层，底胶及黏结剂难以渗入，混合层形成受到影响。牙本质表面水分过多，胶原网状结构中的水分与亲水性单体不能完全混融，多余的水分占据空间，影响粘接剂单体渗入牙本质胶原网状结构内，混合层中粘接剂单体的聚合受到影响，粘接效果降低。

2. 牙本质状况及粘接部位　粘接时牙本质表面所处的状况对粘接效果有很大影响。楔状缺损等非龋坏原因导致的牙颈部缺损，牙本质表面常呈现一种高度矿化的状态，缺乏完整的胶原纤维。此种状态下应用自酸蚀系统时，酸性功能成分不能有效酸蚀一层厚的、高度矿化层，因此粘接强度降低。不同部位牙本质小管走向不同，混合层的形成厚度不同，因此粘接效果可能有所不同。

3. 酸蚀时间、浓度、种类　有研究表明，随酸蚀时间增加，混合层厚度增加，但牙本质粘接力并未随之增加；随着酸蚀剂浓度的降低，粘接强度有增高的趋势。酸蚀种类对黏结也有一定影响，全酸蚀时所用的酸蚀剂为高渗，酸蚀剂涂布牙本质表面后，可引起髓腔液外渗；使胶原纤维与未受酸蚀影响的牙本质分离，影响黏结效果。自酸蚀时，玷污层溶解，不被去除，减少了髓腔液外渗现象的发生。

近10年来，涉及粘接修复的材料又得到了不断更新和完善。20世纪50年代问世的复合树脂现在已拥有通用型、超微填料型、可压型、流动型及技工室型，可以满足口腔临床的多种修复技术的需要。复合树脂虽是目前较为理想的牙色材料，但其存在以下缺点：①聚合收缩。虽然粘接技术的应用使复合树脂与牙釉质有良好的粘接，但与牙本质的粘接效果不理想，复合树脂直接修复难以获得良好边缘密封性。另外微渗漏存在也可导致细菌入侵牙本质小管和牙髓。②复合树脂对牙髓具有刺激性。

20世纪70年代出现了一种由硅酸铝玻璃粉和聚丙烯酸液体组成的新型水门汀，又称玻璃离子体，同时具有硅酸盐玻璃粉的强度、刚性、氟释放性又同时具有聚丙烯酸液体的生物性和粘接性。作为第三代牙体修复材料具有以下优点：①与牙齿发生化学性粘接，边缘密封性良好；②具有与牙齿相似的色泽和热膨胀系数；③对牙髓刺激性极小；④缓慢释放氟离子，防止继发龋；⑤具有抗变异链球菌作用。玻璃离子体经过不断改进和完善，目前已广泛用于粘接、充填、衬层以及垫底等诸多方面。作为充填材料应用时，其抗张强度及耐磨性低于复合树脂，具有较高的吸水性，性能易受口腔环境影响等缺点，因此应用范围很大程度上受到限制。根据玻璃离子的性能特点，Mclean提出将其作为复合树脂基底材料，利用它与牙本质间良好的粘接性，充填窝洞牙本质缺损部分，并通过酸蚀玻璃离子表面和窝洞牙釉质与复合树脂粘接。这种方法称为夹层技术（sandwich technique），既能改善复合树脂与洞壁的密合性，阻断树脂对牙髓的刺激，又可以避免玻璃离子粘固剂单独修复的缺点。

近年来粘接材料经过不断改进和创新，其性能已得到极大改善。不仅能粘接牙釉质，还能实现牙本质粘接；色泽种类更能满足临床需要，达到以假乱真的目的；其强度已接近银汞合金水平；收缩系数更接近牙釉质和牙本质，大大减少了边缘微渗漏，使得这项技术日臻成熟。

粘接技术的发展使得对洞形制备要求降低，牙体损失减少，色泽更为美观，从而极大地减轻了患者痛苦，增强了生活信心。

目前粘接修复技术大有取代银汞合金充填的趋势，相信这一趋势会逐渐成为现实，以方便、优质、美观的粘接材料替代占据牙体修复领域近百年的银汞合金之时已指日可待。

第三节　发展趋势

现代生物技术正以空前的速度在迅速发展，这些技术已经或将要引入龋病研究，从而对龋病发病机制给予了深层次诠释，同时开拓了对龋病防治的新视野，这将推动龋病研究向纵深发展。

一、龋病高危人群的系统性检测及风险评估体系研究

近年来的流行病学调查表明，龋病的发病受多种因素影响，不同人群的致龋菌不同，不同的患者宿主反应性也不同，因而不同个体患龋危险性不同，即大部分龋齿发生在少数人身上，存在患龋风险较高的亚人群，即龋高危人群。龋高危人群检测的意义就是，在龋病发生前及时预防它们的发生。龋高危人群的检测目前有多种途径，如口腔内存在的龋齿数、口腔卫生状况、牙齿形状、氟化物使用情况、蔗糖摄入情况、致龋微生物计数、唾液流率、唾液钙磷浓度和缓冲力。随着生物技术的快速发展，龋病高危人员检测方法有较大改进，实验室的检验更加简便和实用，采用多因素综合分析进行结果判定，使预测结果逐渐与实际情况相符。未来的研究将集中于开发新的检测方法，预测龋高危人群，在个体水平上为患者提供适当诊治，在群体水平上更有效地利用健康保健资源，因地制宜地防治龋病。

龋高危人员检测就是在龋齿发生以前，将具有高度龋危险因素的人员从普通人群中筛选出来，实施具有针对性的预防措施，从而达到有效预防龋病的目的。探索新型的龋病早期可视诊断技术，制定龋病临床诊断的标准化；采用磁性纳米颗粒标记或FISH荧光原位杂交开发新型的简便、灵敏、准确的致龋菌检测技术；开发唾液相关指标即时检测方法。建立检测龋危险性指标并制定危险的域值。以多因素分析和循证决策为指导全盘分析检测数据，建立不同人群的龋病发生模式及自动化评估体系，以预测人群患龋风险等级和因果导向性诊断。本研究将有助于确定龋病高中危人群，确定免疫防龋的应用对象，提高龋病预防计划的效率同时降低其成本，为不同的龋病危险性人群提供个性化的预防措施。

二、牙菌斑生物膜研究

牙菌斑生物膜是龋病发生的始动因子。牙菌斑生物膜聚集了多种口腔微生物，在龋病的发生中发挥重要作用。近年来，人类微生物组研究日益受到重视，人类微生物组是指人体内正常微生物基因组的集合。人类微生物组对人体健康极其重要，人体的健康状况发生变化，体内共生微生物的组成就会发生变化；反之，体内微生物组成的变化，也会导致人体健康状况的改变。科学界积极开展了相关研究。欧盟、美国和日本相继启动了人类微生物组研究计划。2008年英国、美国、法国、中国等国成立“人类微生物组国际研究联盟（IHMC）”。目前人类微生物基因组研究主要集中在肠道微生物组与代谢性疾病相关性方面，而对于口腔微生物组研究开始起步。应用基因组学和蛋白质组学等方法深入研究在疾病发生、发展过程中牙菌斑生物膜微生物组组成结构和整体性变迁，分析重要基因的功能，将帮助我们在龋齿健康评估与监测、新药研发和个体化防治，以及早期诊断与治疗等方面取得突破性进展。

牙菌斑生物膜是龋病与牙周病的始动因素，主要由黏性基质和嵌入其中的细菌构成，是一种典型的生物膜结构和有序的微生态系统。收集包括龋病高危人群（儿童、老人高龋患者、猖獗龋患者）及正常无龋志愿者菌斑样品，建立临床标本库和资料库。利用宏基因

组技术、细菌DNA指纹图谱和基因组标记测序等基因组技术分析菌斑菌群的微生物组学；采用双向电泳和生物质谱等技术分析菌斑的差异蛋白。全面深入研究菌斑的组成结构，确立核心微生物组，寻找微生物组变化蛋白差异与龋风险性间相关性。该研究有利于对龋病病因及发展，菌斑致龋机制做出新的阐释；预测和预警早期龋病；确定免疫防龋新靶标；评价龋病防治效果。

生物膜对抗生素的耐药性为近年医学界十分关注的问题。细菌快速的种代延续和摄取环境中DNA的能力使得细菌特别易于变异。细菌后天性对抗生素耐药性就是细菌活性变异的类型之一。此外，生物膜细菌比浮游态生存的细菌对抗生素不敏感，往往杀灭生物膜细菌的药物浓度为浮游态的千百倍，因此在临床中药物的疗效往往不如实验室中显现的效力。针对这一现象的解释：①生物膜中药物的穿透力减低；②生物膜中菌细胞在休眠状态下生存，生长缓慢；③抗生素某些成分在达到细菌前即与生物膜的胞外多糖键合；④生物膜中菌种的生理性异质化在浮游态不表达的基因，在生物膜中表达；⑤存在表型变种。针对牙菌斑生物膜在该方向的深入研究，有可能对菌斑致龋机制做出新的阐释。

近年研究发现，生物膜中无机离子如钙、磷、氟的浓度可能与胞外多糖含量相关，这些无机离子在龋的发生发展中具有重要价值。当牙菌斑生物膜中胞外多糖浓度增多，基质中钙、磷、氟浓度减少，从而促使牙釉质脱矿。近年研究牙菌斑生物膜基质中胞外多糖含量与无机离子浓度相关的机制多从以下几个方面着手：①矿物储库的消耗。由于糖发酵而出现的低pH，使无机离子从牙釉质中释出，并扩散到唾液中，遂形成一个有着低无机离子浓度的生物膜。②牙釉质从生物膜体液中摄取无机离子。③释放的无机离子键合到细菌胞壁上，从而起到牙菌斑生物膜中离子储库的作用。④细菌的低密度。由于胞外多糖量增多在生物膜占有的体积也大，由此而来减少了细菌的数量及其键合部位。⑤钙、磷、氟同时呈现的低浓度可能与牙菌斑生物膜的蛋白成分相关。虽然从上述几个角度进行研究，但迄今尚未阐明生物膜胞外多糖增多而无机离子浓度降低的确切机制。

三、菌斑生态防治措施研究

控制菌斑是防治龋病，阻止并发症发生的关键。牙菌斑生物膜对人体的作用具有双重性，有利于细菌定植但又能抵抗细菌代谢产物入侵，同时还能为人体提供一些必需酶和维生素。近年来，学者们注意到维护牙菌斑生物膜微生态平衡对口腔健康的重要性，提出了生态防治的新概念，即通过调节、维护牙菌斑生物膜的微生态平衡达到防治龋病、牙周病的目的。免疫防龋、替代疗法、天然药物防龋等生态防龋措施是当前研究热点，但至今尚未有效地应用于临床，因此，未来的龋病防治应该是不断完善现有的防龋方法，深入研究其作用方式及作用机制，制定综合性生态防龋方案，最终研究出可应用于临床的有效的防龋措施。

龋病本质上是口腔菌群生态平衡失调所致，预防龋病应通过生态防治措施纠正紊乱的菌群结构，辅助恢复或维护牙菌斑生物膜的微生态平衡。针对不同龋病高危人群菌斑核心微生物相应的靶分子，开发新型黏膜防龋疫苗，或制备高效的生物嵌合抗体，研发新型黏膜佐剂和递呈系统改进疫苗剂型和给药途径，确定合适的免疫策略；通过基因技术构建消除毒力因素，黏附性强，与致龋菌具有相似生物活性的生物替代效应菌株；利用计算机辅助药物分子设计、组合化学合成研制抑制致龋微生物的小分子药物、中草药活性成分，研究其作用机制。建立包括体外口腔生态模型、高通量的天然药物特异性筛选体系、龋病防治综合评价指标和数学模型的现代防龋药物和疫苗研发平台。最后依据不同高危人群龋危险性特点，研究和制定可用于临床的规范化、个性化和综合预防龋病的关键技术和方案。

龋替代治疗是一种非常敏感的抗菌治疗，是指采用一定技术手段从致龋菌中获得无毒的变性菌株，接种于口腔内龋病好发部位，以占据或替代口腔中自然滋生型致菌株的位置，从而获得预防龋病的效应。变异链球菌是公认的主要致龋菌，在乳酸脱氢酶（lactate dehydrogenase，LDH）的作用下产生乳酸，导致菌斑pH下降，引起龋损的产生。去除乳酸脱氢酶基因，构建一种低产酸性、强定植力的效应菌株替代变异链球菌是龋病替代疗法的核心内容。

研究发现乳酸脱氢酶的缺乏对变链具有致死效应，但是通过乙醇脱氢酶（alcohol dehydrogenase，ADH）活性来代替LDH的表达可以避免因LDH缺乏所引起的代谢障碍。尽管替代治疗中的基因工程方面已取得很大进步，用抗龋的特性来构造细菌，但是要使这些细菌永久地存在于口腔内是非常困难的。调整手段不仅要使同系基因突变，而且要求安全且与正常菌群相容。近年来，人们开始从基因水平改造变异链球菌，获得不产生致龋物质的突变菌株，接种于动物口腔内有明显的防龋效果。该结果显示出，利用分子生物学手段改造致龋菌无论在理论上，还是在实践中均可能是行之有效的防龋新方法。

从资源丰富的中草药中选取有控制牙菌斑生物膜能力的天然物质进行预防龋病的研究已有20 多年了。研究证实，厚朴、五倍子、茶多酚、蜂胶、金银花、红花、刺五加、水杨梅等均对主要致龋菌有生长抑制的作用，具有一定的防龋前景。然而，我国的传统中医中药对疾病的防治基础是辨证施治。而我们当前对龋病的预防所研究的中药，不存在辨证这个基础，而是针对哪种药物对主要致龋菌有无明显的抑制作用来选择；不是按照中医对其性能的诠释，而是提取其对抑制主要致龋菌有效的成分。因此，与其说是中药防龋，不如说植物或其他天然物质有效成分防龋更恰当些。近年来，生态防龋概念的提出表明防龋所研究的对象不只是微生物，而应将宿主、饮食这些因素均包括在内，所选取的药物应为天然植物或其他生物，所针对的细菌不仅是变异链球菌、乳杆菌，而应是牙菌斑生物膜中生存的对氧有不同需求的多种细菌。不仅要研究药物对细菌群的作用，还应研究药物对菌群赖以生存的牙菌斑生物膜基质的作用。上述几种中药对细菌的抑制能力不亚于氟化物，但氟化物防龋的另一个主要功能是促矿化，增强宿主牙齿的抗酸能力，而上述几种天然物质中仅五倍子有过促矿化方面的报道，可以认为这些物质的防龋能力均不如氟化物。因此，如果能选取一些有促矿化作用的天然物质与中药合用，则可以增强其防龋能力。目前，防龋保健品或食品最常用的方式是牙膏、凝胶、口香糖等，中药因其特有的味道（如厚朴味苦、五倍子有口涩感），加入到牙膏或口香糖中不易为人群所接受。并且在制作过程中，中药的溶解性较差，牙膏中含有强氧化剂，中药的有效成分是否会受其影响也是中药防龋临床应用中需要解决的问题。

四、疫苗防龋

在20世纪80年代曾有学者预言，一旦防龋疫苗问世，龋病将成为历史。经历了近30年的研究后发现这种设想估计过高。

首先，龋病的致病菌并非绝对单一，除变异链球菌外，还有乳杆菌、黏性放线菌等均在龋病发生发展过程中发挥作用。尽管与变异链球菌相比，其作用甚少，但毕竟具有致龋作用。目前已有学者开始探索针对一种以上细菌的疫苗，比如一种疫苗同时可针对*S.mutans*和*S.sobrinus*，这类疫苗的研制应该是一个方向。

其次，疫苗的免疫原性至关重要。目前已有的防龋疫苗，其免疫原性仍待加强，是否具有真正的抗龋效果，需要实践验证。多种方法可用于增强疫苗的免疫反应：免疫佐剂的应用可促进免疫细胞募集、增殖和活化，从而起到增强免疫效果的作用；载体的研制也正方兴未艾，良好的载体可以延长在黏膜局部滞留时间或进行控制性释放。此外，同时应用DNA疫苗和蛋白疫苗；或用DNA疫苗免疫、蛋白疫苗增强等不同免疫策略也可增强免疫反应。

疫苗的安全性更是受人关注，目前在美国和我国均已有DNA疫苗临床应用的指导性文件，必须完成该文件中要求的所有实验项目才能申请进入Ⅰ期临床研究。防龋疫苗的临床应用尚需时日。

此外，疫苗作用机制的研究也至关重要，唾液分泌性IgA抗体对抗致龋菌的机制包括干扰细菌对牙齿表面的蔗糖非依赖性和蔗糖依赖性黏附，干扰细菌在牙齿表面聚集并可能抑制细菌的代谢活动。疫苗防龋不同于身体其他部位使用的疫苗，防龋作用需要在硬组织表面实现，采用现代科学手段，探讨疫苗作用过程中的信号传递，从基因水平与分子水平上研究其作用机制是重要的研究内容。

同时，当前免疫防龋研究中尚待亟须解决的问题如下：

1. 主动免疫防龋已在大量的啮齿类和灵长类动物实验中取得了成功，几次小规模的临床研究也显示疫苗可以提高针对致龋菌的唾液SIgA抗体水平，在一些个体中甚至干扰了致龋菌的定植。但任何疫苗在正式应用于人体之前都必须先进行临床研究，以证实其在人体中使用的安全性和有效性，而防龋疫苗还缺乏这方面的研究资料，目前还需要较大规模、设计科学的临床研究进一步证实。被动免疫可以避开主动免疫可能存在的安全性问题，但要维持长时间的保护作用仍是一大难题。

2. 因为免疫防龋的一个重要策略是提高“感染窗口期”体内的特异性抗体水平，对主动免疫来说即意味着在婴儿1岁半以前进行免疫，这就要求此时婴儿的黏膜免疫系统已足够成熟，从而可以产生有效的免疫反应。婴儿出生时唾液中几乎不存在SIgA抗体，随着口腔细菌的出现，唾液SIgA抗体水平快速升高。研究提示，婴儿1岁时黏膜免疫反应已明显开始成熟。我们可以预测对婴儿接种防龋疫苗很有可能会诱导特异性的唾液SIgA抗体，对致龋菌的定植产生抑制作用，但还需要对儿童进行临床试验来验证。

3. 目前尚不清楚在“感染窗口期”后致龋菌是否还存在定植的机会，还需要进一步的流行病学调查来证实。这对于确立加强免疫防龋的策略是十分重要的。目前认为龋病的发生受四联因素支配，即敏感的宿主、口腔致龋菌群的作用、适宜的底物及底物在口腔中滞留足够长的时间，只有在这四种因素并存的前提下龋病才有可能发生。免疫防龋的目的旨在通过提高宿主的免疫防御能力及抑制口腔致龋菌群的作用打破四联因素并存的状态，从而降低龋病发生的可能性。同时也应看到，龋病不同于急性感染，绝大多数都是缓慢发展、长期存在的。现有的任何一种防龋措施都只能在一定范围内、一定程度上降低龋病的发生水平，而不可能完全阻断龋病在人群中的流行。

五、氟化物防龋

氟化物防龋效果已众所周知，它通过抑制脱矿，促进再矿化，干扰致龋菌代谢，抑制致龋菌多种代谢酶而达到防龋效果。氟化物防龋主要分为饮用水的氟化和牙齿局部氟化。

由于全身用氟的毒、副作用日益受到人们的关注，局部用氟已逐渐成为使用氟化物的主要方式。目前认为含氟涂膜较氟水漱口等其他用氟方法防龋效果更好，因其操作简便、经济实用，是目前群体防龋的最佳方法之一。氟化物应用目前又有一些新的方法正在研究中，这些方法的目的是提高牙釉质中氟的浓度。一种方法是将氟化物与矿化物一起使用，另一种方法是将氟化物在充填时使用，以防止继发龋。通过使用激光也可以提高釉质对氟化物的摄取。

世界卫生组织、国际牙科联盟以及国际牙科研究学会鼓励并督促将有关氟化物防龋的内容纳入到健康交流和健康促进策略与项目中。进行有效立法、给予必要指导，开展相关口腔宣教和引导人群正确合理使用氟化物，确保弱势人群得到价廉物美的含氟产品。针对我国的具体情况，制定符合我国国情的氟化物防龋措施。确定不同地区全身或局部用氟方法和有效剂量，探索氟化物防龋机制，杜绝氟化物副作用的发生。

六、窝沟封闭防龋与预防性充填

窝沟封闭是预防窝沟龋的最有效方法，因具有操作简便、无毒副作用的特点，因而得到广泛应用。目前临床广泛使用的窝沟封闭剂均具有良好的机械性能和长效释氟作用，防龋效果较好。随着纳米技术的发展，防龋效果更好的窝沟封闭剂也将很快应用于临床。

预防性充填是将窝沟封闭与窝沟龋充填相结合的防止早期龋进一步发展的新方法。该技术仅去除窝沟处的病变釉质或牙本质，根据龋损的大小，采用酸蚀技术和树脂材料充填早期窝沟龋，并在𬌗面上涂一层封闭剂。由于不采用传统的预防性扩展，只去除少量的龋坏组织后即用复合树脂或玻璃离子充填龋洞，而未患龋的窝沟使用封闭剂保护，这样就保留了更多的健康牙体组织。

七、增加牙齿抗龋力

采用再矿化制剂使早期龋损再矿化作为一个研究项目已经有好几十年了，由于新的显微分析技术及新的实验模型的采用，使我们对于脱矿-再矿化过程有了更为详细的了解。在美国牙医协会研究中心发展了两种卓有成效的再矿化药物系统。在一种系统中，它的活性成分是不定形磷酸钙或称为ACP，ACP在早期龋损的细微孔隙中具有转变成为羟磷灰石的潜在能力。而在第二种系统中，以口香糖为载体加入了磷酸钙配方，其中特别有效的再矿化组合是磷酸四钙和无水磷酸二钙的混合物。

以多聚体覆盖物作为一种增加牙齿抗龋力的新技术正在发展中，那就是给牙冠或可进入的牙根表面覆盖一层多聚体覆盖物。现在进行的研究分为两个部分，首先使用一种可控制水溶性的单体，它可渗入水化的有机材料与牙齿表面形成化学结合，再用多聚体覆盖在其表面以增强其耐久性和美观性。而第二阶段的多聚体正在开发中。一些类似的研究也在开展，例如此类研究可促进封闭剂与牙体之间的化学性结合，而现在的封闭剂与牙体间缺乏这种化学性结合。

激光可改变牙釉质表面结构并增强其对酸的抵抗力。尽管在早期实验中高能量激光能有效熔化和改变牙釉质结构，但其在口内使用被认为是不安全的。低能量的二氧化碳激光的使用为它带来了希望，近来的研究表明，二氧化碳激光能被牙齿中的矿物质有效吸收，迅速转化为热量，使牙齿表面形成对酸有高度抵抗力的陶瓷样表面。激光疗法对于点隙裂沟表面的处理特别有效。现在对激光的研究主要集中在确定一个合理的照射条件，以期在获得最佳效果的同时，避免牙齿表面的破坏和不恰当的表层下产热。以后，随着技术的发展，对于暴露的牙根表面采用激光进行处理以保护根面也是可以接受的。

八、增加宿主抵抗力

现在一些新的研究开始关注唾液蛋白的结构和功能，特别是那些与口腔组织防御有关的部分。通过增强这些天然的保护系统来增强宿主抵抗力，不必直接增强牙齿的抵抗力。唾液中含有大量的抗菌蛋白，如溶菌酶、乳铁蛋白、过氧化物酶、组氨酸。其他的蛋白可以使细菌凝集或影响细菌对牙齿表面的黏附，如黏液素、SIgA、腮腺糖蛋白、纤维连接素。一些唾液蛋白通过影响菌斑pH或增加菌斑钙磷含量来提供保护。不仅单独的分子，一些蛋白和肽的结合物也可提供协同效应，类似在一些天然防御系统中所发生的。当前一些实验室正在确定唾液蛋白结构和功能之间的关系，从而精确描述这些关键性肽段，以期通过人工合成产生具有所需要生物学特性的功能肽段。未来可以将其加入漱口液和牙膏中起到保护作用。另一个策略是将保护性肽段加入幼儿的橡皮奶头，有助于改变牙萌出时的细菌菌落以预防幼儿奶瓶龋。

九、致龋菌引发全身性疾病相关性机制研究

一些研究表明，变异链球菌与全身性疾病的发病密切相关。以变异链球菌可诱发的较为严重的全身疾病，如感染性心内膜炎和急性风湿热、粥样动脉硬化为研究重点，采用PAGE图谱及DNA指纹分析对比口腔、血液和心脏变异链球菌分离株，阐明变异链球菌由口腔经血到病变局部的传播方式。克隆鉴定并研究变异链球菌表面受体及功能，揭示变异链球菌在血中定植持续存留及结合宿主细胞（心内膜细胞、血管内皮细胞）的分子机制。研究变异链球菌蛋白的糖基化与构象及功能的关系，阐明蛋白糖基化在免疫识别和疾病发生中的功能和分子机制。

（樊明文）

参考文献

1. 第三次全国口腔健康流行病学调查报告. 北京：人民卫生出版社，2005.
2. 樊明文. 牙体牙髓病学. 第3版. 北京：人民卫生出版社，2008.
3. 刘正. 口腔生物学. 第3版. 北京：人民卫生出版社，2007.
4. 樊明文，边专. 龋病学. 北京：人民卫生出版社，2003.
5. 岳松龄. 现代龋病学. 北京：科学技术文献出版社，2009.
6. Islam B，Khan SN，Khan AU. Dental caries: from infection to prevention. Med Sci Monit，2007，13（11）：196-203.
7. Bánóczy J，Rugg-Gunn AJ. Caries prevention through the fluoridation of milk. A review. Fogorv Sz，2007，100（5）：185-192.
8. Niederman R，Gould E，Soncini J，et al. A model for extending the reach of the traditional dental practice: the Forsyth Kids program. J Am Dent Assoc，2008，139（8）：1040-1050.
9. Anusavice KJ. Present and future approaches for the control of caries. J Dent Educ.2005，69（5）：538-554.
10. Simmonds RS，Tompkins GR，George RJ. Dental caries and the microbial ecology of dental plaque: a review of recent advances. N Z Dent J. 2000，96（424）：44-49.
11. Taubman MA，Nash DA. The scientific and public-health imperative for a vaccine against dental caries Nat Rev Immunol.2006，6（7）：555-563.

12. Michael W，Russella Noel K，Childersb Suzanne M，et al. A Caries Vaccine? The State of the Science of Immunization against Dental Caries. Caries Res 2004，38（3）: 230-235.
13. Allaker RP，Douglas CW. Novel anti-microbial therapies for dental plaque-related diseases. Int J Antimicrob Agents. 2009，33（1）: 8-13.
14. Hillman JD，Mo J，McDonell E，et al. Modification of an effector strain for replacement therapy of dental caries to enable clinical safety trials. J Appl Microbiol. 2007，102（5）: 1209-1219.

第二章　龋病病因学的理论研究

龋病是人类最为古老的一种口腔疾病。自从人类有记载以来，世界不同地方的研究者们就开始对龋病进行了认识、描述和研究。在与龋病斗争的漫长历史过程中，人类对此疾病的发病病因、发展过程和发展规律有了逐步深入的认识。追溯历史，人类对龋病的认识无不体现在现象观察、实验研究和理性认识三个方面。而且，随着科学的发展，这种认知过程仍将继续下去。

第一节　龋病病因学研究回顾

西方早期提出的龋病病因理论主要包括体液学说和活体学说。体液学说代表者有希腊古代名医和哲学家Galen和医学之父希波克拉底。这些观点认为人体具有4种基本的液体，包括血液、黏液、黄胆汁和黑胆汁，这些体液失调可能引起龋病的发生；希波克拉底不仅赞成有关龋病发病的体液学说，同时提出口腔内食物的滞留也与龋病的发生有关，认为龋病的发生与全身和局部因素有密切关系。

体液学说在西方一直保持了很长时间，18世纪以后，有学者提出了活体学说（vital theory），其基本的观点认为牙齿也是人体活体的一个组成部分，龋病的发生是首先由牙齿内部发生而逐渐发展至牙齿表面，因为有些学者观察到潜行性龋洞，口小底大的点隙窝沟龋等，但当时由于受到实验手段、科学技术的局限，人们对龋病的病因及认识还仅停留在表面的观察和经验层面上。到19世纪，由于科学技术的发展以及实验手段、方法的发展、显微镜的应用等，对龋病病因的研究及认识有了长足的进步与发展，归纳起来有关龋病病因理论的学说主要包括内源性学说和外源性学说两大类。

一、内源性学说

内源性学说的观点认为，龋病是由于牙齿内部或者机体内部的某些变化，如营养缺乏或者牙齿结构缺陷等因素造成。

（一）磷酸酶学说

磷酸酶学说（phosphatase theory）主要观点是牙齿中含有血浆、血液，而且血液中含有磷酸酶、蛋白酶，这些酶类物质不仅在血液中存在，还同时存在于唾液、牙齿硬组织中，它们的作用是使不溶性钙转变为可溶性钙，在正常情况下，血液-牙齿-唾液中的钙、磷是平衡的，而在病变时，这种平衡状态将打破而导致牙齿脱矿，支持这类学说的学者包括Eggers-Lura（1949）、Csernyei（1950）。但此类学说既没有说明引发牙齿内部代谢障碍、打破平衡的原因，也解释不了为什么龋病发生发展是由外及内的，为什么在牙齿萌出后才会有龋齿的发生，同时他们的理论学说也得不到组织病理学的支持。

（二）糖原学说

糖原学说的观点认为龋病是与进食过多的糖类物质有关。他们认为当人摄入过多的糖类物质时，可转化为糖原储存起来，包括储存在牙齿硬组织中，使牙齿硬组织中的糖原含量增加且不能带走，从而导致牙齿对外界刺激抵抗力下降，产生龋齿。支持这类学说的学者包括Stack（1956）、Egyedi（1959）等。这类学说观察到了糖与龋病的关系，部分说明了龋病发生的内在因素，但未能说明发病的确切原因。

（三）磷酸化学说

1967年Luoma通过对磷采用放射性标记观察到菌斑细菌在代谢碳水化合物时的有氧氧化、无氧酵解以及合成聚磷酸盐的过程中，有摄入磷酸盐的行为，由于在糖的磷酸化过程中以及合成含能量的聚磷酸盐过程中都需要有磷的参与。Luoma提出磷酸化学说，认为在口腔唾液的磷酸盐和牙釉质中矿物相的无机磷之间存在一个平衡，菌斑细菌在糖酵解过程中大量使用磷酸盐可导致磷酸盐平衡紊乱，从而利用牙釉质中的无机磷酸盐导致龋齿的发生，但在实际过程中这种现象是不会出现的，因此不为人们所认同。

（四）结构论

结构论第一次从牙齿的发育与结构上阐明了牙齿结构的缺陷与龋病的关系，其基本的观点是认为食物中某些要素，如钙磷的缺乏或矿物质代谢发生紊乱时，可导致牙齿结构发生缺陷，从而造成龋齿，但实际上牙齿结构的缺陷仅为龋病的发生提供了一定的条件，但不是主要条件和发病原因。

综上所述，内源性学说的提出已经观察到机体内部，也就是我们现在所说的宿主因素在龋病发生发展中的作用，但并未阐明龋病发生的其他主要原因，也不能说明为什么龋病一旦发生后将会继续发展。

二、外源性学说

与内源性学说不同，外源性学说（exogenous theories）认为龋病的发生发展是由于外界因素如酸的脱矿或腐蚀后的溶解所致。随着显微镜技术发展和微生物学研究的发展，人们逐渐认识到龋病的发生发展是由于外界的刺激因素，如酸的刺激，微生物的存在从而导致龋病的发生，代表性的学说主要有化学细菌学说和蛋白溶解学说。

（一）化学细菌学说

化学细菌学说（chemicobacterial theory）最早由法国医师Magitot（1867）在体外研究中发现糖发酵可以使牙齿的矿物质发生溶解，但当时并没有发现细菌。而在同年德国医师Leber和Rottenstein在龋坏的牙本质小管中发现了口腔纤毛菌（*Leptotrichia buccalis*），由此认为细菌可以使牙本质小管扩大，从而使酸在牙本质小管中快速渗入引起龋齿，首次提出了龋病是由于口腔纤毛菌和酸的共同作用所致。

1881年Underwood和Miles在龋坏牙齿的组织学切片上发现了微球菌，椭圆形和圆形细菌的存在，从而进一步认为龋病的发生必定有细菌的参与，是细菌的存在和细菌的代谢活动导致酸腐蚀牙齿造成牙齿的脱矿，产生龋齿。这些研究为后来Miller化学细菌学说的提出打下了基础，也是迄今为止发现最早的有关龋病细菌和酸代谢有关的研究报道。

众所周知，对于龋病病因学研究具有重要贡献的学说是Miller的化学细菌学说。美国人Willoughby D Miller（1853~1907）师从著名微生物学家Koch，在著名的Robert Koch研究室工作期间，首次将酸脱矿的理论和细菌学说结合起来对龋病的发病原因进行了研究和探索，通过一系列微生物学实验证明了细菌代谢碳水化合物或糖产酸，酸使矿物质溶解，从而形成龋齿，并于1883年发表了研究结果，不久在1889年出版了《人类口腔微生物》（德文版）。这是人类历史上第一次有关龋病病因学研究中提出的化学细菌学说，在龋病病因学研究中具有重要的里程碑意义，其经典的实验可简单地归纳如下：

牙齿+面包（或糖）+唾液→牙齿脱矿

牙齿+肉（或脂肪）+唾液→牙齿不能脱矿

牙齿+面包（或糖）+煮沸的唾液→牙齿不能脱矿

同时，Miller还从龋齿及唾液中分离出多达30多种，产酸菌，其中绝大多数是能发酵碳水化合物的产酸菌，少量为溶解蛋白的细菌。1905年Miller通过研究进一步提出龋病的发生分为两个阶段。第一阶段是由产酸菌代谢糖产酸，使牙齿硬组织脱矿；第二阶段是脱矿的有机物被细菌的蛋白酶溶解，但是由于牙釉质中97%为无机物，有机物含量极低，迄今为止，还没有足够的证据能够说明在牙釉质龋损过程中有蛋白溶解过程的参与。

归纳起来，化学细菌学说的中心思想认为龋病是由于牙齿表面上细菌与口腔中的糖类物质或碳水化合物作用产酸，酸作用于牙齿，使牙齿中的无机物溶解脱矿，有机物分解而产生龋齿。这是人类历史上第一次阐明了口腔细菌、食物、酸与龋病发生的关系，主导了100多年来龋病病因学的研究，以后有关龋病病因学的研究都是在此基础上发展的。由于当时细菌学发展的限制，Miller未发现引起龋病的主要细菌，未阐明黏附于牙齿的口腔微生物存在的形式。Oraland（1955）等学者通过经典的无菌鼠致龋实验研究，不仅证实了龋齿只有在微生物存在的情况下才能发生，而且也证实了某些特定的口腔细菌具有致龋能力，经过一系列的研究，最终认识到变异链球菌是一类重要的致龋菌，目前许多的防治研究都是围绕其展开的。

（二）蛋白溶解学说

蛋白溶解学说（proteolysis theory）的中心思想是认为龋病的早期损害首先在牙齿的有机部位开始，如牙釉质的釉板、釉丛、柱鞘及牙本质小管，细菌产生的蛋白酶使这些部位的有机物分解，为产酸菌的进一步深入打开了通道，导致无机物溶解。这类学说受到Gottlieb（1944）和Frisbie（1944）、Applehaum（1946）、Fincus（1948，1949）的支持和证明。主要依据包括在对牙釉质早期龋的磨片进行硝酸银染色后在牙齿有机物较多的地方有明显的病理变化，Frisbie还发现在早期龋时，表层完整的牙釉质下方有细菌的存在，采用X线观察时可看到牙釉质表层有一阻射区，表层下为透射区，因此早期龋可能是由于细菌的蛋白溶菌酶所致牙釉质内的有机基质发生溶解和液化，以后才发生无机盐的溶解。

蛋白溶解学说的最大贡献在于弥补了化学细菌学说的不足，即为什么有机物较多的地方龋病容易发生、发展，同时也支持细菌产酸脱矿的观点，但两者观点的不同之处是对龋病的发生过程有分歧，且正好是相反的结果和解释。由于临床上许多现象及证据不支持这样的解释，如为什么在无菌动物中接种含有蛋白溶解能力的细菌不会产生龋齿，但是接种既含产酸又含蛋白溶解能力的细菌如变异链球菌就会产生龋齿。此外，这类学说在研究过程中缺乏病理学和生物化学证据的支持，至今为止，尚没有实验在生理条件下成功证实采用蛋白溶解作用可使牙釉质破坏，也无法证实龋病首先从釉板等处开始，还有在口腔中尚未发现可以破坏牙釉质蛋白质的酶类，因此蛋白溶解学说虽然流行了一段时间，但现已不被认同。

（三）蛋白溶解螯合学说

蛋白溶解螯合学说由Schatz和Martin等于1935年提出，该学说认为在龋病的发生过程中，首先由细菌将釉质的蛋白质破坏，而蛋白的破坏产生的螯合剂又与牙釉质的无机物相螯合，形成可溶性螯合物，导致牙齿脱矿。在口腔环境中含有大量的螯合剂，如乳酸、枸橼酸、氨基酸等，尤其是牙菌斑生物膜代谢中的主要产物乳酸溶解牙釉质中的羟磷灰石后可作为一种螯合剂存在，即使被中和后仍可以存在。这将龋病到底是先从牙釉质无机物溶解开始还是先从有机物分解破坏开始这一直在争论不休的问题统一起来，认为两者在龋病的发生过程中同时存在，似乎可以圆满地解释了在龋病发生过程中矿物质与蛋白质破坏发生的机制，但遗憾的是迄今缺乏有力的科学依据，引起病变的螯合剂、蛋白酶等物质还有待于进一步的证据。目前多数学者认为螯合可能在口腔生态膜pH回升过程起了一些作用，但不是决定性的。

第二节　现代龋病病因学理论

从龋病病因学的研究发展史我们可以清楚地认识到Miller的化学细菌学说在龋病病因学研究中的重要意义，但也有一定局限性。随着口腔微生物学、免疫学及生物化学研究的发展，人们对龋病的认识在20世纪50年代开始又有了新的认识和发展。

一、三联因素论

1955年，Orland著名的诱龋实验进一步证明了没有细菌的参与，龋病是不可能出现的，同时也进一步证实了糖在龋病发生中的重要作用以及牙菌斑生物膜在龋病中的作用地位。在此基础上，Keys于20世纪60年代初提出了三联因素论，认为龋病是由细菌、食物以及宿主三方面的因素共同作用产生的，三者缺一不可。

三联因素的核心是指致龋细菌、发酵的底物（糖或碳水化合物）以及易感宿主（牙齿、唾液等）。但是任何疾病的发生、发展都离不开时间的存在，尤其龋病的发生发展是一个漫长的疾病过程，三联因素的存在构成了龋病发生的高度危险及可能，但没有时间的参与，龋病是不可能发生的，必须使上述三联因素同时存在一定的时间，并且是相当长的时间才能出现龋齿。为此，Newbrun于20世纪70年代初在三联因素的基础上增加了时间的因素，提出了著名的龋病病因的四联因素论。

二、四联因素论

四联因素的基本观点包括：龋病是含糖类食物（尤其是蔗糖）进入人体口腔后在牙菌斑内由于变异链球菌等致龋菌的作用，利用底物，发酵产酸，经过一定的时间，将牙齿的无机物溶解破坏所致。尤其在牙齿发育结构薄弱的地方，如点隙裂沟处容易发生。在龋齿发病过程中应具有四个必需的因素（或条件）：①致龋细菌；②食物（糖类或碳水化合物）；③宿主易感牙齿；④牙菌斑（牙面生物膜）并且内在的pH在临界pH 5以下维持一定的时间。

（一）微生物因素

人类对龋病最主要的致病因素——细菌的认识也在经历着从现象到本质的认知过程。尤其是近一百多年以来，经过许多研究者的努力，使得人们对龋病的认识由“虫子噬坏”转变为细菌感染所产生的疾病。

1. 细菌学研究回顾　1676年显微镜的出现引发了人类用现代科学的方法来探讨龋病发生

的病因，越来越多的学者从龋损部位取样通过直接涂片观察和培养的方法发现微生物与龋病之间存在着一定的关系。Leeuwenhoek于1683年首次发现牙齿表面有微生物。1843年，Erdl第一次发现龋损牙齿的表面有很多丝状寄生物。Underwood 和 Miles于1881年发现在龋坏牙本质中存在球菌。这些发现为后来Miller的研究奠定了基础。Miller虽然描述了一些口腔细菌比如*Leptothrix innominata*，*B. buccalis maximus*，*Jodococcus vaginatus*，*Spirillum sputigenum*，*Spirocheta dentium*，而且并不确定是哪种或者哪类细菌起作用，但是该学说至今仍然可行，并且为后来学者的研究奠定了基础。Goadby于1903年提出龋病是口腔内微生物共同作用的结果，这些微生物包括能产酸的微生物和能液化牙本质的微生物。Howe和Hatch（1917）在龋洞中始终能发现*Bacillus acidophiluas*，因而认为有特异的致龋微生物存在。McIntosh，James和Lazarus-Barlow（1922）支持Howe和Hatch的观点，他们首次通过实验发现用1型或2型*Bacillus acidophilus odontolyticus*均能导致牙釉质脱矿并能渗透到牙本质中，并且能从龋坏部位的牙本质中分离出*Bacillus acidophilus*并能体外培养。

Clarke（1924）虽然没有分离出*Bacillus acidophilus*，但发现了一种称之为*Streptococcus mutans*的微生物，并且发现其能"体外致龋"，这也是最早发现*Streptococcus mutans*的学者。虽然Bunting和Palmerlee（1925），Bunting，Nickerson和Hard（1926）均认为*Bacillus acidophilus*是龋病的致病因素，但是其不能把*Bacillus acidophilus*和*Streptococcus mutans*区分开来。Maclean在1927年通过实验比较了*Bacillus acidophilus*和*Streptococcus mutans*两菌之间的差异发现，两者虽然外形和产酸能力相似，但在pH 5以下，*Streptococcus mutans*很快死亡，而*Bacillus acidophilus*仍能生存，两菌均不能水解蛋白。Toshiki（1929）发现在患龋者口腔内耐酸程度较高的细菌检出率较高，而在无龋口腔内几乎检测不到这种细菌，这进一步说明了耐酸菌在龋病中的作用。Jay（1937）认为*oral lactobacilli*与龋病的活跃程度密切相关，而且其数目与饮食中碳水化合物的数量成正比。Burnett（1951），Burnett和 Scherp（1951，1953）在观察了龋齿部位内的细菌后，发现细菌数目在浅层牙本质龋损部位中最多，牙釉质龋损部位中细菌数目也较多，而在龋损牙本质深层部位中所发现的细菌最少，这和后来很多学者的观察结果相似，在釉质龋损部位中，比较耐酸的细菌如*Bacillus acidophilus*和*Streptococci*的数量最多，几乎约占总细菌量的54%，但其中找不到能够溶解蛋白质的细菌，而在龋损牙本质的浅层部位却可以检测出很多能够溶解蛋白质的细菌。

综上所述，龋病并非一种细菌感染所造成的疾病而是多种细菌作用的结果，但哪些细菌使牙齿发生龋病？它们之间的作用究竟如何？是协同，还是有先有后，谁是主要的致病菌？通过几个经典的实验可以从中得出一些启示。

2. 动物实验

（1）Orland无菌动物实验：Orland等于1954年首次进行了龋病研究的悉生动物试验。研究表明，即使使用高碳水化合物饮食，无菌鼠也不发生龋病，然而在同样条件下饲养的动物，在饲料中加入细菌后，动物口腔内就具有代谢单糖和双糖产酸的能力，并造成磨牙龋病损害。一些产酸的口腔细菌能导致无菌鼠发生龋病。无菌鼠的实验研究证实，①没有微生物存在就不会发生龋病；②龋病损害只在饲以碳水化合物饮食的动物中发生；③凡能造成龋病损害的微生物均能代谢蔗糖产酸；④但不是所有能产酸的微生物均能致龋。

（2）Keyes动物实验：1960年，Keyes等使用田鼠进行龋病研究获得了重大突破。Keyes证实了抗龋动物与龋活跃动物不同，前者口腔中缺乏某些特殊微生物。他发现，只要将这两类动物置于同一鼠笼中饲养，或让抗龋动物进食龋活跃动物的粪便，这些特殊微生物就可在动物之间传播。Fitzgerald和Keyes等又从抗龋田鼠中分离到与龋病发病相关的微生物，接着在田鼠模型上对各种细菌的致龋能力进行了研究，证实只有某些菌种能造成龋病。这些微生物包括变异链球菌、唾液链球菌、黏性放线菌、唾液乳杆菌、发酵乳杆菌、血链球菌。

大量的动物试验研究结果进一步证实：①动物口腔中具有天然菌群，外源性细菌定居将很困难；②能诱发动物产生龋病的微生物主要是变异链球菌，但某些唾液链球菌、黏性放线菌、发酵乳杆菌和唾液乳杆菌、血链球菌也能诱导普通大鼠产生龋病；③这些微生物均能产酸，能与口腔中其他的天然菌群竞争，最后在牙齿表面附着；④各菌种诱导龋病形成的能力存在着差异。

3. 临床试验　有关微生物在人类龋病发病中所起作用的研究比较困难，目前的研究多集中在下述两方面。一是菌斑细菌产酸及耐酸能力的检测。检测结果发现菌斑细菌的产酸能力有很大差异，开始接触碳水化合物时，所有产酸菌均能产酸。但随着pH下降，越来越多的细菌失去产酸及耐酸能力，达到临界pH，即产生的酸足以使釉质开始发生溶解时的pH（5.4~5.5），仅有少数细菌能继续生存并产酸，这些细菌包括变异链球菌和乳杆菌等。二是牙菌斑之间的关系。研究发现，当牙面上形成牙菌斑生物膜后，由于产酸菌和耐酸菌的作用，使牙齿表面局部pH下降，造成牙齿脱矿。大量研究注意到人类牙菌斑生物膜中胞外多糖的合成，其中α-1，3链的不溶性葡聚糖又称变聚糖在龋病发病过程中意义最大。龋活跃患者牙菌斑生物膜中分离出的不溶性葡聚糖较无龋患者显著增多。变异链球菌、血链球菌、轻链球菌、黏性放线菌、内氏放线菌均能合成胞外不溶性葡聚糖。上述细菌同时还具有合成细胞内多糖的能力，这类细菌的比例与龋病发病呈正相关。而且当外源性糖原长期缺乏时，这类细菌能在牙菌斑内维持并继续产酸。

对人类龋病微生物的研究还发现，产碱细菌能减轻牙菌斑生物膜中酸对牙面的有害影响。如牙菌斑生物膜中韦永菌能利用其他细菌产生的乳酸，将其转变为丙酸或其他弱酸，反应的结果导致酸分子总量降低，减少牙脱矿。此外，研究还发现牙菌斑生物膜中的微生物与龋病发病密切相关，随着龋病的发生，牙菌斑生物膜内细菌比例可不断发生变化，某些菌种数量增加时，另一些细菌数量可能减少。

由上可知，龋病是在牙齿硬组织发生的细菌感染性疾病。但是与大多数感染性疾病不同，龋病不是由某一种细菌所致，牙齿表面上存在的多种细菌均与龋病发生相关。各种细菌的致龋能力目前只是在动物实验或体外实验中完成。人类口腔是一个复杂的生态环境，在动物或体外进行的研究，并不能充分反映人类口腔中的真实状况。目前对与龋病有关细菌进行的研究所取得的成果使得我们对龋病的微生物因素有了深刻的认识，并对我们以后的研究有着深远的指导意义，对龋病的预防奠定了坚实的基础，为人类最终降低甚至抑制龋病的发生、发展提供了理论依据。

4. 非特异性与特异性细菌感染假说　有关致龋细菌的特异性，虽然目前已公认龋病是一种细菌感染为主的疾病，而且与变异链球菌有关，但是否为特异性致病菌，目前存在争论。非特异性致龋学说认为龋病是由黏附在牙齿表面的细菌，主要是产酸菌通过将口腔内的碳水化合物作用产酸而导致牙齿脱矿，造成牙齿中的无机物溶解，最后由蛋白水解酶将有机物溶解而使牙齿硬组织崩解产生龋洞。在这其中并不存在特异的致龋菌，此过程是由多种产酸的细菌和溶解蛋白的细菌参与，是多种细菌共同作用的结果，只不过作用的先后不同，所有的牙菌斑生物膜无质的差别，致龋能力与菌斑量密切相关。

特异菌致龋学说则认为目前的研究已发现，不同部位的牙菌斑生物膜中细菌组成是不同的，如点隙窝沟内的菌斑以革兰阳性链球菌占优势，而在龈缘处的菌斑以及龈下菌斑内又以厌氧菌占优势；同时在龋坏组织中发现的变异链球菌，反过来接种至动物牙齿中后可产生龋齿，而不同部位的致龋菌也有不同，由此他们认为并非菌斑中所有细菌均会致龋，仅是某些特定的细菌才会导致龋齿的发生。但是人们的研究也注意到有的龋损处变异链球菌含量并不高，反过来有的患者虽有大量的变异链球菌的存在，但牙齿并不一定出现龋病，而且发现牙菌斑生物膜中酸的产生不完全依赖于变异链球菌的存在，这些现象难以用特异性致龋菌来解释；其次作为细菌感染的主要条件之一，致龋菌感染途径又是什么？目前由该菌产生的免疫防龋疫苗又不理想，那么龋病到底是否为特异性细菌感染所致呢？所有的这些都期待于口腔医学研究者的进一步研究和探索。

人们一直把口腔链球菌尤其是变异链球菌作为主要的致龋菌进行了广泛而深入的研究。但近年来研究表明，除了变异链球菌以外，一组非变异链球菌在龋病的发生发展过程中的作用也日益受到重视，Van Houte就提出了非变异链球菌族链球菌的概念，他们发现这些细菌的终末pH也很低，在pH4.4~5.0之间，同时在牙菌斑生物膜中这类细菌的总量远远大于变异链球菌，是牙菌斑生物膜形成过程中的先锋菌和优势菌，在牙菌斑生物膜内环境向酸性环境转换过程中起重要作用，继发地促进更具耐酸性和产酸性的细菌如乳杆菌的定居，可能在龋病的初始期起重要作用，因此，这些细菌的研究也是今后应重点关注的对象。

近年来牙菌斑生物膜越来越受到重视，所有的研究均已发现龋齿的发生都是在牙菌斑生物膜环境中发生，而且发现牙菌斑生物膜内的细菌都是口腔常驻菌群，因此对于牙菌斑生物膜的生态学研究同样应该成为我们今后研究的重点。

（二）食物因素

食物作为牙菌斑生物膜内细菌代谢的底物，为细菌提供营养和能量，使它们得以在牙齿表面定植、生长、繁殖。食物的致龋性与许多因素相关，如食物的成分、食物的物理性能、食物的产酸性等。但在这些影响食物致龋性的因素中，无论从成分还是产酸性而言，糖是主要的致龋食物，尤其是蔗糖与龋病的关系最为密切。

Magitot在1867年就提出了糖对牙齿的危害性问题，此后，许多流行病学调查结果都说明吃糖多的人确实容易患龋病。比如许多发展中国家如泰国、乌干达、越南等国的食糖消耗量较低，患龋率也低；最新的研究表明，成人和青少年每人每天摄入糖量大于60g，会增加龋病的患病率；学前儿童每人每天摄入量大于30g，会增加龋病的患病率；WHO对47个国家12岁儿童进食含糖食物与患龋情况的调查结果显示，糖消耗量与DMFT呈正相关性：每人每天吃糖量高于50g，DMFT>3。这些流行病学调查结果均证实了食物中的糖与龋病的关系。

Harris在澳大利亚的一所孤儿院设计、实施了著名的Hoopwood House试验，当时共有83名儿童参加了试验。在试验的6年时间里，这些儿童仅进食粗粮、大豆、土豆、燕麦、水果、蔬菜等，不食用糖和精制食品。结果显示，参加试验的儿童在5至11岁期间与院外的同龄人比较，患龋率明显降低，平均DMF仅为1.6，而院外儿童为10.7，差别近10倍。11岁以后，受试的83名儿童恢复为普通饮食，几年后再次检测，患龋率则与院外儿童无显著差异。这一经典试验充分说明了食物——特别是糖的致龋能力，也同时说明，牙齿不能获得永久的抗龋能力。

除了人体试验外，动物实验也证明了饮食中的糖与龋病的相关性。1955年，Orland首次采用无菌动物实验技术研究了食物与龋病的关系。实验结果表明，如果仅进食糖而没有细菌的作用，无菌鼠不会患龋，只有食物中含有糖并且同时接种细菌时，无菌鼠才会患龋。这个实验结果提示我们尽管食物是龋病发生的重要因素，然而没有细菌的参与也是不会致龋的。

目前的研究发现细菌利用糖类的致龋能力依次分别为蔗糖、葡萄糖、麦芽糖、乳糖和果糖。而近年来在食品加工业广泛使用的高果糖玉米糖浆是一种含有55%果糖和45%葡萄糖的新型甜味剂，其致龋能力要明显高于蔗糖，在研究细菌致龋机制、致龋能力的基础上，如何正确认识食物，尤其是这类新型糖类食品添加剂在龋病发病和机制中的作用也是今后研究的方面。

（三）宿主因素

宿主因素在龋病发病中的作用一般包括两个方面，即牙齿本身的情况和机体的总体生理状态。在临床和流行病学调查中我们发现，同一地区的人群生活习惯、饮食种类和卫生习惯相近，但是有些人易患龋，有些人则不患或少患龋，说明不同的宿主，其对龋敏感性是有差异的。

1. 牙齿因素　牙齿的形态与排列、化学组成、表层结构等均与龋易感性相关。临床上常可发现磨牙咬㐭面沟裂易发生龋坏，Kiefer（1955）等对龋敏感鼠、抗龋鼠的牙齿形态作了研究，结果显示牙齿咬㐭面窝沟的形态、深度是影响牙齿龋敏感性的重要参数；Konig（1963）的动物研究也证明开口宽而浅的窝沟不易患龋。

牙齿排列紊乱拥挤处同样也是龋病容易发生的地方，有学者曾研究了因牙位不正而被拔除的牙齿，发现96.5%牙齿颈部牙釉质有脱矿现象；而牙弓形状不规则，牙列拥挤或重叠牙的龋敏感性也会增加。

对牙齿的化学组成与龋易感性的研究还发现：牙釉质表层氟、锌、铁和锶等元素的含量高者，患龋少。Ockerse（1943）比较了非洲患龋多与患龋少的人群的牙齿成分，发现两者钙、镁、磷的含量没有显著差别，但氟的含量却有明显不同。也有一些报道认为牙釉质内含有碳酸磷灰石，这种磷灰石对龋损害的抵抗力比羟磷灰石小，如果牙齿成分中碳磷酸灰石的含量高，则牙齿易患龋。

2. 宿主的全身因素　宿主的全身因素与龋病发病的关系主要由以下几个方面决定：免疫因素、遗传因素和系统性疾病。

1967年Lehner等首先测定了龋敏感人群和不敏感人群两组人唾液中的IgA水平，发现后者唾液中的IgA水平高于前者，从而开启了研究者们对口腔免疫方面的研究进程。1982年我国学者骆明耀对有龋和无龋成人的唾液和血清中免疫球蛋白水平进行了分析测定，结果发现健康无龋者唾液的IgA和IgG水平较有龋者高，但有龋者血清抗体IgA和IgG明显高于无龋者。这些研究结果表明龋病的发生与免疫系统有关；而Fitzgeraid（1962）等的研究结果却没有发现唾液中免疫球蛋白的含量与龋病的发生有明显的关系。这些不同研究结果可能是由于龋病的发生发展过程复杂并受到许多因素的影响，相信随着研究水平和实验手段的提高，此方面的研究将会越来越完善。

遗传因素与龋病的发生有关最早是由Black于1899年提出的，Klein调查了5400名成人，结果发现父母亲患龋多的，所生子女的牙齿患龋率也高，反之亦然。Hunt等通过动物研究发现，双亲为同系者，子代鼠与双亲有同样的龋敏感性；双亲为不同系者，子代鼠取双亲患龋的中间值。他们认为参与龋病发生的遗传因素并不以特定的遗传基因为基础，而是多遗传因子的相加作用和环境因素两者影响的多因子遗传模式。关于遗传因素在龋病发病中的作用，多数学者认为，遗传在控制与龋病发生有关的某些个别因素方面可能起主导作用，如牙齿的萌出、形态、结构和排列等，如遗传性牙釉质发育不全患者患龋齿多且损害广泛。

系统性疾病对龋病的发生是否有影响，目前尚无定论，有些学者认为某些全身性疾病对龋病的发生发展有一定影响。如糖尿病患者糖代谢发生紊乱，唾液分泌量减少，牙齿对致龋因素的易感性增强；甲状腺功能低下者，甲状腺素分泌减少会造成牙齿矿化不良；甲状腺功能亢进的儿童则常常发生猖獗龋。但这些内分泌因素并不是导致龋病发生的直接原因，而可能是通过唾液腺分泌量与质的改变影响口腔环境而提高牙齿龋易感性的。

（四）时间因素

任何疾病的发生、发展过程，都含有时间因素，而且时间在龋病发病机制中尤其具有特殊意义。从牙菌斑生物膜的形成到出现白垩斑，或从牙釉质表面破坏到形成龋洞都需要相当长的时间。所以，尽管有了以上三个主要因素，即致龋菌、代谢产酸的底物和宿主易感因素，龋病也不会立即发生。要产生龋病，必须使以上三个因素构成的高度致龋攻击力继续存在相当长的一段时间。而三个因素中，任何一个因素作用的减弱或消失，都可能导致致龋性的降低，从而使龋损过程变慢，或静止。

三、龋病病因新认识

虽然到目前为止，四联因素论比较全面地概括了龋病发生的因素及其致病本质，对于龋病的防治具有很大的指导意义，但是仍有一定的局限性和某些无法解释的地方，如四联因素阐述的四种主要因素在人群是相同的，为什么在人群中有些人喜欢进食糖类食物而不发生龋齿，为什么许多人口腔牙菌斑生物膜细菌组成相似但一些人易感龋，另外一些人不易感龋，又如在同一口腔环境中为什么有些牙齿出现龋齿而另一些牙齿不出现龋齿呢？这些问题或现象的存在对于研究者们又提出了新的挑战，近年来口腔生物膜的深入研究可能会对这些现象做出进一步的解释。

在龋病研究领域中还有学者提出了“生态菌斑假说（ecological plaque）”，该假说是1991年由学者Marsh提出的。他认为在有龋齿微生物存在的前提下疾病的发生是由于局部牙面环境的改变导致口腔常驻菌群平衡失调所致。所以当牙面口腔生物膜的菌群由产酸和耐酸菌占优势时，就会产生龋病。在正常情况下，细菌与细菌之间，细菌与宿主之间均处于动态平衡的状态下，不会产生龋齿，但当口腔卫生状况不良，加上饮食习惯、牙列的完整以及唾液分泌量的改变和口腔卫生习惯的不同，这种平衡状态就会打破，导致菌斑中的细菌组成发生改变，产酸、耐酸菌的增加，菌斑内尤其是接近牙面的pH长期处于临界pH以下，最终导致龋病的发生。岳松龄、周学东等发现引起龋病的细菌都是口腔的常驻菌，正常情况下口腔微生物与宿主口腔处于生态平衡状态，在体内外环境因素的影响下可导致口腔生物膜的菌群失调而导致龋病的发生。

第三节　龋病研究模型

龋病是一种多因素造成的口腔常见疾病，其发病因素包括致龋细菌、食物、宿主以及全身因素等；其发病特点为慢性渐进性的牙齿硬组织损害过程，这种损害特点又使人们很难单纯利用人体内研究方法来观察或研究各种致病因素与疾病发生的关系以及进行发病机制的研究。迄今为止，龋病病因学研究及其发病机制的研究包括人体研究、动物实验以及实验室研究三大方面，其中龋病病因学的研究模型是一个非常重要的研究模型和手段。

一、动物模型

由于种种因素使得在人体进行龋病研究受到许多限制。长期以来，在动物体进行龋病病因学的研究，如在论证细菌与龋病关系的研究中，Orland（1955）等利用无菌鼠实验证实只有在细菌存在的情况下才会发生龋齿。当给无菌鼠接种革兰阴性杆菌和链球菌，或只接种链球菌可使鼠发生龋，不接种细菌，即使用高蔗糖食物喂食无菌鼠也不会发生龋齿。这一经典的动物研究模型，有力地证明只有细菌的存在才会有龋病的发生，无细菌不会发生龋齿，平息了长达100多年的细菌与龋病关系及其作用的争论。

在目前的龋病动物研究模型中，常用的动物包括鼠和灵长类动物。

（一）鼠

用鼠进行龋病研究已有许多年历史，也是目前在动物研究中用得最多的动物，与其他动物相比较，鼠的一生只有一副牙齿，无乳、恒牙之分，同时其磨牙的殆面与人类磨牙的殆面相似，具有明显的点隙裂沟，积聚菌斑从而产生龋齿。此外鼠类动物价格便宜，繁殖快，饲养容易，所以常作为研究的动物。最常用的鼠种有仓鼠、大白鼠以及棉鼠，但各种鼠磨牙的形态还是有差异的，如大白鼠由于具有较深的点隙裂沟而常被用来观察点隙裂沟龋，而仓鼠则常被用来观察研究平滑面龋。常用于研究的标准鼠种类有Sprague-Dacoley、Osborne。另外根据有否接种细菌还可分为:

1. 无菌鼠　采用广谱抗菌药或无菌接生和无菌饲养法培育出来的鼠称为无菌鼠（germ-free rat）。

2. 限菌鼠　为观察某一种细菌的致龋能力，为实验鼠接种该细菌，这种鼠称为限菌鼠（gnotobiotic rat）。

使用鼠类动物进行研究还应当注意一般选用刚断乳的鼠，鼠龄一致，其次在同一批次实验中要用同一种鼠。

（二）灵长类动物

在种系发育上灵长类动物更接近人类，因此其牙齿的发育、类型以及形态与人类相似，具有乳、恒牙系列。目前常用的灵长类动物是猴，大多数使用的是恒河猴，但具有实验繁琐、实验费用昂贵缺点，由于价格昂贵，使用猴作为实验对象时常数量不多，限制了样本的可重复性。

使用动物进行龋病研究可以解释和阐明许多龋病的发病因素和发病机制，但毕竟使用的是动物，如鼠、猴等，与人相比较，无论在饮食习惯、生活习惯及其他许多方面均存在很大差异，在动物实验中取得的成果，只能作为重要的参考价值，不能直接用于解释，处理以及治疗人的龋病。

二、体外模型

（一）人工口腔

口腔是一个复杂多变的生态环境，人工口腔（artificial mouth）是一个模拟人口腔的自然状态用于口腔细菌生态学研究的一套连续性培养装置，可模拟自然口腔的生态环境，对人类口腔中的多种重要因素进行调控、研究，因此可用于龋病、牙周病等口腔疾病的研究。

其实早在1870年就有人开始使用人工口腔，Magitet将拔下来的人牙放在盛有糖溶液的容器中连续培养2年，观察拔下来牙齿的龋坏情况，这是迄今为止最早的人工实验龋研究，为后来Miller龋病病因的化学细菌学说奠定了重要的基础。

人工口腔装置经过Dietz、Pigman以及Moriyo.Hinoide等学者的一系列改进，目前人工口腔装置主要包括如下几部分：①恒温培养器：供测试样本放置进行研究；②培养罐：主要用于实验用细菌的培养；③细菌；④蠕动泵：主要用于细菌所需培养基的输送和废弃物的排放；⑤实验所需的气体供应装置；⑥pH测量仪等。

研究者通过对这种人工口腔装置内pH、温度、重要的营养成分等因素的调控以及人工口腔内细菌、培养液以及代谢物的经常更新，从而研究龋病的发病机制。

虽然人工口腔装置的建立为人类研究龋病的发生、发展提供了一个很好的实验环境、条件，但它仍然只是被规定在一定条件、一定范围内进行的研究，与人的口腔自然环境还是有很大差距，如细菌的种类受到限制，不能模仿人的牙菌斑生物膜由多种细菌构成的，也不能充分发挥人口腔中缓冲体系的调节作用等，研究结果对于龋病的研究具有重要意义及参考意义，但仍有局限性。

（二）人工生态膜

牙菌斑生物膜是口腔常驻菌定植牙齿表面并产生活的细菌群体，与龋病的发生发展关系密切。在有糖存在的条件下，牙菌斑生物膜可以通过细菌代谢活动产生、水溶性和水不溶性多糖以及乳酸等酸性物质，从而破坏牙齿，因此许多学者往往采用人工生态膜模型在体外进行许多体内难以进行或无法完成的研究工作，这类模型又可称为仿生学模型。

早在1943年，Dietz就首次报道利用唾液在体外形成人工生态膜（artificial plaque），经过许多学者们的不断研究改进，目前用于人工生态膜研究的载体有玻片、蜡块、塑料块以及牙釉质块。建立的人工生态模型有单菌种生态膜，如Noorda（1985年）等建立的人变异链球菌C67-1单菌种生态膜，以及Wanner与Gajer（1986）建立的多菌种生态模型。周学东等在1991年用变异链球菌、干酪乳杆菌、血链球菌、黏性放线菌与唾液链球菌建立了多菌系人工菌斑生物膜，同时发现建立的人工生态膜结构与自然牙菌斑生态膜相似，在第7天即发现人工生态膜下牙釉质出现了表层破坏，21天时牙釉质又出现表层下损害。以后又有许多学者相继建立了多菌种生态膜。

人工生态膜和人工口腔装置的联合应用，可以对牙菌斑生态膜的致龋性进行比较系统的研究，包括细菌产酸能力的测定，合成细胞外多糖能力的测定，细菌黏附能力大小的分析以及各种防龋、抑龋食物效果的测定等。

（三）人工龋

人工龋（artificial caries）实际上属于采用实验病理学研究手段研究龋病的发生，最早由学者Hopkins（1899）提出人工龋的概念，他认为人工龋的实验研究应该在人口腔中进行，这才算真正意义上的人工龋。使用人工龋模型可以了解细菌某致病因素对龋病进程的影响作用，也可以了解单种或多种干预措施对龋病病因以及龋病进程的影响及其作用，对于龋病的防治具有重要的参考价值。

目前构建人工龋模型的方法主要有以下几种：

1. 人工菌斑生物膜法　首先在牙釉质上诱导建立人工生物膜，经过一定时间的培养及诱导产生典型的龋样损害。1982年，Clarkron和Miller采用含硫乙基醋酸盐肉汤、蔗糖和变异链球菌FA1培养基内产生了人工龋，而1983年Gallagher采用多种细菌及三种不同培养基诱导牙釉质块产生了人工龋。Kaufman则利用变异链球菌、干酪乳杆菌和黏性放线菌产生根面龋。在研究中还发现人工龋的病变程度与菌斑的湿重密切相关，与产酸菌的组成有关。

由龋病致病菌在体外产生人工龋的方法可以了解细菌因素在龋病发生发展过程中的作用，但由于受到条件限制，无法模拟人体口腔中湿度、温度、酸度、饮食种类的变化，口腔卫生状态的改变与龋齿之间的关系，因此存在一定的局限性。

2. 化学物质脱矿法　在早期的人工龋制作方法中，学者们根据研究发现，在龋病的损害过程中，牙体组织溶解的始动因子是酸的积聚导致牙釉质等硬组织的溶解，为此学者们常采用化学物质为主的酸蚀法进行人工龋的制作，这些化学物质酸蚀脱矿方法包括脱矿液法、脱矿凝胶法以及pH循环方法等。Featherstone与Rodgers（1981）探讨了用各种酸产生人工龋的不同表现，证明强酸（盐酸）会产生直接的腐蚀，弱酸（醋酸，乳酸）产生的人工龋表层较为脆弱，容易崩裂。这些方法虽然可以产生龋损，但是受到许多因素的影响，如pH，钙、磷离子浓度，实验牙齿硬组织面积的大小，浸泡时间的多少等，同时，没有细菌的参与，其产生的损害与结果与临床实际存在较大差异。

3. 电化学法　有学者提出化学方法产生的人工龋不能制成肉眼可见的龋洞。因此，1993年我国学者黄力子在肯定Miller学说的基础上，提出了龋病发病机制的生物电化学理论，他认为在龋病的发生发展过程中，口腔内存在着原电池作用。其中唾液可看作是电解液，牙齿为化合物电极，不断产生腐蚀电流，破坏牙体硬组织并刺激牙龈。

电化学方法是将脱矿液置于电解池内，同一牙齿接触相同的致龋凝胶，当通电后发生氧化反应的阳极可促进牙齿脱矿，形成类龋洞，近似于自然龋，在显微镜下可看到牙釉质形成的表层下脱矿为主要特征的病理改变，扫描电镜下可见釉柱的核心脱矿溶解，与早期光滑面龋类似，同样存在的问题是电化学人工龋模型没有考虑到龋病发生的主要致病因素——细菌，以及其他各种因素，如温度、食物、宿主因素等，虽然能在一定程度上反映龋病的一些损害特点，但仍不能全部反映龋病的自然过程中的损害。

4. 继发龋模型　Seemann等2005年初次报道了一种新的人工口腔模型，该系统由一个定制的培养室和与之相连的无菌密闭的手套箱组成。培养室内实验样本安放于旋转传送装置上，培养实验菌的同时持续滴送蔗糖溶液、胰酪胨大豆肉汤和人工唾液等的混合物。手套箱连接着所有必需气体和液体的接口，通过两个阻隔室完成无菌条件下的实验物品交接。作者利用此模型研究了原发龋和充填物继发龋。

近年来，窝沟封闭方面的基础研究多使用电镜观察封闭剂与牙釉质界面的密合程度、微渗漏情况；临床试验多为窝沟封闭剂完整保留率和龋齿降低有效率的观察。目前尚缺乏窝沟封闭后由于微渗漏产生继发龋样病损，影响窝沟封闭防龋效果的研究。Seemann等采用人工口腔，研究窝沟封闭后继发龋损的形成，称之为继发类龋损，为窝沟龋防治的研究提供了新的思路。

三、临床研究

临床研究是采用人为试验对象研究龋病的发生发展。在早期的龋病研究中，最为著名的是Vipeholm研究和Turku研究，他们是以人作为试验研究对象，研究糖类食物对龋病发生的关系。

人体研究目前大致有几种方法:

（一）口腔内致龋试验

口腔内致龋试验（intraoral cariogenicity test，ICT）基本方法是采用人或牛的牙釉质片，包埋在戴有义齿者的义齿底板上，一面暴露于口腔内，使与其口腔环境相接触。在试验前，先取出义齿，对附带在其上的牙釉质块进行处理，如涂防龋药物，再戴入口腔中，经过一段时间与口腔环境的接触后取下标本进行分析，Clark等（1986）的口内再矿化试验；Maricinelli等（1997）的三种氟化物制剂对釉质人工龋的再矿化研究等均属于此类研究。这类研究与其他动物实验、体外实验不同之处，首先是其每个研究过程是在人体口腔内进行试验，条件与人体相似，所得结果可靠；其次，可进行多种标本试验，多种方法试验；第三，对人体无大的危害，但受到试验对象的限制，而不同人群的生活习性、口腔卫生习惯的不同、口腔内环境的不同对试验结果也会带来一定影响。

（二）牙釉质活检

牙釉质活检（enamel biopsy）指是在受试者的活牙上先用已知成分的磨料与甘油配制成的糊剂浸于绒毛锥尖上，在牙齿表面上钻磨少许时间后，将绒毛锥尖放入测试容器内进行分析，检测牙釉质内的化学成分。有学者将这种方法进行了改进，使用一定规格大小的纤维素片浸上酸溶液置于牙面半分钟后取下，放置测试小容器内在实验室进行牙釉质成分的测定。

（三）pH遥测法

附着于牙齿硬组织表面的生物膜内pH与牙齿硬组织的溶解有密切关系，测定菌斑pH的变化对于了解龋病的发生具有重要意义，它可直接在人口腔中进行。有学者设计了一种埋藏电极，埋置于义齿底板内或者受试者的牙表面，电板与导线相连，另一面连接到pH计上，进行菌斑pH测定。

（梁景平）

参考文献

1. Miller WD. Microorganisms of the human mouth. Philadelphia：S.S. White Mfg. Co.，1890.
2. Gustafsson BE，Quensel CE，Lanke LS，et al. The Vipeholm dental caries study. The effect of different levels of carbohydrate intake on caries activity in 436 individuals observed for five years. Acta Odontol Scand，1954，11：232-264.
3. Orland FJ，Blayney JR，Harrison RW，et al. Experimental caries in germfree rats inoculated with enterococci. J Am Dent Assoc，1955，50（3）：259-272.
4. Keyes PH. The infectious and transmissible nature of experimental dental caries. Findings and implications. Arch Oral Biol，1960，1：304-320.
5. Harris R. Biology of the Children of Hopewood House，Bowral，Australia. 4. Observations on Dental Caries Experience Extending Over Five Years（1957-1961），J Dent Res，1963，42：1387-1399.
6. Newbrun E. Cariology. 2nd ed. Baltimore：Williams and Wilkins，1983.
7. Loesche WJ. Ecology of the oral flora//Newman. MG，Nisengard R.Oral microbiology and immunology. Philadelphia：Saunders，1988.
8. Van Houte J，Sansome C，Joshipura K，Kent R.Mutans streptococci and non-mutans streptococci acidogenic at low pH，and in vitro acidogenic potential of dental plaque in two different areas of human dentition. J Dent res，1991，70：1503-1507.
9. Marsh PD. Microhial ecology of dental plaque and its significance in health and disease. Adv Dent Res，1994，8（2）：263-271.
10. 史俊南. 现代口腔内科学. 北京：高等教育出版社，2000.

11. Marsh PD. Are dental diseases examples of ecological catastrophes? Microbiology，2003，149: 279-294.
12. Seemann R，Bizhang M，Klück I，et al. A novel in vitro microbial-based model for studying caries formation-development and initial testing. Caries Res，2005，39 (3): 185-190.
13. Seemann R，Klück I，Bizhang M，Roulet JF. Secondary caries-like lesions at fissure sealings with Xeno III and Delton--an in vitro study. J Dent，2005，33 (5): 443-449.
14. 刘正. 口腔生物学. 第3版. 北京: 人民卫生出版社，2007.
15. 岳松龄. 现代龋病学. 北京: 科学技术文献出版社，2009.

第三章　龋病微生物学

龋病是发生于牙齿硬组织的感染性疾病，是最常见的口腔疾病。牙齿存在于口腔这一特定的环境之中，龋病的发生离不开口腔生态环境。

口腔微生物群由超过700种细菌组成。大量临床研究显示，口腔微生物群与人类两种常见口腔疾病: 龋病、牙周病有着密切的关系。在很长一段时期里，口腔微生物学家使用简化论的研究手段希望找出与口腔微生物疾病发病机制相关的关键病原微生物。但简化论的局限促使科学家们采取新的策略并出现了种群间相互作用、微生物群落、生物膜以及多微生物疾病等新概念。这些新的研究方向使口腔微生物学家真正认识到整体不仅是部分的简单叠加，不同成分的相互作用会产生新的生理反应，这些反应在单独研究这些成分时是无法观察到的。不同的人口腔微生物群不同，同一个体口腔不同部位、同一部位不同时间的口腔微生物群的分布也不相同。这种微生物群组成和变化的多样性决定了人体口腔生态的平衡与失调，决定着龋病的发生与发展。

第一节　人类口腔微生物群

van Leeuwenhoek（1632—1723）最早开始对口腔微生物的最初观察。他发现3天不清洁的牙齿，在前牙牙龈上方的少量物质中发现一些活着的微小动物，并绘制这些微小生物的草图，标志着口腔微生物群落研究的开始。

Willoughby D Miller（1853—1907）在Robert Koch博士实验室寻找导致龋病的“细菌”。1890年，他出版《人类口腔中的微生物》著作，首次提出关于龋齿发生的“化学细菌学说”，认为牙菌斑生物膜由微生物组成。在频繁摄入可发酵糖类的易感宿主中，菌斑微生物将这些糖类转化为酸，导致牙齿脱矿。Miller的化学细菌学为基础，获得了进一步的临床证据，提示了牙菌斑生物膜在人类口腔疾病发生中的病原性。根据发生部位与龈缘的关系，菌斑可分为龈上菌斑和龈下菌斑。龈上菌斑以革兰阳性链球菌为优势细菌，构成了牙齿平滑面的微生物群落。当饲以恰当的代谢底物时，这些群落就可能导致龋病的发生。龈下菌斑以革兰阴性厌氧菌为优势菌，它们在牙周袋内形成群落并可导致牙周病。Miller第一个提出去除菌斑是口腔疾病治疗的基础。

1924年J.K.Clarke对变异链球菌的初次分离到最近的以16S rRNA/DNA为基础的大量口腔研究，已发现了人类口腔中超过700种细菌（革兰阳性菌、革兰阴性菌、古细菌），使得口腔微生物群落成为人类最复杂的微生物集群之一。

龈上菌斑以革兰阳性菌为优势菌，包括血链球菌、变异链球菌、轻链球菌、唾液链球菌和乳杆菌，而龈下菌斑则主要由革兰阴性厌氧菌构成，如放线杆菌、伴放线放线杆菌、福塞斯坦纳菌、弯曲杆菌、二氧化碳嗜纤维菌、噬蚀艾肯菌、具核梭杆菌、牙龈卟啉单胞菌、中间普氏菌以及口腔螺旋体，如齿垢密螺旋体。在这两种情况下，牙齿和牙龈组织上的微生物群落可在局限环境中积聚高浓度的细菌代谢产物（如脂肪酸代谢终产物、氨、过氧化氢、氧化物和二氧化碳），既会影响宿主，也会影响口腔微生物群中的细菌种群。

一、以群为基础的口腔微生物发病机制

根据Koch的假说，对口腔微生物群分离和鉴定使微生物学家将特定微生物种属与特定疾病联系起来。如龈上菌斑中产酸的变异链球菌和龋病。医学上的病原体都是“外来者，具有特殊的毒力因子”。口腔变异链球菌是口腔常驻菌群的一部分，虽然表达一定的病原因子（如产酸），与邻近的细菌通过协同或拮抗的生态相互作用达到动态平衡，并非造成损害。在复杂的口腔微生物群中，并不是由单一一种细菌的行为决定整个复杂群落的行为，而是由口腔微生物群的相互作用来决定。当与邻近的产碱细菌一起时，变异链球菌对宿主可能并不具有病原性。目前普遍认为，龋病不是由变异链球菌或其他任何一种菌斑中的细菌单独引起的，而是各种产酸菌，如变异链球菌与生物膜中其他成员相互作用的结果。这个以群落和微生物生态为基础的病原理论为理解牙菌斑与宿主健康或疾病的关系提供了新的视角，也为疾病预防及治疗提供了新的手段。

多种属群落可导致多重感染，多种细菌协同作用致病。牙周病就是最好的例子。临床研究提示，牙龈卟啉单胞菌、齿垢密螺旋体和福塞斯坦纳菌是成人牙周病生态中的致病联合体。通过对牙周病发病机制的进一步研究，可以促进对这种多重感染中不同毒力因子作用的认识，为研究者提供发展针对多重感染的传统诊断、预防及治疗措施的重要信息。

口腔具有复杂的多种属微生物群落。在形成生物膜结构，执行生理功能和导致微生物致病的过程中，群落成员间应具有广泛的相互作用。这些相互作用包括营养竞争、生存的协同作用、拮抗作用、毒力因子的中和作用、生长依靠信号机制干扰等。

二、口腔微生物群相互作用的物质基础

营养供给是决定口腔微生物群组成的一个重要因素。要适应特殊的环境（如口腔），微生物发展出了可以有效利用这种生态微环境中的营养物质的代谢途径。口腔微生物群的营养物质来源于食物的周期性摄入，唾液、其他微生物的代谢产物以及菌斑中的多糖。当人类膳食中具有大量蔗糖时，变异链球菌相对于其他细菌可能会具有一种竞争优势。变异链球菌比其他细菌更高效地代谢蔗糖，将蔗糖快速转化为乳酸，具有很强的耐酸性。变异链球菌将蔗糖转化为黏性葡聚糖分子的能力也促进对牙齿的黏附。缺乏这种能力的细菌则会被葡聚糖无差别捕获，并参与菌斑的发育。

牙龈卟啉单胞菌是牙周病的主要可疑致病菌，常常与其他牙周病原菌如中间普氏菌、具核梭杆菌、福塞斯坦纳菌及齿垢密螺旋体共存。Grenier和Maryrand研究证实了牙龈卟啉单胞菌和齿垢密螺旋体的营养共生。在共同培养中，牙龈卟啉单胞菌可以通过代谢齿垢密螺旋体产生的琥珀酸盐来促进自身的生长。牙龈卟啉单胞菌分泌的异丁酸也可刺激齿垢密螺旋体的生长。Yoneda近期研究证实具核梭杆菌和福塞斯坦纳菌的细胞提取物可以刺激牙龈卟啉单胞菌的生长，具体的生长刺激因子尚未鉴别。

口腔微生物的另一个重要营养来源就是唾液及龈沟液中的蛋白质，由宿主组织及细菌产生。当唾液蛋白质成为有限的营养来源之一时，能够水解蛋白质的微生物便具有竞争优势。对龈下菌斑中的细菌来说尤其如此，提示革兰阴性厌氧菌——牙龈卟啉单胞菌可以稳定定植

于该区域并导致牙周炎的原因之一当与其高度的蛋白水解作用有关。其他蛋白水解能力相对较弱的细菌与牙龈卟啉单胞菌共生于生物膜中时，亦可受益于其他细菌的蛋白水解活动。因此，具有这种共生关系的微生物在牙菌斑生物膜中是紧密相邻的。

牙菌斑生物膜中两种生物间的协同或互惠作用对唾液的依赖已经由内氏放线菌和口腔链球菌证实。在唾液包被表面，任何一种细菌单独定植都很困难，可是两者一起却可以在同一表面上形成广泛的生物膜。这可能是由于两者对唾液成分联合代谢作用的结果。

三、影响口腔微生物群相互作用的主要代谢产物

一种生物的代谢产物很可能对同一生物膜中种群间产生影响。具有较高比例变异链球菌的牙菌斑生物膜往往血链球菌的水平会被抑制。前者可将蔗糖代谢为乳酸，这是细菌代谢酸中酸性最强的一种。相对于血链球菌，变异链球菌具有更强的耐酸性，乳酸更有利于变异链球菌的生存。血链球菌则可以代谢产生过氧化氢，这是一种非特异性抗菌剂，对包括变异链球菌在内的其他共生菌具有拮抗作用，因为它们没有能有效代谢这种有毒物质的系统。许多厌氧菌，包括与人类牙周病相关的细菌也对氧化物敏感。因此，血链球菌水平相对较高的牙菌斑生物膜中，变异链球菌水平及牙周炎相关菌，如牙龈卟啉单胞菌水平则较低。牙菌斑生物膜中血链球菌的存在与牙周致病菌低水平相关，有助于口腔健康。

一种生物的代谢产物也可以促进种群间的生长。变异链球菌产生的乳酸可以被韦荣球菌稳定代谢。韦荣球菌也被观察到存在于牙菌斑生物膜形成的早期。最新研究发现，寡发酵链球菌亦可代谢变异链球菌产生的乳酸。寡发酵链球菌最初从无龋人群口腔中分离，其在菌斑中的数量增加与变异链球菌数量呈负相关。这种非致龋链球菌还能抑制变异链球菌的生长。这种抑制作用的机制非常独特。寡发酵链球菌通过乳酸酶作用于变异链球菌产生的乳酸，这种在通常情况下是生长抑制剂的物质转化为过氧化氢，过氧化氢则对变异链球菌具有高度毒性。

口腔微生物群之间存在合作代谢现象。一些种属的细菌可以改变局部微环境，使其有利于其他种属细菌的生长。具核酸杆菌和中间普氏菌可以在pH5.0~7.0的较宽范围内生存，牙龈卟啉单胞菌则不能在pH低于6.5的环境中生存。使用谷氨酸和天门冬氨酸者两种唾液中的主要氨基酸作为饲养底物，具核酸杆菌和中间普氏菌可以产生有机酸和氨，使牙菌斑生物膜的环境接近中性，使pH即使在产乳酸细菌和可发酵糖类存在的情况下也不至于剧烈下降，保护酸敏感细菌如牙龈卟啉单胞菌免受酸攻击。

微生物代谢中产生的氧气、二氧化碳等气体可以影响生物膜细菌相互作用，包括一些致牙周病细菌在内的高度厌氧菌需要在高厌氧环境下方能增殖。因此，可以代谢氧气的细菌有利于周围厌氧菌的生存。除了使环境保持中性有利于牙龈卟啉单胞菌生存外，具核梭杆菌还可以形成其生存所必需的嗜二氧化碳微环境。虽然具核梭杆菌与牙龈卟啉单胞菌都是厌氧菌，但对氧气的耐受程度差别很大。牙龈卟啉单胞菌对氧气非常敏感，但具核梭杆菌可以耐受20%的氧气含量。当在恒化培养基中与具核梭杆菌一起培养时，牙龈卟啉单胞菌甚至能在含有20%氧气的气体环境中生长。又很可能是由于具核梭杆菌活跃的NADH氧化酶/过氧化物酶作用，使其能够代谢分子氧和过氧化氢，为牙龈卟啉单胞菌形成了理想的厌氧环境。同时具核酸杆菌还能为牙龈卟啉单胞菌提供生长所需的二氧化碳。

四、细菌素对口腔微生物群的作用

细菌可以产生对其他细菌具有特异性或非特异性作用的产物，如细菌素。细菌素是所有主要种系的细菌都可产生的蛋白质毒素。与抗生素不同，细菌素的杀菌谱较窄，只对相关细菌起作用。口腔链球菌产生细菌素的能力最强。许多口腔链球菌都可以产生肽类细菌素。变异链球菌至少可以产生5种细菌素：变链素Ⅰ~Ⅴ。变链素Ⅰ、Ⅱ、Ⅲ属于含羊毛硫氨酸的乳链菌肽，抗菌谱相对较宽，变链素Ⅳ、Ⅴ则是未修饰的非乳链菌肽，变链素Ⅳ对轻链球菌家族成员作用特别活跃。一项最近的变异链球菌UA159菌株基因组研究表明，其含有至少9个变链素编码推定基因，提示了变异链球菌可作用于其竞争者的全部手段或“武器储备”。许多研究提示，变链素的作用与变异链球菌在口腔生物膜中的普遍存在与成功定植是相关的。一些细菌素也可抑制血链球菌的生长，这可能是变异链球菌水平较高的牙菌斑生物膜中血链球菌水平则较低的原因之一。因此，一些生物膜成员的细菌素表达可能决定了其共生菌的种类。

细菌素也可通过作为信号分子相似物发挥作用来影响种群间的相互作用。酿脓链球菌和唾液链球菌产生的羊毛硫细菌素在结构上彼此相似，并可与彼此的双组分信号系统相互作用。这两种细菌均可在黏膜表面定植，并通过拮抗生长依赖性信号传导抑制对方的生长。因此，共生的唾液链球菌和以阻止具有毒力的酿脓链球菌形成生物膜。

其他的抗微生物成分也可对一些细菌的信号转导系统产生作用。这类物质包括生长抑制因子。在亚致死浓度下，没有观察到它们对信号传导的作用。这种相互作用就可以影响毒力的生物膜依赖基因的表达。

许多口腔微生物都能通过细菌素样成分与其他种属的细菌竞争。Teanpaisan使用琼脂覆盖及扩散的方法证实，44种从牙周部位分离的产黑色素厌氧菌，包括牙龈卟啉单胞菌、中间普氏菌、变黑普氏菌，能够产生细菌素样物质并对其敏感。该研究小组分离并鉴定了变黑素的遗传决定因素——一种由变黑普氏菌产生的41kDa经典细菌素，并对牙龈卟啉单胞菌、中间普氏菌、福塞斯坦纳菌及放线菌属均具有杀菌作用。

其他口腔细菌的细菌素及细菌素样作用已被广泛报道和证实，包括中间普氏菌、二氧化碳噬纤维菌、伴放线放线杆菌、流感嗜血杆菌、具核梭杆菌、噬蚀艾肯菌。它们的生化特性和遗传决定因素尚未充分研究。齿垢密螺旋体基因组测序显示至少有3个潜在细菌素分泌系统，提示这个菌属的细菌也可能具有细菌素分泌功能。

分子生物学和遗传学最新研究显示，细菌素的产生受到严格的调控，受细胞密度、营养供给、pH等环境因素以及遗传因素的共同影响。这些调节系统使得细菌素在恰当的时间和部位产生，以有效地在口腔微生物群落生态平衡中发挥作用。

人类口腔微生物群的稳定只有在同一生物环境中的不同种群间达到生态平衡才能获得，往往是生物群落中生态活动的结果。口腔细菌产生并对细菌素和细菌素样物质敏感，使得细菌能够选择自己的“邻居”，促进了特定种属细菌群落的建立，并在口腔生态系中微生物群落之间的生态平衡中发挥重要的作用。

五、口腔微生物群研究新技术

对口腔微生物群的认识很大程度上依赖于研究手段。根据Staley和Konopka观点，低于1%的微生物可以在实验室环境下生长，提示以培养技术为基础研究口腔微生物群落的复杂性和基因多态性具有严重偏差。现代生物技术以DNA为基础的一系列研究方法，如16sRNA基因测序，棋盘式DNA杂交技术以及基因组学技术，使人类可以在结构复杂性和基因多态性的意义下更清晰地研究和了解人体微生物群落。

（一）16sRNA基因测序技术

1985年开始PCR技术，使以非培养依赖性技术分析鉴别许多目前尚属未知的不同微生物群落，包括口腔生物膜常驻微生物。Woese等发现，编码16sRNA基因顺序的保守性和多样性使从种属水平构建细菌进化树关系成为可能。定植在人类口腔中的细菌种属已超过700种，其中许多都只定居于特定的口腔表面。

以克隆/测序为基础的技术在口腔微生物领域的首次应用揭示了单个患者口腔中大量无法培养的螺旋体令人惊讶的多态性。将此技术推广应用于检查各种不同牙周状况患者龈下生物膜的细菌种属，发现超过300种的不同亲缘型。某些新发现的种属在疾病部位占优势，有可能成为潜在的新牙周病原菌。口腔中有近60种不同密螺旋体，大多数未被培养出。当患者受到人类免疫缺陷病毒感染或患有走马疳这种致死性口腔坏疽时，种属多样性会更加明显。

除了上述发现了巨大数量口腔细菌种属的研究外，更多专业手段被设计来量化评估特定的潜在口腔病原菌及有益菌。对牙周健康与非健康个体进行了纵向调查，对牙周状况跟踪研究。健康个体的牙周状况无明显变化，其微生物菌群构成非常稳定，疾病发展的个体中微生物种属变化则非常明显。

（二）高通量PCR技术

采用高通量分析技术检测环境微生物群落，可以直接检测从微生物群落样本中提取的核酸，如微芯片技术；以PCR为基础，如变性梯度凝胶电泳（DGGE）、温度梯度凝胶电泳、末端限制性酶切片段长度多态性（T-RFLP）、自动核糖体基因间间距分析、变性高通量液相色谱（DHPLC）。这些技术已被用来研究人类口腔微生物群组。

1. 变性梯度凝胶电泳（DGGE）技术　DGGE是一种以PCR为基础的微生物群落分析方法，将特定微生物群落DNA库中的标记基因（包括保守区及可变区，如16sRNA基因）进行PCR扩增。PCR混合产物进行DGGE，不同顺序成分（GC含量）的DNA在不同变性浓度下变性，表现出凝胶上的不同条带，形成不同的条带模式，理论上讲每一个条带就代表菌落中的一共不同种属的细菌。结果指纹图谱反映了群落的结构，包括其复杂性以及每一个被检测种属的相对含量。可以将凝胶上感兴趣的条带进行回收、克隆及测序，以鉴定其种属。

DGGE被广泛应用于分析环境微生物群落和人类微生物生态系，如消化道和阴道菌群，是评价人体相关微生物从多态性及监测特定病理状况下微生物生态系变化的有效工具，也可以通过比较健康和患者群生态系结构，便捷地确定病原体。

DGGE是研究人类口腔微生物丛的有效工具，广泛用于人类唾液微生物多态性、猖獗龋、牙髓感染、牙周病相关口腔细菌群落结构研究，及预防性治疗后口腔微生物改变的评价。由于其广谱性，该法有利于检测目前尚未知的难培养或无法培养的微生物种属，且比传统的克隆法简便。和其他分子生物学手段一样，DGGE亦有局限，如难以获得可重复的结果和对群落的定量分析。

2. 末端限制性酶切片段长度多态性（T-RFLP）技术　T-RFLP是广泛用于环境微生物群落评价及不同生态系复杂性和基因多态性比较的替代性分子生物学技术。与DGGE一样，

T-RFLP也是以PCR为基础的，对一定的目标基因如16sRNA基因进行PCR扩增，使用荧光标记的引物，得到有荧光标志的PCR混合产物。由于从不同种属细菌扩增来的目标基因可能在不同的位置含有不同数量的限制性内切酶片段，用一定内切酶水解PCR产物就会产生不同的反映被测微生物群落特征的条带模式，或称“指纹”。由于T-RF长度可由已知的16sRNA或其他目标基因序列预知，因此建立数据库相对容易，每次T-RFLP结果可以通过将结果峰与已有数据库进行比较而进行便捷的阐释。

自1997年首次采用分析微生物多态性以来，T-RFLP已成为研究环境与人类微生物群落最有用的工具之一。T-RFLP应用于人类口腔微生物的评估，包括人类唾液及感染根管微生物结构图谱的建立、检测治疗后龈下微生物的变化。

3. 变性高通量液相色谱（DHPLC）技术 DHPLC是全新的微生物群落分析技术。与DGGE一样，初期被应用于探查DNA序列如点突变，Domann第一次用于分析接受肾移植患者的尿路微生物图谱。这项技术开始被用于研究人类口腔微生物群组的基因多态性和监视微生物群落的变化。

DHPLC和DGGE一样是一项依赖于PCR的技术，目标基因（如16sRNA基因）被PCR扩增，利用DNA双链热诱导部分变性从系统单元基质中洗脱的原理对PCR产物进行DHPLC分离。初始,DNA被基质中的三乙胺乙酸酯（一种能与双链DNA分子结合更紧密的离子对试剂）小珠黏附。在一定温度下，不同序列的DNA分子发生不同程度的解链并影响其与基质结合的能力。使用梯度缓冲液冲洗，不同GC含量（即拥有不同解链域）的PCR产物表现出不同的滞留时间。不同的DNA序列在不同时间被提取并经过一个UV检测仪，每个被测菌落都会形成独特的“指纹”。在检测PCR混合物的16sRNA基因变化时，DHPLC形成的峰和密度都具有高度敏感性和重复性。通过回收提取片段中的DNA，也可对样本中感兴趣的种属DNA进行分离和测序。

DHPLC成功用于微生物群落图谱建立，分析人类微生物丛，探查临床项冠菌株。南卡罗来纳大学JW Costerton实验室采用该技术评价人类口腔微生物。

4. Ibis T5000技术 是一种分析微生物群落的高通量技术，检测病原体和菌株特征分析的自动化平台。Ibis T5000通用生物传感器是一种用于快速精确鉴定样本中不同微生物的特殊系统。该技术利用广谱引物将样本中所有微生物多个基因区域的PCR产物进行扩增，通过质谱获得清晰的核苷酸碱基成分特征，对样本微生物进行鉴别。

（三）棋盘式DNA杂交技术

以16sRNA克隆及测序为基础的鉴别技术最初应用于研究口腔微生物的同时，Socransky提出棋盘式DNA-DNA杂交法，为流行病学研究带来变革。棋盘式杂交可以进行同一菌斑样本中的多种属（多达40个）图谱的同步测定，并可以在同一斑点上进行大量样本的半定量处理。最初，菌斑样本DNA是利用狭缝斑点装置在尼龙薄膜上呈线状固定。这些实验样本再与经过标记的多达40种的口腔微生物全基因组探针杂交，探针与样本呈90°角。这样可以保证每个样本都分别与每一种特征性探针杂交。

这种大范围高通量筛选手段被用于检测大量的菌斑样本。Socransky等的初始工作是确保各种差别“混合”对牙周疾病或健康状态有指示性意义。这种相对敏感、高效的方法被用于研究不同背景下的种属分布图谱，包括与牙周病相关的生物膜构成、口腔生物膜等。特定种属微生物在健康及口腔感染性疾病（龋病、牙周感染、牙髓感染）、一些系统性疾病（如糖尿病）、生活习惯（如吸烟）中的分布情况被予以评价。除了分析特定口腔微生物群落中的细菌流行情况，治疗效果也被予以比较。

最初的“直接”棋盘式杂交被局限应用于可培养种属，因为需使用全基因组探针来保证结果的灵敏性、选择性以及半定量分析。为了克服此局限，研发了以PCR为基础的“反捕捉”棋盘式杂交。这种方法里，任何感兴趣种属（无论是可培养的还是不可培养的）的16sRNA都被PCR扩增并点样。接下来，样本中的细菌16sRNA基因进行PCR扩增，使用标记的通用引物作为探针。为了获得对任何种属进行检测的能力而采取的“反捕捉”扩增敏感性以及半定量评估。这种改良的方法应用于对口腔个别链球菌到早期青少年龋病微生物图谱的各种研究。

为了增加大样本量研究中同时鉴定的菌斑样本种属数量，人类口腔微生物鉴定微芯片目前已经研发。这种微芯片可以鉴定200种不同的口腔细菌种属，揭示了牙周病个体相对于健康个体在种属图谱方面的显著差别。

（四）基因组和宏基因组学方法

高通量DNA测序技术和快速扩充的细菌基因组数据使得特定生态部位原始定植细菌的鉴别成为可能，已成功鉴定了取自深海和地表下的样本。可以鉴别所有牙菌斑生物膜细菌，并将健康和疾病状况下的结果进行对比，发现目前其他方法无法检测的相关微生物。

除了鉴别生物膜中的致病微生物以外，微生物基因的鉴定同样重要，有助于判断生物膜的毒力。这些信息对于研究这些基因的表达如何调控及其对新的治疗方法的影响十分重要。另外，决定生物膜致病性的因素可能并不是某个病原菌的相对水平，而是其一系列基因的相对表达水平。识别关键的毒力基因，便可以使用体内外菌斑模型系统结合转录分析来研究其调控机制。我们可以想象使用含有一系列不同潜在病原体关键毒力基因的微芯片用于分析在不同环境条件下牙菌斑生物膜内复杂的相互影响。

从单克隆抗体到诊断蛋白/多肽再到纳米技术，许多新的群落研究工具被开发利用到口腔微生物的研究中。这将会大大帮助我们更好地了解口腔微生物的结构和基因多样性，使我们可能检测到新的尚未被培养出的口腔有益菌和致病菌，帮助人类认识各种口腔疾病的生态学。

第二节 龋病微生物

口腔是一个复杂的生态系，体内、外很多因素可影响它的变化。龋病的发生、发展与此生态系中的微生物密切相关。

一、龋病是细菌性疾病

细菌在龋病发生中作用的确立经历了一段相当长的时期。关于龋病细菌学的研究可追溯到17世纪。那时，一些学者发现龋损害处有微生物存在，但是，他们都没有说明这些牙面微生物在龋病发生中的作用。1881年Miller第一次明确指出龋病是细菌和细菌产生的酸所造成的。Miller从唾液和龋损害内分离出30多种细菌，并认为能够产酸和分解蛋白质的细菌都可以产生龋齿。龋病细菌学的研究与口腔微生物的发展密切相关。直到1890年，Miller提出的化学细菌学说仍停留在非特异性细菌感染假说阶段。Miller试图找到一种或几种与龋病密切相关的细菌，受当时分离培养技术的限制未能分离到引起龋病的恒定细菌。从唾液和龋样损害内，分离出了30多种细菌，其中多数细菌能发酵碳水化合物，一些可分解蛋白质。他认为引起龋病的细菌是非特异的，任何产酸和分解蛋白质的细菌都可引起龋病。

继Miller以后，许多学者对龋病的细菌学进行了深入的研究。一些现象使人们对龋病是非特异性细菌感染的假说产生了怀疑。Meclure通过动物龋实验发现，加入青霉素明显抑制了鼠龋的发生。特殊抗生素抑制龋的作用提示，龋病的发生可能与一些对抗生素敏感的细菌有关，牙菌斑生物膜的致龋能力与其细菌组成有关。后来，通过一系列人和动物的实验证实了龋病是特异性细菌感染所致。

大量的研究证实细菌在龋病发生中的作用。

（一）未萌出的牙齿不发生龋病

牙齿在萌出前，不发生龋病。一旦萌出，接触到口腔环境，可能发生龋齿。

（二）抗生素明显降低龋病的发生和减轻其严重程度

Meclure和Hewitt进行试验鼠人工龋实验（1946）中发现，在饲料和饮水中加入青霉素，明显地减少了鼠龋的发生及其严重程度。这一发现使学者们对细菌与龋病的关系产生了极大兴趣。龋病流行病学的调查中也发现，长期使用抗生素的患者，龋病的发病率明显低于未接受抗生素治疗者。抗生素减少龋病这一事实清楚地表明，细菌是龋病发病因素之一。

（三）Orland无菌动物实验

1955年Orland通过无菌动物实验第一次提出,只有在有细菌存在的条件下,才会发生龋齿。无菌动物实验为龋病细菌学的研究起了很大推动作用。通过接种各种细菌到无菌动物口腔，分别观察这些细菌与龋病发生的关系。Orland等发现，接种革兰阴性杆菌和肠球菌，或只接种肠球菌可使鼠发生龋，而不接种细菌，即使喂高蔗糖致龋食物无菌鼠也不发生龋。Orland实验第一次证明没有细菌就不发生龋病，平息了长达1个多世纪的细菌在龋病发生中作用的争论。

（四）细菌人工龋实验

早在19世纪，Miller等就在体外将牙齿、唾液和面包一起孵育，产生了牙齿的脱矿。如将加热后的唾液与牙齿、面包一起孵育，牙齿则不脱矿。此实验表明，唾液中的细菌发酵碳水化合物产酸而使牙齿脱矿。唾液被加热后，其中的细菌被杀死，没有细菌的参与，即使有碳水化合物存在，牙齿也不脱矿。20世纪以来，不少学者将菌斑与牙齿在体外孵育，同样产生了人工龋样损害。

（五）龋病传播实验

1960年，Keyes等通过动物实验证明，龋病是可以传播的。将抗龋与龋活跃的仓鼠合笼喂养，或将龋活跃鼠的粪便放入饮水中，喂抗龋鼠，这两种方法均使抗龋的无龋鼠患了龋。从龋活跃鼠粪便中分离出了一种纯链球菌，将细菌接种到无龋鼠，接种细菌的鼠产生了龋齿，并且从其口腔和粪便中分离出了相同的菌株。动物龋病传播实验是龋病细菌学研究上的一重大突破。实验结果说明龋病是可以传播的。龋病的传播性无疑更加确定了细菌在龋病发生中的作用。

在光镜和电子显微镜下都观察到龋损牙齿，牙本质和牙釉质中有大量细菌存在。龋损牙本质和牙釉质中可以找到细菌。龋病是一种细菌性疾病。

二、龋病微生物的基本生物学特性

通过研究动物龋和人类龋发现，口腔中一些细菌可以引起龋病，而另一些细菌不能致龋，一些细菌能引起光滑面龋和点隙裂沟龋，而一些细菌只能引起点隙裂沟龋，即不同的细菌具有不同的致龋能力。细菌的致龋能力与其生物学特性密切相关，学者们对一些致龋性强的细菌，如变异链球菌、放线菌、乳杆菌等致龋生物学性能进行了广泛、深入的研究，细菌致龋性与其生物学特性有关。

（一）产酸性与耐酸性

细菌发酵碳水化合物产酸是使牙齿脱矿的直接原因。各种动物实验已证实，细菌的产酸性与其致龋性密切相关。如缺乏乳酸脱氢酶的变异链球菌突变株失去了产生乳酸的能力，将此突变株接种到动物口腔中，虽仍能在动物口腔中定居，但其致龋性较亲代菌株大为降低。龋活跃人群与不活跃人群相比，前者菌斑中产酸菌较多。牙菌斑生物膜中产酸性强的细菌有链球菌、乳杆菌、放线菌、酵母菌等，以链球菌产酸性最强。

细菌的致龋性不仅与产酸性有关，也与耐酸性有关。耐酸性是指细菌在酸性环境中生长和代谢碳水化合物产酸的性能，包括两个方面：基本耐酸（constitutive acid tolerance）和耐酸反应（acid tolerance response，ATR）。基本耐酸与质子移位膜ATP酶的属性和最适pH有关。质子移位膜ATP酶的活性越高，最适pH越低，则其在酸性环境中水解ATP，逆向将质子泵出胞外，调节胞外pH，维持细胞跨膜ΔpH的能力就越强，因而越耐酸。耐酸反应即酸诱导的耐酸性，是指指数生长期的细菌在亚致死性的低pH环境生长后，对致死性酸化杀伤的抵抗性。耐酸反应除与质子移位膜ATP酶活性有关外，还受酸调节蛋白、膜脂肪酸组成等因素的影响。

牙菌斑生物膜中的产酸菌可发酵碳水化合物，产生有机酸，使菌斑pH下降。随着菌斑pH下降，一些细菌则失去了产酸的能力。在临界pH（5.5左右）时，只有少数耐酸的细菌，如变异链球菌、乳杆菌能生长，并继续代谢产酸，使菌斑pH继续下降。所以，并非所有产酸菌都能致龋，只有那些既产酸又耐酸的细菌才能致龋。

（二）合成细胞内多糖与细胞外多糖

大量的研究表明，细菌合成细胞内、外多糖的能力与其致龋性密切相关。一些细菌能产生糖基转移酶，以蔗糖为底物合成细胞外多糖。细胞外多糖在龋病发生中发挥了主要作用。

（三）促进牙菌斑生物膜形成

细胞外多糖，特别是水不溶性葡聚糖能促进细菌黏附在牙齿表面和细菌之间的聚集，加速牙菌斑生物膜的形成。细胞外多糖参与了牙菌斑生物膜基质的组成，至少占生物膜基质组成的1/3，其中主要是葡聚糖。水不溶性葡聚糖具有更强的黏附凝集作用和高生物稳定性，不易被降解，在牙菌斑生物膜中既起到“黏结剂”的作用，将细菌黏附于牙面，又起着“骨架”作用，有助于维持牙菌斑生物膜的基本结构。

（四）生物屏障作用

细胞外多糖，特别是水不溶性葡聚糖是带电荷的、多分支的大分子物质，参与菌斑组成，增加牙菌斑生物膜的密度，渗透性大大降低，限制牙菌斑生物膜内、外物质交换，起到了扩散屏障的作用。牙菌斑生物膜外的大分子物质和带电荷的缓冲物质不能进入生物膜，牙菌斑生物膜内的细菌代谢产物，如有机酸不易扩散出去，也得不到唾液的缓冲。大量有机酸堆积于菌斑-牙釉质界面，使牙齿脱矿。

（五）细菌细胞外贮能形式

细胞外多糖可作为一种胞外贮能形式，在外源性碳水化合物缺乏时，水溶性胞外多糖在水解酶作用下降解成单糖，参与牙菌斑生物膜内产酸活动。

细菌胞内合成的细胞内多糖对龋病的发生也很重要，可作为细胞内的一种贮能形式。在外源性碳水化合物缺乏时，细胞内多糖被降解，其降解产物作为代谢底物，继续产酸和提供能量，这样，使牙菌斑内细菌产酸时间延长。牙菌斑生物膜中能产生胞内多糖的细菌数与龋病的发生密切相关。

三、人类龋病相关微生物

人类龋病相关微生物的研究发现，在不同类型的龋损中，微生物的组成是有差异的，这主要是由于牙齿的不同部位局部微生态环境的不同和各种微生物性能的差异，使微生物选择不同的部位黏附与定居，从而决定了它们在不同类型龋损中的分布。

（一）牙釉质龋的相关微生物

在光滑的牙釉质表面，由于其光滑的解剖外形，决定了只有那些对牙釉质有高亲和力的微生物才能在此部位定居，继而致龋。微生物学研究表明，在光滑的牙釉质表面，微生物的组成是很复杂的，且在龋病发生期间，微生物的组成比例不断发生变化，一些细菌数量增加，而另一些细菌减少。随着龋病的发生，变异链球菌和乳杆菌的变化显著。

在牙釉质龋损中都可以发现变异链球菌和乳杆菌。从早期平滑面牙釉质龋，即白垩斑采集的菌斑标本中，变异链球菌的比例明显高于邻近健康牙齿表面，而乳杆菌未被检出，仅从邻近健康牙齿表面采集的少数标本中检出。变异链球菌与早期光滑面（颊、舌）牙釉质龋的关系较乳杆菌更密切。变异链球菌与早期光滑面的牙釉质龋有阳性关系，仅占光滑面菌斑细菌总数的2%~7%。

婴儿奶瓶龋（nursing bottle caries）损中变异链球菌和乳杆菌与前牙唇面、腭面奶瓶龋的发生密切相关，在白垩斑和龋洞部位这两种细菌的比例明显增加。这可能是婴儿哺乳期间，这些部位经常与奶接触，使变异链球菌和乳杆菌数目增加。

牙菌斑生物膜中血链球菌和轻链球菌所占的比例较变异链球菌大。流行病学资料发现，它们与龋的活跃性呈负相关，血链球菌和轻链球菌的产酸力较变异链球菌小。唾液链球菌也存在于平滑面牙釉质龋中，在牙菌斑生物膜中的数量随时间变化大。牙菌斑生物膜发育的早期，唾液链球菌对获得性膜有高的亲和力，数目较多。随着菌斑的成熟，唾液链球菌的数目减少，龋损中唾液链球菌的数目无明显增加。

放线菌也存在于龋损中，在牙菌斑生物膜的微生物中占优势，但很少资料支持它与早期平滑面牙釉质龋的关系。仅有少数报道认为溶牙放线菌与乳磨牙早期邻面龋有关。

酵母菌在牙菌斑生物膜中数量较少，但该微生物的产酸性和耐酸性使它可能存在于龋损的酸性环境中。

牙齿的咬合面裂沟处，为细菌提供了很好的栖息场所。与光滑的牙釉质表面相比，其微生物的种类相对简单些，主要由革兰阳性细菌组成。在裂沟龋处，变异链球菌和乳杆菌的数量较无龋裂沟高，血液链球菌则相反，在裂沟龋处的数量较正常裂沟少。

（二）牙本质龋的相关微生物

当龋牙展到牙本质时，由于局部生态环境的改变，使在其中生长的细菌种类也随之发生改变。牙本质龋，特别是开口小的深牙本质龋中，pH较低，牙本质所含的有机物较多，所以不仅适于耐酸菌生长，也是溶蛋白细菌的适宜环境。牙本质龋损中的溶蛋白细菌较牙釉质龋更常见。

对牙本质龋损细菌组成的研究表明，在坏死牙本质和龋损前沿，革兰阳性菌占培养细菌总数的90%以上，其中革兰阳性杆菌占优势，特别是乳杆菌的数目较多，这与牙釉质龋是明显不同的。除乳杆菌外，常分离到的革兰阳性杆菌有蛛网菌属、双歧杆菌属、真杆菌属、丙酸杆菌属和放线菌属等（表3-1）。

表3-1　牙本质龋损中主要微生物

微生物		在总培养细菌中的平均百分比（%）	
		牙本质龋表层	牙本质龋深层
革兰阳性兼性厌氧杆菌	乳杆菌	21	33
	放线菌	18	5
革兰阳性厌氧杆菌	蛛网菌	—	22
	双歧杆菌	—	9
	真杆菌	—	9
	丙酸杆菌	—	11
革兰阳性兼性厌氧球菌	链球菌	26	6
革兰阳性厌氧球菌	消化链球菌	2	7
革兰阴性厌氧球菌	韦荣菌	7	1
革兰阴性厌氧杆菌	类杆菌	2	1
螺旋体		2	1

（三）牙根面龋的相关微生物

牙根面与牙釉质平滑面一样，微生物种类较多。从龋损根面菌斑中可分离到大量革兰阳性菌，其中常见的有放线菌、变异链球菌、血链球菌、轻链球菌和乳杆菌等，也可分离到少量革兰阴性菌，如韦荣菌等。几乎从所有根面龋损中都能分离到黏性放线菌，其数量可高达培养菌数的45%。在大约2/3的根面龋损中可分离到较多的变异链球菌。变异链球菌和乳杆菌分离率高的根面后来发生根面龋的机会多，黏性放线菌和内氏放线菌则相反。

牙根表面的牙骨质和牙本质富含有机质，根面龋的临床表现和组织病理与牙釉质龋是不同的，一些特定的微生物与根面龋相关。在根面龋，不仅有产酸菌和耐酸菌，也有那些具有溶蛋白和溶肽活性的细菌参与。在根面龋中有革兰阴性菌、噬细胞菌和二氧化碳噬纤维菌的存在，它们的滑动能力使其容易侵入牙本质小管。

不同细菌的致龋能力是不同的，口腔没有特异的致龋菌，用一种特殊细菌来解释龋病的发生是不可能的。变异链球菌是与龋病发生密切的致病菌，但不是唯一的。致不同部位龋的细菌和在龋病发展过程中不同阶段细菌的种类和比例是有差异的。

四、变异链球菌群

1924年Clarke从人龋齿中分离出了变异链球菌，但当时并未注意到它与龋病的关系。直到20世纪60年代初研究龋病的致病菌时，此菌才被学术界重视起来。1960年Fitzgerald和Keyes在仓鼠实验性龋中证实了某些链球菌有致龋作用，且能在动物之间传播，此菌称为诱龋链球菌（Caries-inducing S.）。直到1967年，Carlsson确认这些链球菌与40多年前Clarke所描述的细菌同类，并称之为变异链球菌或变形链球菌（简称变链）。

（一）变异链球菌的基本特征

变异链球菌（图3-1，图3-2）在不同培养基中生长时形态发生变异而得名。革兰染色阳性，菌体呈球形，直径为0.5~0.75μm。在偏酸性的肉汤培养基中生长，菌细胞呈短杆状或球杆状。成对或链状排列，链长中等或短，不活动。菌落形态变异较大，受培养基的种类，培养条件等因素的影响。在轻唾琼脂平板（MS）上生长，形成的菌落大多数呈粗糙型，高凸、坚硬、嵌于琼脂内，边缘不整齐，色淡蓝或灰蓝，直径1mm左右，表面呈玻璃样，顶端有圆形透明

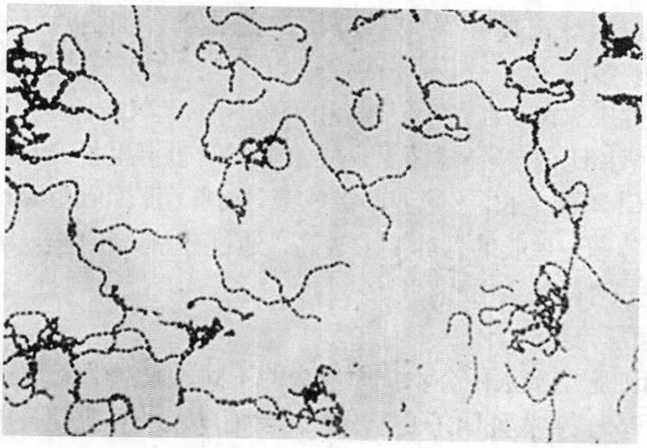

图3-1　变异链球菌（×1000）

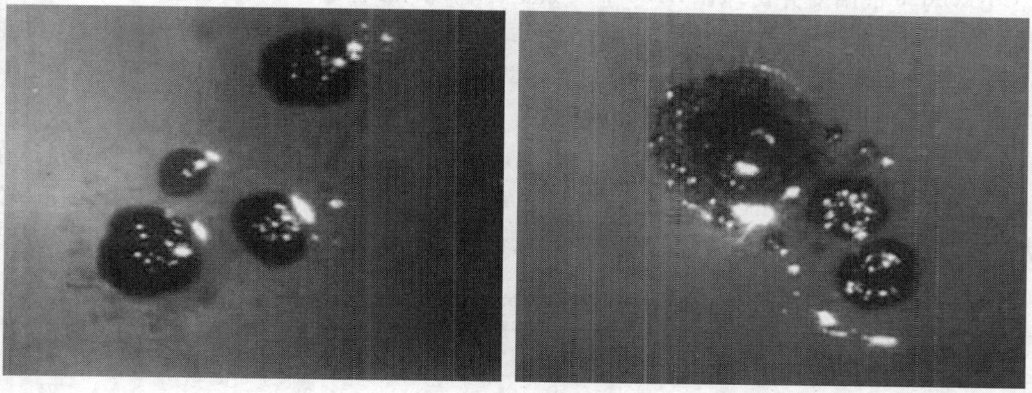

图3-2　变异链球菌菌落

的细胞外多糖水珠，久放后，菌落周围有多糖外溢。少数菌落呈光滑或黏液型。血清型d、g的变异链球菌菌株以光滑型多见。在血琼脂平板上菌落呈圆形，乳白色，稍凸起，表面光滑，直径0.5~1mm，周围有窄的α（绿色）或γ（无色）溶血环，偶尔产生β溶血环。

变异链球菌群被认为与龋病关系最密切，对其研究较为深入，分类意见也较为一致。血清学上，根据变异链球菌细胞壁碳水化合物抗原成分的不同，变异链球菌分成八种血清型(a~h)。遗传学上，根据变异链球菌DNA中鸟嘌呤（G）和胞嘧啶（C）含量（用G+C在总碱基中所占的摩尔百分比来表示）、DNA-DNA杂交及r-RNA序列等分析，变异链球菌群分成仓鼠链球菌、鼠链球菌、变异链球菌、远缘链球菌、野生鼠链球菌、猴链球菌和道勒链球菌7种独立的菌种。对野生鼠链球菌的分类尚未定论，具有与口链球菌很多相似的特征，而且与其他变异链球菌不同的是，在动物龋病模型中很少致龋。

用SEM观察，在不含蔗糖和含蔗糖的培养基中生长，变异链球菌的菌细胞外形不同。在不含蔗糖的液体培养基中生长，单个菌细胞清晰可见，表面光滑，菌细胞靠丝状物彼此连接。这些丝状物似来源于细胞壁，它们可能与变异链球菌对牙齿表面黏附有关。在含蔗糖的培养基中生长，变异链球菌菌细胞被葡聚糖所覆盖，在高倍镜下，可见从细胞表面伸出一些束状突起和无定形物质，由不溶性葡聚糖组成。

变异链球菌细胞表面还可见到一些球形突起，可能是果聚糖，因缺乏果糖基转移酶的变种未见到此突起。变异链球菌具有革兰阳性菌的一般结构。细胞内可见到电子密度的颗粒，这些颗粒系细胞内嗜碘多糖。

变异链球菌系兼性厌氧菌，在含5% CO_2和95% N_2的大气条件下生长良好。生长最适pH为7，与其他口腔链球菌相比，变异链球菌更耐酸，pH 4.3时也可生长。耐盐试验发现只能在4.5% NaCl中生长，6.5% NaCl不能生长。多数变异链球菌不受肝菌肽(bacitracin)和磺胺噻唑的抑制。变异链球菌是化能异养菌，生长的营养要求较高，通过分解碳水化合物获得主要能源，另外需要特殊生长因子——对氨基苯甲酸。

（二）变异链球菌群分类

根据变异链球菌细胞壁碳水化合物抗原成分的不同，血清学上变异链球菌分成8种血清型（a~h）。Zinner（1965）首先证明了变异链球菌血清学上的异源性，1970年，Bratthall将变异链球菌分为a~e五种血清型。1974年，Perch等又发现了两种新的血清型，定为f、g血清型。1981年，Beighton将从猴口腔中分离出的变异链球菌定为h型，变异链球菌就共分为8种血清型。

Coykendall根据变异链球菌DNA中鸟嘌呤（G）和胞嘧啶（C）含量（用G+C在总碱基中所占的摩尔百分比来表示）的不同分为不同遗传型。根据DNA-DNA分子杂交，即细胞DNA碱基顺序同源性的分析表明，同一遗传型中的菌株，其DNA同源性值可达90%以上，而不同遗传型之间DNA同源性值就比较低。

在人和动物中，各种变异链球菌的检出率是不同的。在人口腔中，主要为变异链球菌和远缘链球菌，其中以C血清型变异链球菌检出率最高，约80%。而其他几种主要存在于啮齿类动物或猴口腔中，变异链球菌群的命名、分类、血清型与遗传型之间的关系及其宿主见表3-2。

表3-2　变异链球菌群的命名、分类及其宿主

命名	血清型	G+C（mol%）	宿主
变异链球菌*S.mutans*）	c、e、f	36~38	人、猴
鼠链球菌（*S.rattus*）	b	41~43	大鼠
远缘链球菌（*S.sobrinus*）	d、g、h	44~46	人、猴
仓鼠链球菌（*S.cricetus*）	a	42~44	仓鼠
野生鼠链球菌（*S.ferus*）	c	43~45	野生鼠
猴链球菌（*S.macacae*）	c	35~36	猴
道恩链球菌（*S.downei*）	h	41~42	猴

通常所称的变异链球菌仅是变异链球菌群中的一种菌种。各种变异链球菌有其各自的特征，它们的特征与其致龋性密切相关。

1. 变异链球菌　变异链球菌（*S.mutans*）在人类口腔中检出率最高，其中血清型c检出率达80%。多数与Bratthall c抗血清反应，一些与Lancefield e抗血清反应，分别定为血清型c、e，少数菌株与上面两种抗血清均不反应，定为血清型f。变异链球菌血清型e的菌株不发酵密二糖，其他菌株的生化反应相同，能发酵密二糖和棉子糖，不水解精氨酸，能水解七叶苷，Voges-proskauer反应阳性（即分解葡萄糖产生3-羟基丁酮），不产生H_2O_2，对杆菌肽不敏感。唾液中的黏蛋白、SIgA和淀粉酶等蛋白成分明显促进了多数菌株对牙齿的黏附。

2. 鼠链球菌　鼠链球菌（*S.rattus*）是根据其来源而命名，因主要从大鼠中检出，故叫鼠链球菌。在人类口腔中，鼠链球菌不如变异链球菌常见，仅在少数人群中分离出。从人分离

出的菌株BHI与从大鼠分离出的菌株FAI是同源的。该菌种与Bratthall b抗血清反应，故定为血清型b。

鼠链球菌的生化反应除可水解精氨酸产氨外，其余与变异链球菌完全相同。唾液成分明显地促进鼠链球菌对牙齿表面黏附，一些菌株对组成牙本质和牙骨质基质的主要成分——胶原有很高的亲和力。鼠链球菌对唾液和胶原的亲和力与其致龋性密切相关。

3. 远缘链球菌　“sobrinus”为拉丁文，意为表兄弟，指遗传学上*S.sobrinus*与*S.mutans*之间为远亲关系，故命名为远缘链球菌。有学者发现这种细菌表面有一层特殊的茸毛，也称为茸毛链球菌。

与变异链球菌不同的是，远缘链球菌的多数菌株不发酵密二糖和棉子糖，不水解七叶苷，一些血清型d的菌株不发酵山梨醇，能产生H_2O_2，是变异链球菌群中唯一能产生H_2O_2的菌种。不能合成细胞内多糖。远缘链球菌产生的葡聚糖基转移酶合成水不溶性葡聚糖的GTF-I较多，所以合成水不溶性葡聚糖的能力强。合成的水不溶性葡聚糖介导细菌对牙面的蔗糖依靠性黏附。远缘链球菌利用葡萄糖产酸的速度比变异链球菌快，且产酸量也多。这些特性与其强的致龋性密切相关。

4. 仓鼠链球菌　仓鼠链球菌（*S.cricetus*）从仓鼠口腔中分离出而得名。典型菌株HS6是由Fitzgerald和Keyes（1960）从仓鼠牙本质中分离出来的。仓鼠链球菌的多数菌株与Bratthall a抗血清反应，故定为血清型a，从人口腔中也可分离出此菌种，但检出率较低。

生化反应与变异链球菌类似。从人口腔中分离出的菌株对杆菌肽敏感（2U/ml）。在对牙齿表面黏附中，明显地被唾液蛋白，如酸性富脯蛋白和淀粉酶所促进。该菌对胶原有很强的亲和力，提示在根面龋的发生中可能发挥了重要作用。

5. 野生鼠链球菌　野生鼠链球菌（*S.ferus*）从野生鼠口腔中分离出，从人口腔中未分离出此菌。该菌与Bratthall c抗血清反应定为血清型c，与变异链球菌DNA同源性较低，不发酵棉子糖，对杆菌肽敏感（2U/ml）。其余生化特征与变异链球菌相同。

6. 猴链球菌　猴链球菌（*S.macacae*）从猴口腔中分离出，亦与Bratthall c抗血清反应。生化反应除不发酵密二糖，对杆菌肽敏感外，其余特性与变异链球菌相同。

上述各型变异链球菌的特征，除生化反应、免疫学特征和黏附性能外，各型细胞壁的成分也有差异，现将各型变异链球菌的鉴别特征列于表3-3中。

表3-3　变异链球菌群的鉴别特征

	变异链球菌	鼠链球菌	远缘链球菌	仓鼠链球菌	野生鼠链球菌	猴链球菌
需氧生长	1	1	1	2	1	1
发酵反应						
山梨醇	1	1	6*	1	1	1
甘露醇	1	1	1	1	1	1
棉子糖	1	1	2	1	2	1
密二糖	6*#	1	2	1	2	2
水解精氨酸	2	1	2	2	2	2
产生H_2O_2	2	2	1	2	2	2
杆菌肽敏感	2	2	2	1	1	1
合成胞外多糖	1	1	1	1	1	1

续表

	变异链球菌	鼠链球菌	远缘链球菌	仓鼠链球菌	野生鼠链球菌	猴链球菌
合成胞内多糖	1	1	2	1	1	1
胞壁多糖	葡萄糖 鼠李糖	半乳糖 鼠李糖	葡萄糖、半乳糖、鼠李糖	葡萄糖、半乳糖、鼠李糖	葡萄糖 鼠李糖	葡萄糖 鼠李糖
胞壁肽聚糖	赖氨酸 丙氨酸	赖李糖 丙氨酸	赖李糖 苏氨酸 丙氨酸	赖李糖 苏氨酸 丙氨酸	赖李糖 丙氨酸	2 2

*一些血清型d不发酵山梨醇

*#一些血清型e不发酵密二糖

（三）变异链球菌群致龋性

人体实验与动物实验表明变异链球菌与人类龋病发生关系密切，其致龋能力较其他产酸菌强，不仅能引起点隙沟裂龋，也可以引起光滑面龋。变异链球菌的强致龋性与其致龋特性有关。

1. 产酸性和耐酸性　变异链球菌群能发酵多种碳水化合物产酸，在含蔗糖或葡萄糖的培养基中生长，液体培养基的最终pH及菌落表面pH均较其他口腔链球菌低，变异链球菌群的产酸力较其他口腔链球菌强。变异链球菌群的产酸力与主要毒力因子乳酸脱氢酶活性密切相关。

就其产酸速度而言，变异链球菌群较其他口腔细菌，如血链球菌、轻链球菌、黏性放线菌、内氏放线菌等快（表3-4）。

表3-4　口腔不同细菌的产酸速度

细菌	在不同pH产生的酸（$\times 10^{-8}$mol/min）*			
	6.0	5.5	5.0	4.5
变异链球菌群				
血清型a	63	48	26	13
c	55	31	27	16
d，g	68	26	4	—
血链球菌	28	17	8	2
轻链球菌	36	14	9	3
粪链球菌	26	34	18	4
黏性放线菌	5	—	4	—
内氏放线菌	3	—	3	—
衣氏放线菌	3	—	3	—

*在2%葡萄糖溶液中产生的酸

变异链球菌群不仅产酸力强、产酸迅速，且耐酸，其耐酸性较其他口腔链球菌强，生长最低pH约为5.0，酵解最低pH为3.5，仅次于乳杆菌。在经pH3.8的酸冲击后仍有2/3的细胞存活下来。变异链球菌群的耐酸性使它能在菌斑的酸性环境中生存并代谢产酸，发挥其致龋作用。从表3-4中可看出，在pH4.5时，变异链球菌群仍能产生较多的酸，为其他口腔链球菌的3~8倍。

变异链球菌群的耐酸性是其致龋的重要因素之一，其耐酸性是由菌细胞高水平的质子移位膜ATP酶及最适pH决定的。变异链球菌细胞膜蛋白中ATP酶的水平（1.8U/mg）较血链球菌高（1.1U/mg），最适pH（6.0）较血链球菌（7.0~7.5）和唾液链球菌（7.0）低。细胞外pH为5.0时，变异链球菌胞内pH为6.44，而血链球菌为5.97，变异链球菌能维持较大的跨膜pH梯度（ΔpH）。

在细胞外pH4.0时，变异链球菌有质子流动和ATP合成，仍能进行糖酵解。变异链球菌群ATP酶的低pH适应性使其在低pH时仍能持续将质子泵出细胞外，维持跨膜ΔpH，并伴有酶的合成增加，为变异链球菌群的高耐酸性提供了重要的物质基础。变异链球菌群不仅具有强的耐酸性，且在低pH下酸耐受性增强，以继续生长和进行糖酵解，使其在低pH环境下更具生存优势和致龋性。

变异链球菌群对糖的转运具有磷酸转移酶系统和透性酶系统，使其在外源糖浓度低和低pH时仍能有效地摄取糖，发酵产酸，在饥饿时和酸性环境中仍能生存下来。

变异链球菌群的产酸性和耐酸性较其他口腔细菌强，但不同菌种的产酸和耐酸能力是有差异的。变异链球菌（*S.mutans*）和远缘链球菌（*S.sobrinus*）的产酸和耐酸能力较其他变异链球菌菌种强。

2. 合成细胞外多糖和细胞内多糖　变异链球菌能以蔗糖为底物合成细胞外葡聚糖和果聚糖。除合成细胞外多糖外，大部分变异链球菌能合成细胞内多糖。水不溶性葡聚糖介导变异链球菌在牙齿表面的蔗糖依赖性黏附，参与牙菌斑生物膜基质的形成，促进菌斑成熟，是变异链球菌的重要毒力因子。水溶性葡聚糖、果聚糖和细胞内多糖则作为代谢底物，提供能量和产酸，延长产酸时间，从而增加其致龋性。

3. 对牙齿的黏附作用　变异链球菌对牙齿有很高的亲和力，牙齿是变异链球菌在口腔内的主要定居部位。变异链球菌对牙齿的选择性黏附与其致龋性密切相关，变异链球菌对牙齿表面的黏附使其具有致光滑面龋的能力，其他细菌很少能致光滑面龋。

变异链球菌对牙齿选择性黏附与其细胞壁的成分密切相关。细胞的脂磷壁酸通过带负电的磷酸根基团结合到胞壁的蛋白上，形成复合物，此复合物与变异链球菌的疏水性密切相关。疏水性越强，黏附性也越强。脂磷壁酸的带负电荷的终末磷酸基团可通过钙桥与获得膜上带负电荷的磺酸基、羧基结合，使细菌黏附于牙齿表面。脂磷壁酸是葡糖基转移酶在变异链球菌细胞表面的受体，促进葡糖基转移酶结合到菌细胞表面，从而调节对牙齿的黏附。

尽管普遍认为变异链球菌群与龋病有着极为密切的关系，但很多问题值得进一步探讨。动物致龋实验发现，除了变异链球菌可诱发龋病外，扬球菌、轻链球菌、黏性放线菌和唾液链球菌等也可诱发动物龋病。变异链球菌的检出率和数量与龋病活跃性关系不是恒定不变的，在龋病的不同时期，变异链球菌的检出率是波动的，说明变异链球菌的致龋作用是很复杂的。变异链球菌群是主要致病菌，与龋病发生有密切相关，但不是唯一的致龋菌。

第三节　牙菌斑生物膜

牙菌斑生物膜是一个以细菌为主定植于牙齿表面的微生态环境（ecologic niches），是细菌在口腔上生存、代谢、致病的生态环境。1683年Van Leuwenhoek首次使用显微镜起，人类就发现在牙面沉积物中有微小生物体。1840年Buhlmann将牙菌斑生物膜命名为Buhlmann纤维膜，1847年Fioinus称其为牙面薄膜。1897年，Williams在显微镜下观察了400余例牙釉质切片，发现牙齿表面上存在着一层厚的纤毛状微生物团块，首先提出牙菌斑这一名称，并推测牙菌斑生物膜内的微生物可能产酸，导致龋损。1937年，Forsdick提出牙齿表面微生物必须在牙菌斑生物膜这个特定环境下代谢产酸，并使酸维持一定的浓度，不被唾液所稀释和长久作用于牙表面，引起龋损。1963年Dawes提出牙菌斑生物膜是附着在牙面上不易被漱口液清洗掉的软而黏的物质。但这一定义未能科学地说明牙菌斑生物膜的本质，对牙菌斑生物膜的性质、代谢、危害性也均缺乏深刻认识。

牙菌斑生物膜不仅是牙面沉积物，而且还是有形态、有结构、有代谢活动的完全独立的微生态系统。与生活组织一样，由细胞（细菌）和细胞间质（菌斑基质）所构成，可以生长繁殖并具有特殊的结构和新陈代谢规律。在牙菌斑生物膜内细菌细胞不断死亡，同时又不断产生新的细菌细胞，牙菌斑生物膜是存在于牙面或牙周袋内的一个细菌生态环境。细菌在其中生长、发育和衰亡，并进行着复杂的物质代谢活动。在一定条件下，细菌及其产物将会对牙和牙周组织产生破坏。

按照微生物生理学的理论，口腔微生物群落是典型的生物膜。生物膜中的细菌具有一些特殊的性质。当细菌处于生物膜状态，具有一些特殊的性质，对抗生素具有更大的抗药性。由于牙菌斑生物膜的多种群特性，口腔微生物群落是研究种群间相互作用的最理想的生物膜模型之一，口腔微生物之间的相互作用会对人体群落整体带来影响。

牙菌斑生物膜并非细菌结构上的简单叠加，而是构建起复杂的微生物群落，具有生物膜结构和微生物生理学的功能。将牙菌斑生物膜的整体行为与参与菌斑形成的个别细菌种群行为联系起来，牙菌斑生物膜具有高度的结构性。在牙菌斑生物膜形成过程中，一些细菌是早期定植者，能有效黏附于牙齿或牙周组织上，稍晚定植细菌则具有黏附早期定植者的结构成分,这些成分常常具有代谢或其他竞争性优势。在成熟菌斑中,特定种属的细菌往往彼此相邻，或混合在一起形成特殊的结构，并具有黏附或生长优势。

一、牙菌斑生物膜的形成和发育

牙菌斑生物膜的形成是发生在牙齿表面复杂的动态过程，大致可以分成获得性膜的形成、细菌黏附和集聚、菌斑的成熟三个阶段。

（一）获得性膜

获得性膜（acquired pellice）由唾液糖蛋白选择性黏附在牙齿表面形成，是牙菌斑生物膜的基底层。牙齿经彻底清洁后再接触唾液，唾液糖蛋白很快黏附于其表面，形成获得性膜。用光学显微镜或电子显微镜观察牙菌斑生物膜结构，在细菌与牙齿表面之间可以看到一薄薄的非细胞结构层，厚度1.0~10μm。

羟磷灰石是牙釉质的主体。羟磷灰石表面的电荷排列是磷酸基团接近于表面，而钙离子或多或少被体积大的磷酸基团所覆盖，Ca^{2+}占10%，PO_3^{3-}占90%。当带电荷的牙釉质同唾液接触时，就立即吸引相反的电荷，这一相对的电荷叫水合层（hydration layer）。组成水合层的Ca^{2+}占90%，PO_3^{3-}占10%。用放射标记进行细菌黏附现象观察发现，唾液蛋白质对牙齿表面的吸附实与牙釉质表面水合层的静电相互作用。酸性蛋白质与水合层的Ca^{2+}相互作用，而碱性蛋白质的正离子与负电荷区连接（图3-3）。获得性膜形成的确切机制尚需进一步研究。

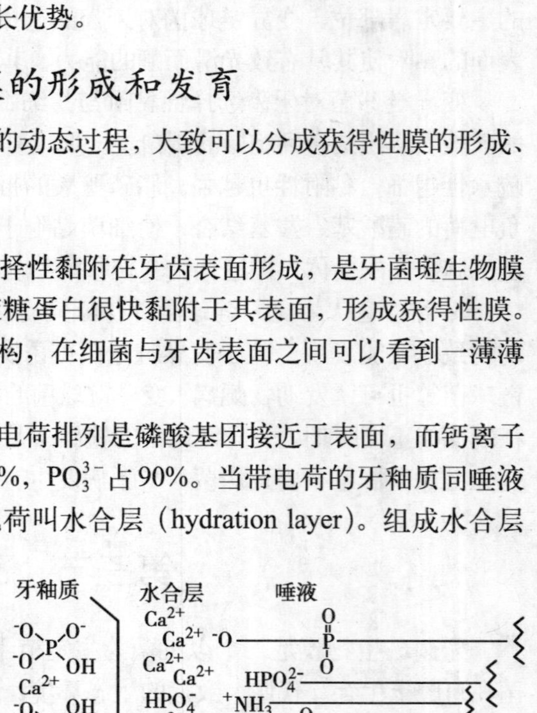

图 3-3　获得性膜的形成

获得性膜形成的速度因人而异，一般刷牙后几秒钟内就开始有唾液糖蛋白的黏附，2小时内即可形成获得性膜，获得性膜厚度变化的规律是从开始2小时的平均100nm增加到48小时的400nm，几天后则保持恒定。

1. 获得性膜的结构　牙菌斑生物膜经组织学切片、染色，光镜下获得性膜为无细胞、嗜伊红的均质状结构。电镜下获得性膜系一层非均质性结构，由许多突起的小球体组成，可能是由唾液蛋白质、细胞分泌物或退变上皮细胞而来的。

获得性膜的超微结构可以分为表面下层、表面层和表面上层三层。牙菌斑生物膜下有时可发生矿化现象。

2. 获得性膜的形态　关于获得性膜的形态研究尚不多。用透射电镜观察不同部位获得性膜形态不同。在邻面呈齿状，伸入牙釉质内达3~5nm。用透射电镜和扫描电镜观察2~4小时的获得性膜有三种形态：①球型获得性膜：是有不同大小和外形的球体存在，这种球体可根据大小、外形，有无细胞壁与细菌区分开来；②原纤维型获得性膜：由原纤维和一些小的球体构成；③粒状获得性膜：为均质的米粒状结构，表面光滑，有清楚的分层现象。获得性膜形态的多样性反映了其化学组成的复杂性。

3. 获得性膜的生物学作用　获得性膜是牙菌斑生物膜形成的第一步，牙齿表面一旦形成获得性膜，就改变了牙齿表面原有的特性。使牙齿表面具有一种“特异性”，获得性膜中的蛋白质对一些细菌有较大的亲和力，有利于这些细菌在牙齿表面首先定植。细菌选择性地黏附在获得性膜上，而不是随意落入其中。获得性膜可以干扰唾液链球菌对牙齿表面的黏附，促进血液链球菌的黏附。细菌的黏附可能是由细菌表面的成分和获得性膜的成分决定的。

获得性膜可以作为细菌代谢的营养来源，含丰富的蛋白质、碳水化合物等，维持牙菌斑生物膜深层细菌的持续新陈代谢。保护牙釉质表面在牙齿表面上形成一层有机薄膜，可以减少牙釉质对酸的敏感性。牙釉质早期龋出现表层下损害，而表层相对完整的特殊病理改变，可能与获得性膜这种保护作用有关。牙齿表面上的离子保护库获得性膜中所含的蛋白质、氨基酸可结合钙、磷和氟等矿物质，有利于牙齿表面的矿化和再矿化。

（二）细菌黏附与定植

获得性膜形成后，细菌很快就黏附于其表面，并在其中生长、发育，形成菌落。大多数参与牙菌斑生物膜组成的细菌是黏附在获得性膜上的，只有少数细菌直接黏附于裸露的牙釉质表面。

细菌对牙齿表面的黏附　细菌在牙齿表面定植，首先必须黏附于其表面，否则不可能参与牙菌斑生物膜的形成。

以电荷间的静电引力作用形成的钙桥作用连接细菌与牙表面之间。细菌通过Ca^{2+}静电作用黏附到获得性膜表面。获得性膜中糖蛋白所带的硫酰基团和羧基带负电荷，细菌细胞壁中磷壁酸的终末磷酸基团带负电荷，通过Ca^{2+}的桥结作用连接，使细菌黏附于牙齿表面（图3-4）。

细菌产生的细胞外多糖与获得性膜中糖蛋白的羟基之间由氢键力的作用连接起来，使细菌黏附到牙齿表面（图3-5）。以分子之间彼此相近结构的配合为基础，细菌表面的疏水蛋白

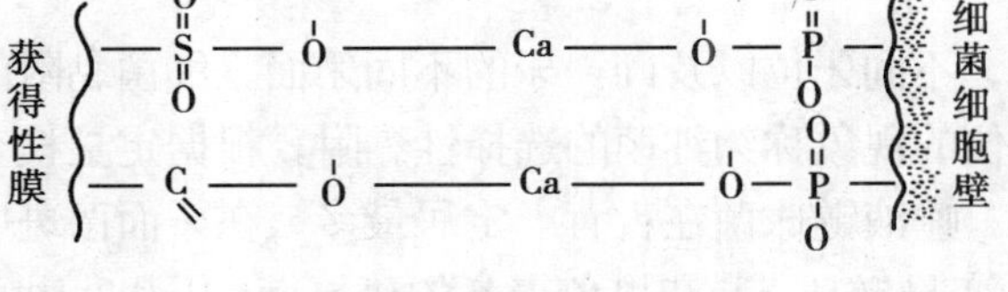

图3-4　钙桥作用

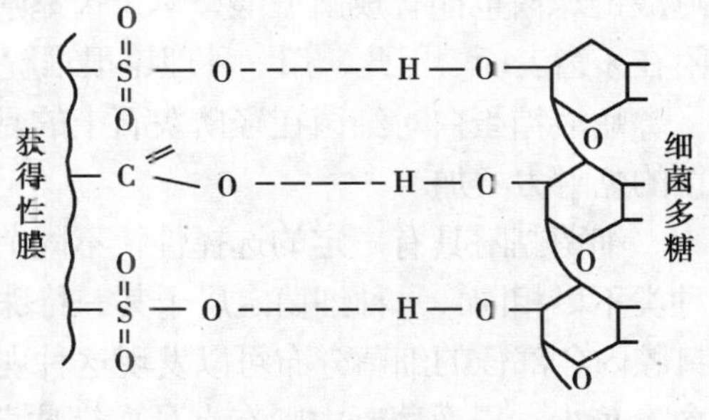

图3-5　氢键作用

与获得性膜中的疏水基团结合。

近年来对细菌黏附的分子生物学机制进行深入研究发现，许多细菌表面具有的蛋白样成分，即黏附素（adhesin），以立体化学的特异方式结合到组织表面补体分子或受体上，细菌通过黏附素与获得性膜表面的受体特异性地结合，使细菌牢固地黏附在牙齿表面（图3-6）。

多数黏附素是植物凝集样成分，主要结合到糖蛋白或糖脂的受体上，多位于细菌的菌毛中。口腔常见细菌的黏附素和受体见表3-5。

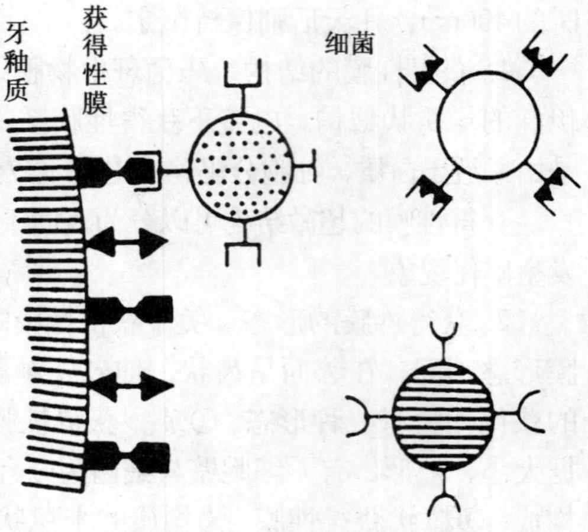

图3-6　黏附素与受体结合模式

表3-5　口腔微生物黏附素与受体

细菌	黏附素	受体
血液链球菌	结合唾液酸的蛋白	黏蛋白
缓症链球菌	结合唾液酸的蛋白	黏蛋白，淀粉酶
变异链球菌	几种蛋白	黏蛋白，淀粉酶，富脯蛋白
远缘链球菌	结合葡聚糖蛋白	葡聚糖
黏性放线菌	Ⅰ型菌毛	富脯蛋白，富酪蛋白
	Ⅱ型菌毛	半乳糖残基，链球菌
内氏放线菌	Ⅱ型菌毛	半乳糖残基，链球菌
颊纤毛菌	结合半乳糖蛋白	半乳糖残基
具核梭杆菌	结合半乳糖蛋白	半乳糖残基，胶原
中间普雷沃菌	结合半乳糖蛋白	半乳糖残基，胶原
牙龈卟啉单胞菌	菌毛、血细菌凝集素	富脯蛋白，精氨酸，多肽，胶原

唾液中的硫酸糖蛋白、磷蛋白属于高分子血型活性物质，具有许多阴离子，对牙釉质中占大量组分的羟磷灰石有高度的亲和力，容易吸附在牙齿表面。这种与牙齿表面结合的硫酸糖蛋白可以与含有大量磷壁酸的细菌结合，使细菌黏附到牙齿表面。磷壁酸是许多革兰阳性细菌的细胞质和细菌壁的重要成分，含有带大量电荷的磷酸基团，对羟磷灰石有高度的亲和力，主要通过磷酸基团与牙釉质的钙结合。磷壁酸在细菌黏附中的作用机制尚不能完全肯定。唾液链球菌也能合成磷壁酸，对牙齿黏附力差；黏性放线菌和缓症链球菌不含磷壁酸，能黏附在牙齿表面。因此，用一种理论很难解释细胞在牙齿表面黏附的复杂生物学过程。

唾液糖蛋白对细菌在羟磷灰石上的黏附作用还受到环境中pH的影响，当pH降低时，细菌的黏附力增加。

细菌黏附具有一定的选择性，不同个体、不同牙位以及同一牙的不同牙面，细菌黏附的种类不尽相同。一种细菌定居于某一特殊部位的现象称为细菌的选择性黏附，根据定量检查口腔内各部位的细菌分布可以发现这种现象。唾液链球菌在舌背上定居最多，在牙面菌斑中含量较少。牙面菌斑中则有大量血链球菌和变异链球菌；产黑色素类的厌氧菌：牙龈卟啉单胞菌、中间普雷沃菌、杆菌则主要定居在龈沟内。变异链球菌与牙釉质龋的发生关系甚密，放线菌则多见于牙骨质龋的牙菌斑生物膜中。牙周炎患者的龈缘菌斑内含大量的放线菌、韦荣球菌、梭杆菌、月形单胞菌、二氧化碳噬纤维菌和中间普雷沃菌。牙周病患者的龈下菌斑细菌组成却不一样，青少年牙周炎的龈下菌斑内以伴放线放线杆菌和生痰二氧化碳噬纤维菌居多，严重牙周炎患者龈下菌斑中牙龈卟啉单胞菌、微小消化链球菌、梭杆菌、月形单胞菌和螺旋体的数量明显增加。

（三）细菌对牙面的集聚

一种细菌黏附于另一种细菌的表面称之为集聚（aggregation）。细菌间通过集聚互相黏附，这种集聚作用是牙菌斑生物膜形成所不可缺少的。细菌之间的互相黏附有2种情况：

1. 细菌间通过自身合成的细胞外聚合物而相互黏附　牙菌斑生物膜中变异链球菌之间的黏附就与变异链球菌合成的细胞外葡聚糖有关。不同种细菌直接黏附在一起，这种黏附形成了牙菌斑生物膜中细菌的谷穗样集聚，球菌或杆菌直接黏附在丝状菌菌体表面。

2. 细菌与宿主的聚合物相互作用　这种相互作用使细菌容易集聚在牙菌斑生物膜中。血链球菌和缓症链球菌与唾液中的聚合物，如糖蛋白、类黏蛋白、白蛋白相互作用，促进细菌在牙菌斑生物膜中集聚。

由于细菌的集聚，牙齿表面就形成若干小菌落，与此同时，细菌周围又有唾液蛋白质沉淀。细菌合成的细胞外多糖也参与牙菌斑生物膜基质的形成，随着时间的增长，牙菌斑生物膜内逐渐有丝状菌和其他细菌进入。

（四）牙菌斑生物膜的成熟

刚形成的牙菌斑生物膜结构比较疏松，随着牙菌斑生物膜逐渐成熟，细菌排列成行而紧密。而基质则形成一致密的蛋白多糖网，其间只有有限的空隙可供小分子物质通过，大分子物质被排斥在外。为了更好地获取营养，细菌只好重新排列，丝状菌彼此平行并与牙面呈垂直排列，形成栅栏状结构（图3-7），球菌和杆菌分散和黏附在栅栏状结构（palisade structure）上。牙菌斑生物膜成熟过程中出现以丝状菌为中心，球菌、杆菌紧密黏附在其表面形成谷穗状结构（图3-8）。栅栏状结构和谷穗状结构的形成有利于牙菌斑生物膜深层细菌获得营养物质和氧，

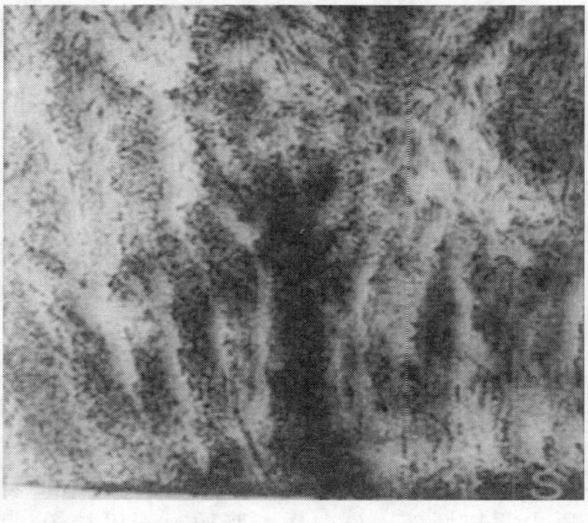

图3-7　栅栏状结构

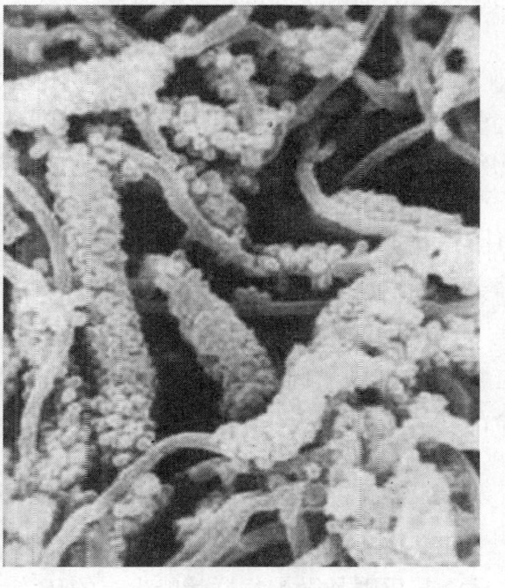

图3-8　谷穗状结构

同时增大了细菌的黏附面积，这两种结构被认为是牙菌斑生物膜成熟的重要标记。

一个成熟的牙菌斑生物膜必须具备3个基本结构，即基底层、中间层和外层。采用人工菌斑模型技术对牙菌斑生物膜的发育进行动态观察发现，牙菌斑生物膜成熟时间一般需要7~14天。

二、牙菌斑生物膜的基本结构

牙菌斑生物膜的结构比较复杂，可因所在部位、形成时间、食物性质和口腔卫生的不同而有差异。牙菌斑生物膜的基本结构可分为三层结构（图3-9）或四层结构。

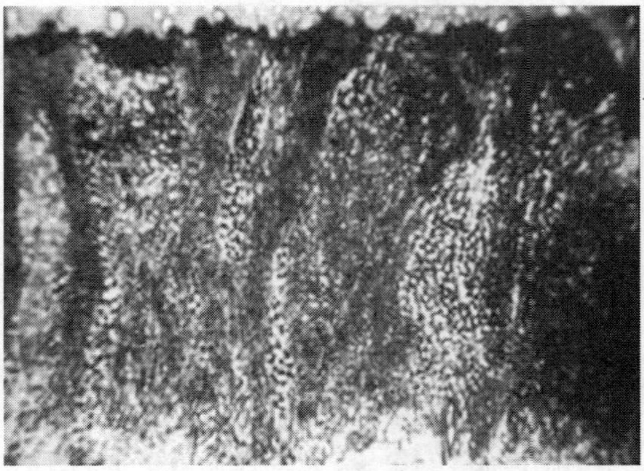

图3-9　牙菌斑生物膜的基本结构

（一）基底层

基底层是指牙菌斑生物膜紧靠牙面的一层无细胞的均质性结构。其染色反应较恒定，苏木精-伊红（HE）染色呈红色，过碘酸希夫（PAS）染色呈强阳性，苏木精染色呈褐蓝色或黑色，赤藓红染色呈深红色或紫色。基底层厚度一般在0.1~1.0μm。目前认为，这一层实质上就是获得性膜。

牙齿萌出时，牙釉质表面有一层釉小皮。咬合面的这层釉小皮在咀嚼过程中逐渐被磨损掉，牙颈部釉小皮则仍然保留着。观察牙菌斑生物膜基底层时，这层结构与获得性膜很难区分，有时使基底层显得很厚。

（二）中间层

中间层是牙菌斑生物膜的主体部分，由黏附在获得性膜上的丝状菌彼此平行排列，且与牙齿表面垂直构成。丝状菌之间有大量球菌、杆菌分布或互相黏附。有时平行排列的丝状菌迫使球菌排成链状，形似栅栏，称为栅栏状结构。栅栏状结构是成熟菌斑的基本结构，为生物膜深层的细菌获得营养提供通道。

（三）表层

表层是牙菌斑生物膜靠近口腔的一层，又称外层。牙菌斑生物膜的表层结构比较疏松，细菌组成复杂，变动较大，球菌和丝状菌互相交织，短杆菌穿插其间。此外，表层还含有食物残渣、脱落上皮细胞等。不同部位的牙菌斑表层厚度不一，如沟裂菌斑的表层较薄。

在牙菌斑生物膜表层可以看到谷穗状结构，以丝状菌为中心，周围有许多革兰阳性球菌黏附在其表面。还可以看到以谷穗为中心，周围有长杆菌黏附的瓶刷（bristle brush）样结构。前者多见于沟裂菌斑表层，后者则多见于邻面菌斑的表层，尤其是龈下菌斑。

透射电镜观察牙菌斑生物膜表层结构，可以看到细菌细胞分裂、增殖、衰亡现象。衰亡细胞细胞质固缩、形态不完整，称为血影细胞，说明牙菌斑生物膜内确实存在着生命活动。

三、牙菌斑生物膜的组成

牙菌斑生物膜的组成可以分为两大类，包括微生物群体和基质。微生物群构成牙菌斑的主体，基质则是微生物群赖以生存的环境。基质主要包括糖、蛋白质、脂质、无机盐等。由于牙菌斑生物膜的组成受环境影响较大，不同部位的牙菌斑生物膜其微生物、化学组成可以不同，牙菌斑生物膜的组成易受到口腔微生物种类、数量、食物等多方面因素的影响。

（一）牙菌斑微生物的组成特点

牙菌斑生物膜是以细菌为主体的生态环境，细菌占菌斑容量的60%~70%，研究表明，每毫克湿牙菌斑含有10^8以上的细菌。牙菌斑生物膜内还有少量的酵母菌、真菌、病毒和支原体。

1. 细菌的种类繁多　牙菌斑生物膜内细菌种类约200~400种，仅有1%~10%是可培养的，其中以厌氧菌占优势，可培养的主要细菌有：革兰阳性球菌，如微球菌、葡萄球菌、变异链球菌、米氏链球菌、消化链球菌、缓症链球菌、唾液链球菌和血链球菌；革兰阳性杆菌，如黏性放线菌、丙酸杆菌、溶牙放线菌、优杆菌、内氏放线菌、乳杆菌、衣氏放线菌、双歧杆菌、龋齿罗氏菌、奴卡菌和棒杆菌；革兰阴性球菌，如奈瑟球菌、韦荣球菌；革兰阴性杆菌，如丝状菌、嗜血菌、梭杆菌、颊纤毛菌、卟啉单胞菌、普雷沃菌、拟杆菌、弯曲菌和伴放线放线杆菌；革兰阴性螺旋体，如密螺旋体。

2. 微生物种类的差异　随着年龄、健康状况、饮食习惯、口腔卫生、牙齿、牙菌斑生物膜的成熟程度以及层次等因素的影响，牙菌斑生物膜生存的局部生态环境差异较大，决定了牙菌斑生物膜中微生物种类差异较大。

牙菌斑生物膜细菌种类差异性确定了自然菌斑中不同细菌的确切位置很重要。将细菌用特殊的荧光抗体标记后显示，最早黏附在牙齿表面上的细菌通常是需氧球菌，或者是兼性菌，如血链球菌。随着牙菌斑生物膜厚度的增加，厌氧菌数量不断增加，使不同层菌斑细菌组成出现差异。

龋病损害的深层，变异链球菌的数量比覆盖在邻面龋洞上的菌斑中多。儿童牙齿邻面菌斑中的主要细菌是放线菌、链球菌、韦荣球菌和拟杆菌，约占活菌的80%。在根面龋，牙菌斑生物膜中的主要细菌是黏性放线菌、变异链球菌、血链球菌、龋齿罗氏菌。咬合面沟裂菌斑中则主要是革兰阳性球菌和杆菌，梭杆菌和螺旋体少见。

（二）牙菌斑生物膜的化学组成

牙菌斑生物膜的化学组成易受到食物成分特别是碳水化合物的影响，同时也与个体、牙菌斑生物膜所处的部位以及研究方法有关。

水占菌斑体积的30%~50%，质量分数达80%。其中质量分数为50%的水在细菌细胞内，其余30%在菌斑基质中。基质中的水大约25%呈游离状态，剩余部分与蛋白质结合呈结合状态。

蛋白质占菌斑干质量分数的40%~50%，主要来自宿主的唾液和龈沟液，少量来自细菌。来自宿主的蛋白质有唾液糖蛋白；免疫球蛋白，包括IgA、IgG和IgM，IgA约占总蛋白质量分数的1.8%~2.7%；溶菌酶、淀粉酶、白蛋白、乳铁质等。细菌蛋白质则包括细菌本身的结构蛋白以及细菌产生的酶，如糖基转移酶、胶原酶、透明质酸酶和蛋白酶。

牙菌斑生物膜中还含有一定量的苏氨酸、缬氨酸、甲硫氨酸、酪氨酸和苯丙氨酸。

菌斑糖可来源于食物或细菌，糖包括低分子可溶性糖，如单糖、双糖、低聚糖和多糖。菌斑多糖有两种形式，一是细胞内多糖（intracellularpolysaccharides，IPS），存在于细菌体内，作为一种储能形式，当外源性糖提供不足时，为牙菌斑生物膜细菌的新陈代谢提供能源。另一种是细胞外多糖（extracellular polysaccharides，EPS），存在于细菌体外，主要有葡聚糖、果聚糖和少量的杂聚糖。细胞外多糖分为水溶性和水不溶性两种。果聚糖和含α-1,6-糖苷键为主的葡聚糖（右旋糖酐，dextran）是水溶性的；而含α-1，3键为主的葡聚糖（变聚糖，

mutan）是水不溶性的。

脂质多位于菌斑基质中，主要有磷脂、糖脂和中性脂。中性脂包括游离脂肪酸、三酰甘油、胆固醇和胆固醇脂。菌斑脂质同牙菌斑生物膜的矿化对细菌与牙齿表面的黏附有一定影响。

牙菌斑生物膜中主要无机质有钙、磷、镁、钠、钾及少量的铜、铁等，一部分位于细菌细胞内，一部分位于菌斑液中。牙菌斑生物膜具有集中钙、磷、氟的能力，钙、磷含量明显高于唾液。

（三）影响牙菌斑生物膜组成的因素

牙菌斑生物膜是一个特殊的生态环境，微生物在其中生长、繁殖、代谢，细菌之间、细菌与宿主之间处于动态平衡状态。当正常菌群之间失去相互制约，或牙菌斑生物膜微生物与宿主平衡失调可以引起疾病。

1. 微生物　微生物是牙菌斑生物膜生态系的主体，微生物之间的共生、竞争和拮抗必然会影响正常菌群的生态平衡关系。

共生作用是指多种微生物共同栖于同一生态环境中，彼此联系、彼此获益的生态关系。牙菌斑生物膜内微生物之间的共生作用调节着菌斑的生态组成。生物膜中兼性菌和需氧菌对氧的利用有利于专性厌氧菌的生长；韦荣球菌将其他细菌产生的强酸转化为弱酸，缓解了生物膜内的酸性环境，有利于非耐酸菌的生长，同时降低了有机酸对牙齿表面的脱矿作用，血链球菌在生长过程中产生的对氨基苯甲酸正是变异链球菌生长所必需的。棒杆菌合成的维生素K，可供产黑色素类厌氧杆菌生长所用。

变异链球菌与白假丝酵母菌混合培养时，牙菌斑生物膜细菌总量增加，乳杆菌、缓症链球菌和奈瑟球菌与变异链球菌混合培养，则牙菌斑生物膜细菌总量减少，表明口腔微生物之间存在的共生、竞争和拮抗关系。

拮抗作用是微生物生长在同一环境时，一些微生物的代谢产物抑制另一些微生物生长的现象，即微生物之间的相互制约。牙菌斑生物膜中的一种微生物可以产生不利于另一种微生物生存的代谢产物，这些产物可以改变其生长环境。改变氢离子浓度、渗透压、氧和二氧化碳张力，或产生毒素样物质，干扰某些微生物的生长和代谢等。

2. 有机酸　细菌产生的有机酸不断降低菌斑pH，可抑制非耐酸菌的生长。变异链球菌的变异菌株在pH5.0时不能生存，也不黏附在牙齿表面，失去了致龋力。菌斑pH是调节菌斑生态平衡的重要因子。当菌斑pH为4.5以下时，乳杆菌、酵母菌能生存；菌斑pH为5.0时，放线菌、链球菌可以生存；菌斑pH6.0~8.0时，几乎所有的菌斑细菌都能生存；菌斑pH9.0，乳酸杆菌和奈瑟球菌不能生存；菌斑pH9.5时，放线菌、韦荣球菌、梭杆菌、酵母菌和一些链球菌可以生存，但数量较少。

3. 过氧化氢　过氧化氢（H_2O_2）是一种非特异性抗菌药物，低浓度时有抑菌作用，高浓度时能杀菌。外源性H_2O_2有明显的抗菌斑作用，牙菌斑生物膜中链球菌、乳杆菌在有氧条件下可以产生H_2O_2。血液链球菌产生的H_2O_2可以抑制放线菌的生长，在牙菌斑生物膜形成的初期，血液链球菌在高氧压环境下，能竞争性地抑制其他细菌而首先黏附于牙齿表面。唾液链球菌、缓症链球菌也可以合成H_2O_2，在调节牙菌斑生物膜生态平衡中起一定的作用。

4. 细菌素　细菌素是由具有染色体外基因的细菌合成的一种杀菌能力极强的蛋白质，通过抑制蛋白质合成，影响DNA代谢，杀伤细菌细胞。牙菌斑生物膜中既有产细菌素的细菌，又有对细菌素敏感的细菌。黏性放线菌对变异链球菌的细菌素十分敏感，这种细菌素能有效阻止黏性放线菌对牙齿表面的黏附。血链球菌产生的细菌素对非溶血性链球菌、乳杆菌、棒杆菌和放线菌的生长有明显的抑制作用。各血清型变异链球菌都可以合成细菌素，并且能抑制血链球菌、放线菌，生态学意义在于牙菌斑生物膜中变异链球菌增加，常伴有血链球菌的减少。变异链球菌血清C型是主要的致龋菌，其产生的细菌素最多，这可能是变异链球菌血清C型最多见的原因之一。

5. 唾液　唾液中既含有丰富的氨基酸、蛋白质、碳水化合物、维生素和微量元素，又有适宜的pH、温度、湿度，为口腔微生物的生长以及牙菌斑生物膜的形成提供了最佳的环境条件。唾液中也还存在着一些别的物质，调节着牙菌斑生物膜的组成。

唾液乳过氧化物酶系统包括乳过氧化物酶、硫氰酸盐（SCN-1）和过氧化氢，其催化产生亚硫氰酸盐（OSCN-1）是一种毒性产物，可以使细菌糖代谢所需的酶失活，有效地终止糖代谢，干扰有机酸的产生。很少量的亚硫氰酸盐可以完全抑制变异链球菌利用葡萄糖产酸。乳过氧化物酶的另一种调节作用是可以与细菌触酶竞争H_2O_2，阻止H_2O_2对细菌的破坏作用。

唾液溶菌酶是一种相对分子质量较低的酶，可以水解细菌细胞壁的乙酰胞壁酸和乙酰葡糖胺之间的β-1, 4糖苷键，具有选择性的抑菌作用。唾液溶菌酶对变异链球菌有抑制作用，牙菌斑生物膜中溶菌酶含量是唾液含量的15倍。并非所有的菌斑微生物对溶菌酶都敏感，溶菌酶正是通过抑制敏感菌，促进不敏感菌的生长，调节牙菌斑生物膜的生态组成的。

唾液中免疫球蛋白通过影响牙菌斑生物膜中各细菌之间的平衡，参与牙菌斑生物膜细菌生态组成的调节。SIgA通过凝集细菌细胞改变细菌对牙齿表面的黏附和定居能力，影响细菌黏附与定植。唾液中的免疫活性物质如纤维连接蛋白（fibronectin，FN）能黏附到细菌表面，阻止变异链球菌和其他链球菌黏附到获得性膜上，干扰牙菌斑生物膜的形成。

乳铁蛋白是唾液中的一种热稳定蛋白质，对大多数细菌有抑制作用。该蛋白质有较强的螯合铁能力，能摄取细菌细胞中的铁，抑制细菌的生长。乳铁蛋白能完全抑制变异链球菌的生长。

6. 碳水化合物　碳水化合物是牙菌斑生物膜代谢的主要物质基础。细菌利用碳水化合物产生酸，酸的堆积部位就是牙菌斑生物膜中耐酸菌的生态优势区。牙菌斑生物膜摄取糖是间断性的，细菌要适应这种环境。碳水化合物变化也可能破坏牙菌斑生物膜的生态平衡，影响其生态组成。

蔗糖使牙菌斑生物膜中变异链球菌、乳杆菌数量增加。通过研究麦芽糖、蔗糖对老年人牙菌斑生物膜细菌组成的影响发现，蔗糖组厌氧菌总量明显低于麦芽糖组，以血链球菌、缓症链球菌最多。高麦芽糖食物减少菌斑中变异链球菌的数量。高蔗糖食物并不增加牙菌斑生物膜总量，增加变异链球菌、乳杆菌，对血液链球菌无作用。牙菌斑生物膜中血链球菌的血清型受到食物含糖量的影响，葡萄糖使血链球菌以能水解七叶苷、发酵棉子糖的菌株为主，蔗糖则使血链球菌以不水解七叶苷和发酵棉子糖的菌株为主。精氨酸可以促进血链球菌和米氏链球菌的生长。

四、牙菌斑生物膜的物质代谢

牙菌斑生物膜的物质代谢是指发生在牙菌斑生物膜内的各种生物化学代谢活动。一个成熟的牙菌斑生物膜除具有一定形态结构外，还可以进行各种复杂的代谢活动。在条件改变时，其代谢产物能破坏机体组织而导致疾病的发生。

（一）糖分解代谢

牙菌斑生物膜内的糖代谢十分活跃，其代谢产物有机酸、多糖与龋病发生都有着十分密切的关系。牙菌斑生物膜内的糖代谢过程十分复杂，需经过许多中间过程。在细菌体内进行糖分解代谢的一个共同过程是产生丙酮酸盐。新形成的牙菌斑生物膜结构疏松，口腔中的氧容易扩散进入内部，丙酮酸盐完全氧化生成水和二氧化碳。ATP的产生为细菌的生长繁殖和代谢活动提供了所需能源。

牙菌斑生物膜结构致密，内部较深的部位得不到氧，氧不易进入牙菌斑生物膜的深层结构中。牙菌斑生物膜外层的需氧菌消耗氧，使深层得不到氧成为缺氧环境。当细菌在厌氧条件下以糖作为代谢底物时，可以经无氧酵解过程产生各种有机酸，同时释放能量。牙菌斑生物膜内能产生多种有机酸，如乳酸、甲酸、乙酸、丙酸、丁酸和戊酸，这些酸可以使牙齿硬组织出现损害。

糖的无氧代谢过程如下式：

$$葡萄糖 \rightarrow ATP + 乳酸$$

在不同的生长条件下，丙酮酸除通过乳酸脱氢酶（LDH）还原成乳酸盐外，还有另一条生化途径，即在丙酮酸甲酸裂解酶（PFL）作用下分解为甲酸和乙酰辅酶A。

当牙菌斑生物膜处于丰富含糖环境，受高浓度2-磷酸果糖（FDP）的作用，乳酸脱氢酶活性增强。同时，在高浓度3-磷酸甘油醛（G3P）的作用下，PFL受抑制。当牙菌斑生物膜中蔗糖浓度较高时，牙菌斑生物膜中乳酸浓度增加。当环境中糖浓度低或牙菌斑生物膜中细菌处于生长状态而糖又受到限制时，细胞内FDP和G3P的浓度下降，分别解除了对LDH的刺激以及对PFL的抑制。这些细菌细胞诱导PFL的合成，形成较多的乙酸、乙醇和甲醇，乳酸数量则明显减少。

淀粉是食物中碳水化合物的主要成分，在口内可以迅速水解为麦芽糖、麦芽三糖和少量糊精。麦芽糖分解后的产酸能力明显低于蔗糖和葡萄糖，麦芽醇和麦芽三醇在牙菌斑生物膜产酸过程起抑制作用。麦芽三醇不仅抑制α-淀粉酶活性，也影响葡萄糖和麦芽糖的水解，还抑制糖的分解或其他各种代谢途径。唾液中乳过氧化物酶抗菌系统也抑制牙菌斑生物膜内糖分解过程。

（二）糖合成代谢

合成代谢是牙菌斑生物膜内重要的糖代谢，包括细胞内多糖合成和细胞外多糖合成，多糖的合成为牙菌斑生物膜的代谢提供了物质基础。

细菌与其他细胞一样含有生命必需的生物聚合体（biopolymer），包括核酸、蛋白质、碳水化合物和脂质。在牙菌斑生物膜内，多数细菌可将糖类转化为细胞内多糖（IPS），包括糖原和支链淀粉。在细胞内，多糖常以糖原的形式贮存。细胞内多糖的合成往往是在外源性糖供给充足时，以多糖形式贮存能源和碳源。一旦外源性能源供应不足而难以维持牙菌斑生物膜的需要，细菌便可以利用贮存的多糖，以保证细菌代谢所需的能源、碳源的持续供给。

牙菌斑生物膜中的一些细菌产生的糖基转移酶作用于糖类，尤其是作用于蔗糖，在细菌细胞外产生细胞外多糖（EPS）。细胞外多糖分为水溶性细胞外多糖和水不溶性细胞外多糖两类。

水溶性细胞外多糖（soluble EPS）溶于水，易被细菌利用，作为外源性糖供应不足时牙菌斑生物膜持续代谢的底物，其作用如同细胞内多糖，是牙菌斑生物膜内能源和碳源的贮存形成。包括α-1,6糖苷键葡聚糖（右旋糖酐）、β-2,6糖苷键果聚糖（左旋糖酐，levan）。这两种常见多糖的合成过程如下式：

$$\text{蔗糖}\xrightarrow{\text{蔗糖基转移酶}}\text{葡聚糖}+\text{果糖}$$

$$\text{蔗糖}\xrightarrow{\text{果糖基转移酶}}\text{果聚糖}+\text{葡萄糖}$$

水不溶性细胞外多糖（insoluble EPS）不溶于水，不能作为牙菌斑生物膜的能源贮存，参与生物膜基质的形成。这类多糖分子量大、结构高度分支、互相交联、黏性大和不溶于水，对细菌在牙齿表面的黏附以及细菌之间的黏附起十分重要的作用。它包括α-1,3糖苷键葡聚糖（glucan）、变异链球菌合成的变聚糖以及β-2,1糖苷键葡聚糖。

牙菌斑生物膜内的糖类代谢是相当活跃的，这些代谢归纳起来有以下主要作用：①作为细菌细胞的组成部分，参与细胞膜结构；②为细菌体内能源贮存，当牙菌斑外源性糖供应不足时可被细胞分解利用，维持代谢的持续性；③构成牙菌斑基质，对细菌黏附、集聚及生物膜形成起重要作用。图3-10为牙菌斑生物膜内的糖代谢过程。

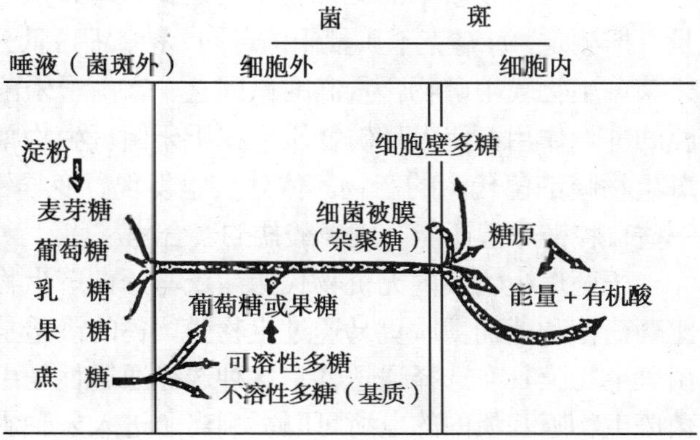

图3-10　牙菌斑生物膜内的糖代谢

（三）氨基酸代谢

牙菌斑生物膜中蛋白质含量约为0.416g/L，以细菌细胞蛋白质和与细菌细胞壁紧密结合的酶、变性的基质结构蛋白、溶解在细胞外的水溶性蛋白3种形式存在。在牙菌斑生物膜中还发现了许多游离氨基酸，如谷氨酸、天门冬氨酸、鸟氨酸、赖氨酸、脯氨酸、丙氨酸、甘氨酸、苏氨酸和丝氨酸，其中以谷氨酸和天门冬氨酸含量最大，占贮存氨基酸质量的50%以上，存在于生物膜内的氨基酸同样具有细胞转氨的作用。

牙菌斑生物膜中的尿素和葡萄糖合成丙氨酸。尿素提供氨基，葡萄糖提供丙酮酸分子并转化成丙氨酸。口腔链球菌、乳杆菌能够产生精氨酸脱氢酶，使精氨酸胍基水解产生鸟氨酸、CO_2和2分子氨。1mol精氨酸合成1mol ATP。在外源性碳水化合物供给不足时，具有精氨酸脱氢酶系统的细菌可以利用精氨酸替代糖进行代谢，代谢产物为碱性而不是酸性。一些拟杆菌在含有水解蛋白质的培养基内生长很好，并能产生几种挥发性有机酸作为代谢的终产物。由氨基酸分解产生的酸有乙酸、丙酮酸、丁酸、缬氨酸。有的氨基酸因含氮、碳比例高于其他氨基酸，分解后产生碱性物质。

（四）碱性物质代谢

牙菌斑生物膜内的碱性物质代谢活动也比较活跃。当牙菌斑生物膜处于饥饿状态时，生物膜内尿素酶能够将唾液中的尿素分解为氨和二氧化碳，使菌斑pH上升。牙菌斑生物膜细菌可以利用氨基酸。如果氨基酸发生脱氨基作用，产生氨和酮酸，由于酮酸的酸性比氨基酸的碱性强，菌斑pH下降。如果氨基酸发生脱羧基作用，产生氨，使菌斑pH上升。牙菌斑生物膜内的碱性物质代谢是龋病的自然防御过程。0.1%的尿素能消除6%的葡萄糖，在牙菌斑生物膜内产生的酸性产物，在4~5小时内使菌斑pH保持在7.1~8.0。

牙结石的形成与牙菌斑生物膜内碱的产生关系密切，由于矿盐沉积，牙菌斑生物膜逐渐矿化变硬，牙结石是牙菌斑生物膜矿化的结果。一般来说，在牙菌斑生物膜形成4~8小时矿化即已开始，到12天时牙菌斑生物膜已矿化60%~90%，又可以形成新的牙菌斑生物膜。牙菌斑生物膜形成与矿化继续不断地进行，牙结石的体积逐渐增大。受口腔中唾液清洗和食物摩擦等因素的影响，牙结石的体积不会无限制地增大。唾液和龈沟液中的矿物盐是牙菌斑矿化过程中无机物的主要来源，牙菌斑生物膜基质中的糖蛋白复合物在矿化中起钙化核的作用，由小的钙化点逐渐成为大的钙化团块。钙化是由牙菌斑生物膜细菌产生的，在牙结石中已经查出34种细菌，如血液链球菌、奈瑟球菌、黏性放线菌、弯曲菌、产黑色素拟杆菌、唾液链球菌和小韦荣球菌等。

（五）无机物代谢

牙菌斑生物膜中的无机物主要是钙、磷、氟、镁、钠、钾等，其含量均高于唾液中的含量。据测定，每毫克干质量牙菌斑内，钠、钾含量分别为1.3μg和2.4μg，为唾液含量的4~6倍。牙菌斑生物膜中矿物含量高的原因之一，由于牙菌斑生物膜起着阻挡牙齿表面离子扩散至口腔的屏障作用，使大量矿物质堆积于牙菌斑生物膜中。另一因素是这些矿物质本身又是牙菌斑生物膜细菌代谢的产物。体外实验发现，变异链球菌和血链球菌能形成细胞内羟磷灰石，一些口腔链球菌还能合成磷酸盐的聚合物。

牙菌斑生物膜内无机物代谢活跃与牙菌斑生物膜渗透性的选择性有密切的关系。钙、磷比葡萄糖和葡萄糖胺更易透过生物膜，钙的渗透量超过磷酸盐。钙、磷的渗透性强，说明牙菌斑生物膜具有选择通透性，这种选择通透性是由离子电荷相互作用及离子大小决定的。牙菌斑生物膜基质内的电荷可以影响离子进入牙釉质表面。如用含铵的化合物制成含漱液，漱口后，牙菌斑生物膜内钙、磷和蛋白质浓度升高，镁的浓度下降。用低浓度的铜和锌反复漱口，测定牙菌斑生物膜内铜和锌的滞留情况。连续冲洗多次，生物膜内酸的生成明显减少，铜和锌平均含量升高10倍以上，铜和锌可以抑制牙菌斑生物膜内酸的生成。

牙菌斑生物膜内含有高浓度的氟化物，大约为（6~179）$\times 10^{-6}$（6~179ppm）。在大多数牙菌斑生物膜内，氟化物不是离子状态，而是以结合形式——氟磷灰石的形式存在。牙菌斑生物膜中氟的来源可能是唾液、龈沟液、饮水氟或其他用氟途径。牙菌斑生物膜内氟化钠的扩散系数为0.42cm^2/s。氟化物可抑制牙菌斑生物膜中一些细菌产生的糖代谢酶的活性，如磷酸酶、己糖激酶、烯醇化酶等，影响牙菌斑生物膜内糖的代谢，减少有机酸产生。氟化物浓度在3.6×10^{-6}mol/L，可以完全抑制外源性葡萄糖的代谢，而内源性糖原降解速度下降较小。氟化物可以降低在糖原分解和葡萄糖酵解过程中酶的活性，这种明显的抑制作用发生在6-磷酸葡萄糖形成之前。

五、微生物相互作用对牙菌斑生物膜性质的影响

牙菌斑生物膜细菌的相互作用可以影响细菌对抗生素的相对敏感性。研究发现，含有变异链球菌和小韦荣球菌的体外生物膜比只含有单种细菌的生物膜对氯己定有更强的抵抗力。虽然这种变化的分子学基础尚不清楚，但这两种细菌的共同作用应该是导致这种变化的原因。

动物实验发现两种或两种以上口腔细菌的协同作用可增强毒力。在小鼠脓肿模型中，牙龈卟啉单胞菌和福塞斯坦纳菌的多重感染可导致比单菌种感染更大的病损以及更高的死亡率。牙龈卟啉单胞菌与具核梭杆菌，牙龈卟啉单胞菌与齿垢密螺旋体，牙龈卟啉单胞菌与伴放线放线杆菌的协同作用也由小鼠脓肿模型证实。虽然合作代谢相互作用可能不能完全解释多重感染的毒力增强，但具有促进病原菌生长，导致或加速感染过程。变异链球菌与戈登链球菌这两种共生的口腔链球菌常常具有相反的性质。戈登链球菌可以通过失活感受态刺激肽（CSP）来拮抗一些变异链球菌的群体感应依赖机制。CSP失活后，变异链球菌对一系列抗生

素的抵抗作用也减弱了。因此，戈登链球菌可以通过增加变异链球菌对内源性抗生素如富组蛋白的敏感性拮抗变异链球菌在生物膜中的定植。

六、微生物相互作用对牙菌斑生物膜组成菌定位的影响

牙菌斑生物膜成员间的许多不同相互作用的证实提示，这些作用的网状效应可能影响特定生物在生物膜结构中的定位与定植。使用荧光染色的细胞，观察到体外生物膜中牙龈卟啉单胞菌往往定植于戈登链球菌集聚的区域。一些生物在生物膜中的分布并非是随机散布的。这可能是一些生物膜中的“先锋菌”通过一些之前描述过的积极相互作用定植的结果。一种生物对另一种生物的消极作用也可能导致两种细菌的彼此分离。在牙菌斑生物膜中变异链球菌与血链球菌应处于不同的区域。

生物膜中细菌通过集聚可以使居住地合理化。Gibbons等早期研究证实一些特定的口腔细菌可以彼此集聚。牙龈卟啉单胞菌可以与一些口腔链球菌集聚，由这些口腔链球菌组成的生物膜上定植。提示这可能是牙龈卟啉单胞菌进入早期主要由链球菌构成的菌斑的重要机制。牙龈卟啉单胞菌与口腔链球菌的集聚提高了两者在生物膜中定植的能力。一些不参与生物膜形成的细菌，在有某些潜在协同菌的情况下亦可形成生物膜。齿垢密螺旋体在大多数内表面并不能形成生物膜，牙龈卟啉单胞菌则可稳定形成生物膜。密螺旋体亦可进入生物膜中，位于牙龈卟啉单胞菌的周围。在内表面定植能力很弱的福塞斯坦纳菌在具核梭杆菌存在的情况下也可进入生物膜。这种协同作用在体内生物膜形成中具有重要意义，这两对微生物常常在同一菌斑中被观察到相互关联。

七、信号传导对牙菌斑生物膜形成的影响

信号传导在单种属生物膜形成中发挥作用。在受到其他可代谢或运输信号分子的前驱生物膜成员的干扰时，产生此分子的生物可能会被拮抗。群体感应调节分子AI-2被认为是一种生物膜异种细菌间的潜在信号分子，AI-2合酶基因luxS无处不在，许多微生物都具有，包括口腔细菌。口腔中一种微生物可以弥补另一种属微生物的luxS介导缺陷，提示AI-2分子的跨种属的属性。AI-2信号分子是体外混合生物膜形成所必需的。在这一模型系统中，AI-2的存在被证明是牙龈卟啉单胞菌-戈登链球菌形成生物膜所需的成分。

当两个菌株均为luxS突变时，无法形成混合生物膜，若只有一方为突变株，则可形成生物膜。这种相互作用对牙龈卟啉单胞菌进入革兰阳性微生物占优势的早期生物膜中非常重要。研究证实，AI-2也介导了口腔链球菌和内氏放线菌共生生物膜的形成，AI-2具有一个最佳浓度，高于或低于此浓度都将抑制生物膜的形成。可以认为AI-2介导了口腔生物膜中的相互作用。

Merritt发现，敲除变异链球菌的luxS将破坏高细胞密度时变链素Ⅰ的产生。通过基因芯片分析，一个被Los Alamos国家实验室口腔病原序列数据库注册为Smu1274的推定转录抑制剂被识别，在*luxS*突变时会被明显诱发。Smu1274被命名为独立诱导因子*irvA*，被认为能够发挥可诱导抑制剂的作用抑制变链素Ⅰ基因表达。*luxA*及*irvA*双突变株重获产生变链素Ⅰ的能力，不过产*irvA*菌株的变链素Ⅰ产生被削弱了。这些发现提示了群体感应在变链素产生中的作用，显露了变异链球菌在口腔微生物群落生态平衡活动中的一条新的调控途径。

大多数口腔链球菌，包括变异链球菌、戈登链球菌和血链球菌，均表达CSP介导的信号转导系统。这些分子显示出高度种属特异性，一种微生物的CSP不会干扰另一种不同CSP分子的活动。一些戈登链球菌菌株可以抑制变异链球菌的CSP依赖性。这是由戈登链球菌产生

的一种叫challisin的蛋白酶所介导的，challisin抑制变异链球菌产生CSP。这便增加了其他具有高度蛋白水解能力的牙菌斑干扰致龋链球菌和其他使用多肽信号分子的细菌信号转导机制的可能性。已被证实牙龈卟啉单胞菌可以干扰变异链球菌的活性依赖转化。

戈登链球菌和非典型韦荣球菌之间的信号传递最近也通过体外生物膜系统进行了描述，证实了定植在信号传递中的重要性以及局部信号分子浓度的关键作用。

对生物膜生理具有重要作用和进化重要性的相互作用是生物膜成员间的基因互换。多种细菌基因组测序数据的积累使得生态微环境中基因水平传递，牙菌斑生物膜中的组成菌紧密接触是其具有基因交换的传导性。

对一些口腔细菌的基因组测序证实了一些微生物如牙龈卟啉单胞菌染色体上“致病岛”的存在，该区域的G+C比与染色体其余部分有差异，提示这些特殊的基因序列可能是从其他微生物转移至牙龈卟啉单胞菌。一些牙龈卟啉单胞菌菌株间的染色体DNA可进行转移。虽然这种交换没有直接在牙菌斑生物膜中观察到，但生物膜各种细菌相互间的紧密邻接使得这种相互作用具有高度可行性。口腔细菌与非口腔定植的过路菌之间抗药性标志物的交换也具有显著的药理意义。

介导基因交换的潜在机制可能包括结合、转化和转导。涉及口腔链球菌的结合早在30年前已被证实——虽然不是直接在生物膜中。浮游状态下口腔链球菌间的质粒转化也已被证实。最近一项体外生物膜研究显示，存在于齿垢密螺旋体中的梭状质粒可转化到戈登链球菌中。生物膜中具有自然转化性的口腔链球菌间可进行染色体片段交换。体外生物膜中，变异链球菌溶解释放出的DNA片段可转化邻近接触的细胞。虽然转导已在个别口腔细菌中证实，尚未观察到由噬菌体介导的不同种属间的基因交换。从生物膜单个细菌的实验结果看，牙菌斑生物膜中的基因交换是有可能发生的。

Kreth等研究了口腔细菌群落的基因交换。变异链球菌CSP诱导活性和产变链素基因的协调表达。变异链球菌和获得了梭状质粒的戈登链球菌混合培养中，质粒DNA通过CSP和变链素Ⅳ依赖方式从戈登链球菌传送到了变异链球菌。进一步分析证实，纯化变链素Ⅳ提取物可增加戈登链球菌释放DNA。在这些发现的基础上推测，口腔生物膜中的变异链球菌可以利用活性诱导变链素的产生获得相同微环境中不同种属细菌的转化DNA。这一假说与已被证实的不同变异链球菌菌株间广泛存在的基因多态性是一致的。这种多态性可能是大量水平基因传递的结果。

八、组群相互作用对牙菌斑生物膜毒力的影响

细菌间相互作用可以影响一种细菌或一组相关细菌的生长。这种相互作用也可对生物膜成员的毒力特性产生特殊影响，从而改变生物膜的总体致病性。牙菌斑生物膜中能够中和变异链球菌酸性代谢产物的细菌可以减低生物膜的致龋性，可能通过代谢乳酸或产生碱来实现。后者包括产生氨，以及一些菌斑微生物的尿素酶表达。由于唾液中存在显著比例的尿素，尿素酶可以将其转化为氨。

细菌毒力因子的表达受到严格调控。在一些情况下这种调控依赖于群体感应机制。这种机制要么依赖特定的调节剂如链球菌和铜绿假单胞菌群体感应中的调节剂，可能依赖于AI-2这样的表达于许多微生物调节剂。只要生物膜中的微生物能降低这种调节分子的相对浓度，可以对生物膜的致病性产生影响。变异链球菌产生变链素依赖于其群体感应调控剂CSP的相对浓度。变链素被认为是一种毒力因子，可以抑制相对非致龋菌的生长，降低变异链球菌

CSP水平可以减低生物膜的致龋性。由于非致龋菌戈登链球菌的存在可以使变异链球菌CSP失活，所以生物膜中的戈登链球菌能降低其毒力。CSP也可能调节变异链球菌的其他毒力特性。

伴放线放线杆菌的毒力特性之一是释放白细胞毒素。这种蛋白的表达也依赖于AI-2水平。通过降低这种信号分子水平的共生菌就可以影响毒素的表达。因此，生物膜细菌对AI-2的竞争可以调节局部AI-2浓度，并影响生物膜的毒力。

九、宿主因素对牙菌斑生物膜微生物的影响

作为一个微生态系统，牙菌斑生物膜的生存能力依赖于菌斑组成微生物的相互作用，也与非微生物环境的相互作用相关。宿主对牙菌斑生物膜最显著的影响之一便是营养物质的供给。唾液腺持续分泌唾液为一些口腔生物膜细菌提供了潜在的营养物质来源。这些口腔液体中含有蛋白质、糖蛋白、多肽以及能刺激牙菌斑生物膜组成菌生长的矿物质（钙和铁）。龈沟液是另一个内源性营养来源，含有宿主蛋白，如白蛋白、糖蛋白，含血红素分子。这个营养来源对龈沟微生物定植具有重要影响。口腔液体中的一些糖蛋白可以结合到牙齿获得性膜表面，并且是形成牙菌斑生物膜形成先锋菌的黏附素受体。因此，这些分子对决定哪些种属的细菌可以定植在口腔的哪些部位具有重要作用。

口腔卫生欠佳时，细菌在牙齿龈缘处积聚，可导致周围组织的炎症，引起血清渗入口腔中。红细胞含有的血红素是一些口腔细菌如牙龈卟啉单胞菌所需的氯高铁血红素的重要来源。这种渗出在牙菌斑生物膜中革兰阳性细菌占优势向革兰阴性厌氧菌如与牙周炎相关的牙龈卟啉单胞菌含量大量增加的转化中有重要作用。

口腔周围的宿主组织也可分泌抗菌物质如富组蛋白和防御素。一系列口腔细菌，包括变异链球菌，都对唾液腺分泌的防御素敏感。一些细菌，如齿垢密螺旋体对特定的防御素具有抵抗作用。膜状态细菌比浮游状态细菌对抗菌物质普遍有较强的抵抗力，因此内源性抗生素在调节生物膜性质方面是否具有显著作用尚不清楚。

口腔中的宿主细胞也可分泌免疫调节因子影响牙菌斑生物膜的性质。唾液分泌物含有IgA抗体，由口腔中分泌腺产生。其中有一些可以直接对抗生物膜微生物表达的抗原。这些抗体能否穿透菌斑基质干扰细菌性质目前尚不清楚。主动或被动免疫诱导产生的抗体可以干扰唾液中潜在口腔致病菌的定植，可以作为研究抗龋及抗牙周炎疫苗的基础。

十、菌斑控制新方法

目前龋病防治重点是设法去除菌斑。牙菌斑生物膜是由大量的有益菌和有限的致病菌共同构成的，这样的治疗方法可能不一定有效，因为“全部去除全部杀灭”后为致病菌在口腔中的再定植创造了环境。对口腔微生物群落以及口腔病原菌和有益菌之间平衡的重要性的进一步了解，使得对选择性抑制口腔病原菌和调节牙菌斑生物膜的微生物构成，控制群落口腔微生物致病性。

（一）拮抗性黏附抑制

一个抑制生物膜毒力的显著方法便是阻止致病微生物进入生物膜。为了达到这个目的，针对龋病进行了一系列方法的研究。由于变异链球菌与龋病的相关性，减少变异链球菌在牙齿表面的定植数量，对龋病的发展产生显著影响。变异链球菌对牙齿表面的黏附涉及多种机制，包括非特异性黏结，表面物理性捕捉，与获得性膜成分的特异性相互作用，以及食物中的蔗糖介导的葡聚糖强化黏附。变异链球菌的一种细胞表面蛋白被鉴别为黏附素，被称为SpaP或AgⅠ/Ⅱ，可以与获得性膜相互作用。一种与SpaP活跃黏附部位相似的十二肽已被合成，

可以在体内外抑制变异链球菌对牙齿表面的黏附。因此，这样的相似体可以被作为潜在的治疗性物质加入牙膏及漱口水，降低龋病的发病率。

由于蔗糖是龋病发生的重要因素，使用蔗糖替代物在降低龋病易感性方面具有潜在价值。类似的，葡聚糖酶可以减少变异链球菌合成黏性葡聚糖分子的量，因此也被加入牙膏中用于减少儿童龋病的发生率。目前这些方法都还没有成为龋病控制的通用治疗手段。

（二）被动免疫

控制细菌病原体的普遍策略之一是开发特异性疫苗。在过去40年里，人们一直尝试研制龋病疫苗。虽然动物实验得到的结果让人充满希望，但在大多数发达国家中，主动免疫手段由于经济及伦理原因而很难得到进一步发展。被动免疫作为主动免疫的替代方案而被提出。然而，目前尚不清楚这种手段能否在将来成为易感儿童免疫预防的普遍性方法。

（三）替代疗法

J Hillman及其同事首先提出减少龋病发生率的一条很有意思的策略是以非致龋的竞争性菌株代替致龋的变异链球菌菌株。其方法是在口腔中引入一种非致龋性的变异链球菌菌株，其产生的细菌素会抑制自然状态下的致龋性变异链球菌菌株在口腔定植。体外实验的动物模型都显示此方法可有效较少致龋性变异链球菌菌株的定植。此方法有待在人类口腔中的效果检验。

（四）调控非致龋菌水平以影响毒力

一些微生物进入生物膜需要依靠其他先行进入生物膜的微生物，可以鉴别出一些特定致病菌所依赖的先行微生物，并以它们为目标进行消除。由于一些和牙周炎发病相关的革兰阴性厌氧菌进入生物膜需部分依赖于具核梭杆菌，控制具核梭杆菌形成生物膜则可以影响牙周炎的发展。如果增强能拮抗具致龋性变异链球菌的微生物的定植生长，则也可控制龋病的发展。这种手段在人体内的有效性尚未证实。

（五）益生菌法

Hillman及其同事研发的以非致龋性变异链球菌取代致龋性变异链球菌的方法也依赖于前者产生的细菌素（变链素1140）。这是一个以益生菌产生的细菌素拮抗毒力菌的例子。

减少龋病的益生菌手段则是利用可以代谢精氨酸产生尿素或氨的口腔链球菌。由于这些微生物自然存在于牙菌斑生物膜中，因此被认为是安全的细菌，可以利用这些益生菌来控制龋病。动物模型显示，用口腔链球菌如唾液链球菌，与变异链球菌一起感染大鼠，其龋病发生率比用变异链球菌单独感染有所降低。口腔链球菌之间的相互作用十分复杂，这种发病率降低的机制目前尚不清楚。

目前有一些关于已知细菌素对革兰阴性厌氧菌有效的报道，但尚未发现对可疑牙周病原菌有效者。如果能发现有效的细菌素，则可以通过基因工程使GRAS菌获得产生这种细菌素的能力，并将其作为食物添加剂以控制牙周炎。

当血链球菌存在时，牙周炎相关病原菌会显著减少，这种拮抗效应很可能是由于前者产生的过氧化氢。这与菌斑中口腔链球菌数目与革兰阴性厌氧菌数目呈负性相关的现象是一致的。因此，将特定种属的口腔链球菌接种于口腔或促进其生长，将有利于致病性菌斑向非致病性菌斑的转变。

（六）干扰信号传导机制

变异链球菌的一些致病性受由CSP介导的群体感应机制调控。干扰这种信号传导的微生物的存在即可降低龋病发生率。戈登链球菌可以通过灭活CSP而干扰变异链球菌的群体感应作用。因此，这可能是动物模型中戈登链球菌干扰变异链球菌毒力的机制之一。戈登链球菌这样的GRAS菌可以被作为控制龋病的有效益生菌。

AI-2信号分子可以调控一些细菌的毒力性质，包括生物膜形成。AI-2介导的群体感应机制普遍存在于各种微生物中，要利用AI-2来反转或拮抗某一特异病原体是很困难的。生物膜中的AI-2本身就存在浓度梯度，外源性的浓度改变也可能影响生物膜细菌间的相互作用。因此，这样的改变对生物膜的总体效果如何很难预测。研发调控机制对病原菌具有特异针对性，如变异链球菌群体感应中的特异性CSP的方法来控制生物膜中的细菌是更为合理的。

（七）使用新的STAMP技术的靶向抗菌治疗

除了少量致病菌外，口腔中大部分固有微生物是良性或有益的。现有的抗菌药物对各种属细菌具有广谱作用。传统抗菌药物杀灭无害菌会干扰固有微生物的整体生态平衡，可能得到相反的临床效果。研究者们利用新技术开发出了一种新型抗菌药物，称为特异靶向抗菌肽(STAMPs)。STAMP是一种由两部分组成的结合性多肽，杀菌部分为非特异性抗菌肽，靶向部分则为种属特异性结合多肽。靶向部分提供了与病原菌特异性结合的能力，并促使抗菌肽靶向作用于病原菌。以CSP衍生物构成的STAMP对液体或生物膜状态下的变异链球菌均有明显的抵抗作用，而不影响其他实验菌。进一步研究发现，CSP序列中的一段8氨基酸区域可以有效对变异链球菌靶向输送抗菌肽。STAMP能从多种属生物膜中特异性消除变异链球菌，而不影响其他非致龋性口腔链球菌，提示这种分子能被开发为"益生抗菌药物"，可选择性消除病原菌而保留正常健康微生物。使用变异链球菌的原理验证结果提示，尚可开发以其他生物膜病原菌为特异性靶向的STAMP。

第四节 口腔生态平衡与龋病

口腔生态学（oral ecology）是生态学的一个分支学科，也是口腔医学基础学科中的一门新兴学科，是在口腔解剖生理学、口腔微生物学、口腔生物化学以及生态学等多学科理论的基础上发展起来的，是人体生态学的重要部分。口腔生态学从人体与口腔微生物相互平衡关系的全新的角度研究口腔组织器官与口腔微生物群以及微生物群之间相互关系的一门学科，它阐明口腔组织器官与微生物群之间各种相互作用的生理平衡态和病理失调态的机制，提出维护口腔生态生理平衡和防止失调的措施和方法。

口腔是人体的重要器官，其主要生物学功能是食物的咀嚼、吞咽、消化、语言、美观等。口腔生态系由两大部分组成。一是口腔组织器官本身，包括形态各一、功能各一的牙齿、牙周组织、舌头、口腔黏膜以及唾液等。第二部分是存在于口腔的各种微生物群，包括细菌、真菌、螺旋体、原虫、支原体和病毒。这些微生物在口腔的不同部位共栖、竞争和拮抗，与人类口腔健康处于动态平衡关系。由于口腔具有适应各种微生物生存的温度、湿度、pH以及丰富的营养来源，构成了口腔天然的微生物培养基。

口腔解剖生理学是研究口腔组织器官的发生、发育以及生理功能。由于口腔组织器官是口腔生态系组成的重要部分，两者关系更为密切。生态学侧重于研究口腔微生物群与这些组织器官之间的生理平衡关系。

一、口腔生态区

生态区（biotic area）是生态系统的空间层次，是生物体生存的环境区。对宿主机体而言，生态区指解剖结构及理化性质不同的系统、器官，如消化系统、呼吸系统、泌尿生殖系统和皮肤均为独立的生态区。生态区是一个相对的概念，可分为大生态区和小生态区或更小的生态区，如消化系统是一个大生态区，其中包括的口腔、食管、胃、肠又是独立的生态区。以口腔生态区为例，又可划分为唾液、牙齿、舌、腭、唇等更小的生态区。

生态区作为一个生态空间层次，还包括一些次空间层次或亚结构，生态学家将其称为生境（habitat)。生境是生态区的亚结构或次空间。生境的亚结构或次空间称为生态点(biotales)，生态位（niche）则是生态点内更小的亚结构或空间层次，在生态学中又称其为小生境或生态灶、生态龛。这些空间层次的划分上是区域和解剖部位划分的相对概念，是为了更直接、更真实地反映这些空间层次的生态学特点，更有利于揭示生物体与空间层次关系的本质。在小的生态空间如生态位中，微生物相互之间以及与生态空间中各种理化因素的关系得以最充分地体现。了解口腔生态区的组成及特性是认识和了解口腔微生物生态学的基础。

口腔生态区是机体生态系统中重要的空间层次之一，由唇、舌、颊、腭、牙龈、牙槽骨、牙齿及唾液组成。这些不同的组成部分可视为不同的小生态区。对不同个体而言，口腔生态区还包括修复体（活动或固定义齿、种植义齿）及矫治器等。这些小生态区可按其结构特点及所处位置划分为不同的生境、生态点和生态位，以牙齿为例，牙冠和牙根是不同的生境，而牙冠又包括牙面和窝沟，而牙面又可分为唇侧面、舌侧面、颊侧面和邻面。这些不同牙面上和窝沟上又可分为多个生态点和生态位。

（一）牙齿生态区

牙齿是口腔的重要组成，人一生有两副牙齿，一副乳牙、一副恒牙。乳牙从胚胎第2个月开始发生，出生后6个月左右萌出，2岁半左右全部萌出，共计20颗。恒牙是从胚胎第5个月开始发生，在6岁开始萌出，20岁左右全部萌出。恒牙有28或32颗。进入人体的食物通过牙齿进行粗加工后，方能由胃肠道消化、吸收。

牙齿是由牙冠和牙根组成的。牙冠暴露在口腔中，牙根则包埋在牙槽骨中。牙冠表面有不同的几个面，构成环境不同的生态小区。牙冠的光滑面包括唇面、舌面。唇面靠近口唇和颊侧黏膜。舌面靠近舌和上腭。牙冠的光滑面属口腔的自洁区，容易受到唾液、食物摩擦和口腔卫生措施（含漱、刷牙等）的清洁作用。凡能在光滑面上定植的微生物群必须具有特殊的抗脱离力。牙冠的咬合面有形态各异的点隙沟裂，使牙齿表面呈凹凸状，有很多的隆凸和凹陷区。隆凸区如牙嵴、舌面隆突、牙尖，凹陷区如点、隙、沟、裂。牙冠的这些部位属口腔的非自洁区，各种生理的或机械的自洁作用均不易达到。这一特殊的生态条件，为细菌的定植造成良好环境，成为口腔微生物的集聚点。

（二）牙周生态区

牙周膜、牙槽骨、牙龈以及牙骨质统称牙周组织。牙龈是覆盖在牙槽骨和牙根部的口腔软组织。正常情况下，牙龈附着于牙齿表面，封闭良好，微生物不易侵入。牙龈与牙颈部间的空隙叫龈沟，正常龈沟不超过2mm。龈沟液多来自血清，含丰富的营养成分。龈沟也构成口腔菌群的天然生态区。

牙周膜是一种纤维结缔组织，位于牙槽骨和牙根之间，起到调节、缓冲咀嚼压力的作用。一旦出现牙周疾病，龈沟出现病理性加深，深度大于3mm，即成为牙周袋。牙周袋形成使牙周生境发生较大的变化，牙周的氧化还原电势由一般+100mV可降低至−300mV，成为专性厌氧菌数量最多的生态区。

（三）口腔黏膜生态区

口腔黏膜生态区包括唇、颊、腭、舌和牙龈。口腔黏膜表面上皮具有持续脱落再生的特性。黏膜上皮的这种快速新陈代谢使在黏膜表面定植的微生物将不断的经历吸附-再吸附的定植过程。口腔黏膜组织的另一特性是紧邻唾液，易清洁，且Eh较高。

（四）唾液生态区

唾液是由下颌下腺、舌下腺、腮腺以及无数个小唾液腺共同分泌出来的。正常人每天分泌唾液1000~1500ml，唾液腺的分泌受多种因素的影响。唾液进入口腔，脱落的黏膜上皮细胞、白细胞、细菌和食物残渣混入其中，使唾液成为口腔微生物群定植的又一重要生态区。唾液主要的生物学作用是润滑、保护、缓冲、清洁、营养及抗微生物等。

（五）口腔其他生态区

牙列发育畸形，排列不整齐或形态异常以及各种原因造成的牙列缺失都可以形成特殊的生态区，有利于微生物的定植、发育。义齿修复和各类矫治器的使用也将形成新的滞留区和生态区。此外，各种义齿修复材料的性质不同，使在这些新的生态区定植的细菌种类和数量都可能发生改变。

口腔中不断分泌和流动的唾液维持了口腔生态区的湿度和pH。口腔生态区温度的恒定（36~37°C）则来源于全身体温的调节。口腔除了组织表面上皮细胞的代谢、死亡脱落更新外，还存在食物咀嚼、吞咽、刷牙、含漱和唾液、龈沟的流动洗刷作用，这些使口腔微生物脱落的脱离力是影响口腔生态区微生物定植数量的重要因素之一。

在生态区中容易贮留食物和细菌的区域被称为滞留区。滞留区多是口腔生态区的一个重要特点，包括龈沟、牙邻面间隙、船面的窝沟、义齿卡环和基托与牙面或牙龈、颊黏附的接触区等。在滞留区，唾液的冲洗作用较弱，口腔卫生措施也不易到达或不够完善，致使食物容易滞留，其微生物脱离力明显小于其他非滞留区。此外，在滞留区，氧化还原电势（Eh）较低而有益于厌氧菌的生长繁殖。由于滞留区给微生物的定植及生长繁殖提供了很好的保护作用，故滞留区又称为保护区。

口腔生态区内存在的明显的Eh差异和变化是口腔生态区的又一特点，是口腔微生物种类复杂、数量多的重要原因之一。唾液的Eh较高，可达+309mV左右，龈沟的Eh低一些，在+100mV左右，而深牙周袋（袋深在6~7mm）的Eh可低至−300mV。不同牙齿表面的Eh也存在差异，通常牙邻面的Eh低于舌侧、唇侧和颊侧面。

口腔生态区中影响Eh不断变化的因素可见于：①牙齿萌出、牙齿丧失及修复体的戴用。无牙口腔Eh较高、牙齿萌出，特别是磨牙的萌出使口腔生态区的Eh变低，并呈现各生境及生态位点Eh的差异。牙的丧失及修复体的使用也是影响口腔生态区Eh的因素之一。②牙菌斑生物膜是口腔生态区中一个重要的生态系统，也是反映口腔微生物生态学特点的重要生态系。牙菌斑生物膜形成初期Eh高（+200mV左右），随着牙菌斑生物膜的不断发育、成熟，牙菌斑增厚，其Eh可降低至−140mV。

二、口腔生态的基本特征

微生物在口腔定植、生长繁殖、演替的生理生化和遗传特性；微生物相互之间存在的依存、竞争及拮抗的生态关系，以及影响口腔微生物的各种有机和无机环境因素，即有生命和无生命的生态因子。

（一）营养与生长率

微生物的营养和生长率是微生物生态学中一个重要的内容。微生物除了要求适当的环境条件：温度、pH、Eh等外，营养要求是生长的基本条件，对大多数口腔微生物来说，其营养要求较高，甚至包括一些特殊的生长因子。生境中的营养和生长率两者关系密切而又相互影响。

口腔微生物要求的营养源来自宿主摄入的食物、口腔中脱落的上皮细胞碎屑、唾液、龈沟液以及微生物的代谢产物。这些营养源包括各种可溶性的养分，如糖、氨基酸、有机酸，以及一些大分子合成物如糖原等。唾液中含有约0.5%的可溶性固体物，无机物如Cl^-、HCO_3^-、P_3^-、Na^+、K^+、Ca^{2+}和痕量元素。唾液中优势的有机物成分包括蛋白质，如唾液酶、黏蛋白和一些血清蛋白及少量的碳水化合物、尿素、胺、氨基酸和维生素等。口腔微生物不仅要求多种氨基酸、碳水化合物和无机离子，而且要求一些必需的生长因子，这些特殊的营养成分主要来自细菌的代谢产物，其有关内容可详见本节中口腔细菌相互关系。

口腔中存在的种类复杂的细菌在生长速率上表现出较大的差异。奈瑟菌的对数生长期在16~18小时，口腔链球菌群则为24~36小时；产黑色素普氏菌、中间普氏菌、口腔普氏菌、具核梭杆菌、二氧化碳噬纤维菌、牙龈卟啉单胞菌、放线菌、乳杆菌等对数生长期则为48~96小时不等。一些细菌的对数生长期则在第10天左右，如福氏拟杆菌、胆怯优杆菌和螺旋体。螺旋体的生长对数期可在第10~15天。

（二）微生物间的生态关系

微生物相互之间复杂的生态关系是口腔微生物生态重要特性之一。微生物之间存在的这种生态学关系不仅影响其自身的定植、生长繁殖，而且将影响微生物所处生态环境的生态平衡和生态失调，所以有关内容一直是微生物学家和微生物生态学家探讨的课题。

微生物相互之间的关系可以是正相关关系或负相关关系，也可以是两种相关关系皆存。正相关关系亦称共生关系，包括中生、栖生即单利共生、互生和助生即互惠共生。负相关关系亦称拮抗共生关系，是微生物之间存在的竞争关系，是微生物之间为获得生态空间、营养物及生长因子而产生的争夺关系，包括竞争、偏生、寄生、吞噬和拮抗。口腔微生物种类复杂，目前口腔细菌间相互关系的研究主要包括：

1. 相互凝集作用　口腔细菌的相互凝集作用在口腔细菌的附着定植和牙菌斑发育及细菌组成上有着重要意义。变异链球菌与奈瑟菌，血链球菌与黏性放线菌之间存在特异性共凝集反应对。口颊普氏菌、栖牙普氏菌、中间普氏菌、卢氏普氏菌、口普氏菌和真口普氏菌与衣氏放线菌、黏性放线菌、内氏放线菌、溶牙放线菌、龋齿罗氏菌和血链球菌之间存在的凝集作用。栖牙普氏菌、卢普氏菌、口普氏菌与衣氏放线菌之间有很强的凝集作用，这些革兰阴性的无芽胞厌氧杆菌作为凝集桥，介导无凝集作用的革兰阳性无芽胞厌氧杆菌和血链球菌的凝集，从而有益于口腔细菌的定植，血链球菌对牙面有特殊的亲和力，促进了这些细菌在口腔的定植。中间普氏菌和黄褐二氧化碳噬纤维菌也可作为凝集桥介导衣氏放线菌和龋齿罗氏菌的凝集。口腔细菌之间集聚的生物学基础，包括结合位点的特异性、营养物的竞争等。

2. 相互营养关系　口腔微生物相互间存在密切的营养关系，这种相互营养关系可以是一些细菌产生的代谢产物为另一些细菌的营养物或必需的生长因子，也可以是细菌相互提供营养物或生长因子，前者被称为栖生，即一方受益，另一方不受任何影响；后者被称为互生，即两方受益。两种以上共同生长的微生物互相受益的专性关系称为助生，助生是有选择性的。细菌间的营养关系还包括非营养关系，在口腔中大量的兼性厌氧菌与专性厌氧菌之间存在着典型的栖生关系，兼性厌氧菌在生长过程中消耗生境中的氧，使Eh下降，为专性厌氧菌的生长提供了理想的生态环境。变异链球菌产生大量的乳酸，使菌斑pH降低而有益于乳杆菌生长，也是一个典型的栖生关系的例子。

口腔微生物间的营养关系，不仅影响口腔细菌的组成，而且对龋病、牙周病和牙髓病等口腔感染疾病的发生和发展有着重要意义。变异链球菌在牙齿表面定植的前提是血链球菌在牙齿表面定植并提供变异链球菌所需的生长因子——对氨基苯甲酸，变异链球菌已被公认为重要的致龋菌。牙周细菌的相互营养关系是口腔微生物生态学家们关注并致力于研究的重要内容。

3. 相互的竞争和拮抗关系　微生物的相互竞争和拮抗是微生物之间存在的一种负相关关系，是影响特定生态区域内正常微生物数量和组成，维持生态环境平衡的重要因素。

竞争是微生物在同一生态空间中，为争夺生态位点、营养物、能源及生长因子产生的一种生态学关系。竞争关系可以是竞争排斥，也可以是竞争共处，在原籍菌和外籍菌之间多存在竞争排斥关系，而原籍菌之间则多存在竞争共处关系。生态位点的争夺可能与细菌的黏结素和特异性受体有关，一个典型的例子是只有在牙萌出的口腔中方可检出血链球菌和变异链球菌，这与血链球菌特异性争夺牙面生态位点的竞争优势有关。对营养物、生长因子的争夺存在于不同口腔细菌之间，牙龈卟啉单胞菌、中间普氏菌、产黑色素普氏菌等多种革兰阴性无芽胞厌氧杆菌对放线菌产生的类生长因子的需求及争夺，而口腔链球菌与乳杆菌都需要奈瑟菌合成的支链淀粉和呋喃果聚糖。

口腔细菌之间的竞争关系仍是一个尚待深入探讨的课题，其中细菌素及细菌素样物质是目前讨论较多的内容。细菌素及细菌素样物质是由细菌产生的一类杀菌力较强的蛋白质或蛋白质与糖或脂的复合物的统称，不同细菌素的分子量存在差异。细菌素的产生受细菌的质粒控制，质粒可通过性菌毛接合传递产生细菌素。细菌素的作用有一定的特异性，其作用机制是敏感菌株的菌细胞外膜具有特异性细菌素受体，细菌素进入菌细胞内可抑制或阻断菌细胞的蛋白合成而导致细菌死亡。也可能是影响细菌的DNA代谢作用，抑制或拮抗细菌的生长或存活。血液链球菌产生的血链素（sanguicin）对牙龈卟啉单胞菌、伴放线放线杆菌、中间普氏菌、具核梭杆菌、二氧化碳噬纤维菌的明显抗菌作用已被证实。

变异链球菌血清型c型和e型产生的变链素（mutacin）不仅具有抑制其他一些细菌的作用，而且可影响牙菌斑的形成及发育，加快菌斑生成速度。口腔卟啉单胞菌和产黑色素的普氏菌产生一种细菌素样物质——黑色素菌素，不仅可抑制口腔中不产生黑色素的革兰阴性无芽胞厌氧杆菌如口腔普氏菌、二氧化碳噬纤维菌、梭杆菌等，抑制口腔链球菌群细菌如唾液链球菌的生长。

三、口腔生态平衡与龋病

生态平衡（ecological balance or eubiosis）是人类在长期历史进化过程中形成的正常微生物群与其宿主在不同发育阶段的动态的生理性组合。生态失调则是口腔生态系中正常菌群之间、菌群与宿主之间的生态平衡在外环境的影响下由生理性组合转变为病理性组合的状态。生态平衡和生态失调是相互矛盾又互相制约的，更是可相互转换的。

生态防治的目的就是设法维护口腔生态平衡，防止生态失调的发生和（或）调节生态失调为生态平衡，防止疾病的发生。生态平衡具有明确时间、位置等条件的具体概念，对机体来说，不同年龄、不同发育阶段、不同生态空间、不同种属等都可能有其特定的生态平衡。生态平衡是一生理过程，是以内环境和外环境，包括各种物理的、化学的和生物的生态因子为条件，宿主和微生物群之间、微生物群之间相互作用的一种表现形式。

生态失调是生态系统受到环境因素影响所产生的紊乱状态，是生态平衡的相反面。生态失调包括了菌群的失调、生态环境的失调，以及定植菌群与宿主之间，细菌和宿主这个统一体与外环境的失调，因此这是一个更为复杂的失调状态，各种因素间又是相互影响的。口腔生态失调则是口腔微生物之间、口腔微生物与宿主是统一体，对外环境适应的生理性组合状态的紊乱或破坏，形成病理性组合状态的产生和存在。

以生态学的生态平衡和微生态平衡理论为基础，口腔生态平衡是指口腔生态系在一定时间内结构与功能的相对稳定状态，口腔微生物和宿主（口腔）生理功能高度统一的平衡状态。健康和疾病口腔的临床检查和口腔微生物数量、组成及口腔各种生态因子的测定结果提示，健康无病口腔是口腔生态平衡的重要表现形式。在健康口腔中，其结构和功能以及微生物的组成分布均处于相对稳定的状态，并沿着正常的生理演替次序进行着动态变化。

口腔生态平衡是指口腔生态系在一定时间内结构与功能的相对稳定状态，是口腔微生物和宿主（口腔）生理功能高度统一的平衡状态。健康和疾病口腔的临床检查和口腔微生物数量、组成及口腔各种生态因子的测定结果提示，健康无病口腔是口腔生态平衡的重要表现形式。在健康口腔中，其结构和功能以及微生物的组成分布均处于相对稳定的状态并沿着正常的生理演替次序进行着动态变化。影响口腔生态平衡的因素来自宿主、微生物及外环境，这些因素均被称为生态因子，它们可以是独立起作用，也可以是协同起作用。而更多的是综合起作用，既相互联系又相互影响。

（一）口腔生态平衡的评价标准

生态平衡是正常微生物与宿主之间建立的生理性组合状态，生态平衡的评价标准应该包括正常微生物群与宿主两个方面。

1. 口腔微生物评价标准　口腔微生物在健康的口腔生态区内不同生境及生态位点均有其相应的组成分布。这一相对恒定的正常微生物群落在不同年龄、不同发育阶段，甚至每一天的不同时间（早、中、晚、进餐前后、口腔卫生措施实施的前后等）都可能有其特定的生态平衡状态，要评价口腔生态平衡的微生物标准首先必须确定由口腔生理性波动引起的、口腔微生物处于生理性演替时的动态平衡状态。微生物的定位、定性和定量指标是口腔生态平衡评价标准的三个方面。在不同生态空间（生境、生态位点）都有相对独立的生态平衡特征，即评价标准，唾液生境的微生物群不同于龈沟生境或牙面、舌、颊黏膜等生境的微生物群。

口腔生态平衡的微生物评价标准首要的是确立定位标准。从理论上讲，口腔生态区定位界线的划分可依据口腔解剖结构而定，但在实验检测中的定位，特别是生态位点的准确定位仍存在一定的难度，还有待进行讨论。由于口腔微生物的数量多、种类复杂，其中占优势的厌氧菌中还包括一些较难分离培养的细菌，如福氏拟杆菌、口腔螺旋体等，定性标准方面也有待探讨。在方法上除了常规的鉴定方法，还应包括代谢酸、气体等产物分析以及分子生物学鉴定技术。定量标准是指一定生境内微生物的数量，通常用生境内标本的重量（每克菌斑）或体积（每毫升唾液或龈沟液）或面积（每平方厘米舌黏膜或颊黏膜）作为计量的基础，每克或每毫升或每平方厘米标本中细菌的数量（菌落形成单位，CFU）作为口腔细菌的定量的计量方法。在一些生态位点，由于标本量极微（如牙齿沟裂菌斑），给细菌的定量检查带来一定的困难或定量的准确性误差较大，可采用优势细菌（predominant bacteria）的百分组成比作为定量标准的计量方法。优势菌的百分组成比在评价口腔生态区或其生境、生态位点的细菌生态平衡上已成为一种有意义的定量标准，即各生境或生态位点可培养口腔优势细菌的组成分布（%）。

考虑口腔微生物评价时应注意：①微生物的定位、定性和定量标准是微生物评价标准的三个方面，不是独立的单一标准。在进行微生物定位、定性和定量评价时，首先应确定年龄段或不同发育期和定时（如口腔细菌样本的采集常常定在起床时、刷牙前和进餐前，或在两餐之间的上午10点左右和下午4点左右为宜）。②同种口腔细菌的毒性克隆株已引起广泛注意，如牙龈卟啉单胞菌可在健康牙周的龈下菌斑中检出，也可在牙周炎的龈下菌斑中检出。深入研究发现，在牙周炎的龈下菌斑标本中检出了牙龈卟啉单胞菌的毒性克隆株。在健康牙周检出的是非毒性克隆株，微生物评价标准应考虑毒性克隆株的定性和定量测定。

2. 宿主评价标准　口腔生态平衡的另一个重要评价标准是宿主方面。对宿主而言，健康的口腔（无龋病，无牙周炎及其他口腔疾病）一般被视为处于口腔生态平衡状态，有关的各种临床指数，如菌斑指数、龈炎指数、出血指数、龈附着水平以及口腔临床检查（牙齿、牙髓、牙周、口腔黏膜等）和实验室检查（如唾液流速、pH、组分分析等）均可作为宿主方面有关的评价标准。在宿主方面，评价标准的确定也必须同样考虑宿主在不同发育阶段和生理功能变化时，产生生理性波动所引起的生态平衡的动态变化和暂时生态失调的产生。宿主年龄是口腔生态平衡标准的重要参数。口腔生态平衡的宿主评价标准还应考虑宿主个体间的一些差异。

（二）影响口腔生态平衡的因素

影响口腔生态平衡的因素来自宿主、微生物及外环境，这些因素均被称为生态因子，它们可以是独立起作用，也可以是协同起作用。而更多的是综合起作用，既相互联系又相互影响。

1. 宿主因素　影响口腔生态平衡的宿主因素可归纳为两方面：①宿主生理功能的变化对口腔生态平衡的影响：包括宿主的增龄引起的口腔组织器官及口腔生理功能的变化；从婴儿无牙口腔到牙的萌出、牙列的完整，及至中老年期牙的丧失、唾液分泌的减少等都可能使口腔原有的生态平衡被破坏。此外，还包括影响宿主生理功能的其他因素，如个人的嗜好，如吸烟、嗜好蔗糖食品等，口腔卫生习惯、免疫、遗传、激素分泌等。宿主生理功能对口腔生态平衡的影响通常是暂时性的，并以建立新的口腔生态平衡为其特征。②宿主病理改变对口腔生态平衡的影响：包括口腔感染性疾病的发生，如龋病、牙髓病、牙周病、口腔黏膜病、外伤、颌面外科牙源性感染及其他一些全身性疾病，如白血病、糖尿病、遗传性疾病如掌跖综合征和医源性治疗的并发症，如拔牙后感染、头颈部放疗及癌症化疗患者唾液腺破坏或功能下降所致的干燥综合征等，这些病理改变对口腔生态平衡的影响是很明显的，所致的生态平衡失调常常是不可逆的。当然一些治疗措施也可能使口腔重建新的生态平衡，如龋洞的充填、牙周炎的洁刮治及药物治疗措施等。

2. 口腔微生物的相互作用　牙菌斑生物膜中各类微生物彼此接近，必然产生相互作用。这些相互作用对一种或几种微生物是有益的，而对另外一些则起相反作用。

牙菌斑生物膜细菌代谢可产生影响其他微生物生长的因素，包括特殊、必需营养物质的耗竭以及毒性、抑制性产物的大量堆积。这些代谢产物也将引起牙菌斑生物膜内出现水平向和垂直向的分层变化，这种微生物的多相性有利于细菌间的共生，即同一生态位点的细菌彼此不竞争。大多数离体实验证实了这种相互作用，并推测在体内的情况与此类似，但这种相互作用在维持牙菌斑微生态平衡有意义的体内实验数据极少。实验模型系统，如人工口腔，连续培养和限菌性动物实验研究在研究相互作用方面尤为重要。

营养竞争是决定牙菌斑生物膜中特殊细菌比例的最基本因素。细菌生长必需的大多数营养物质是有限的，口腔常驻菌的生长主要依靠内源性营养物质。动物实验表明，宿主利用的食物和食物组成对牙齿表面链球菌和放线菌的生长速度不会产生明显影响。牙菌斑生物膜微生态系统可产生一系列的蛋白酶和胞外糖苷酶，表明碳、氧主要来源于唾液蛋白和糖蛋白，特别是黏蛋白的降解。

一些细菌拥有不同但相互重叠的酶活性，当他们共同存在时，可增强对糖蛋白的降解。这种酶活性互补现象已在龈下菌斑人血清培养中发现。细菌经过这种方式可将对营养物质的直接竞争转变为协同分解。类似的方式还出现在以下两种情况中：①形成牙菌斑生物膜基质的胞外多糖的代谢；②口腔链球菌对唾液蛋白的共同利用。连续混合培养和限菌动物实验研究指出，对个别氨基酸、肽、碳水化合物的争夺明显影响着细菌的最终组成。牙菌斑生物膜中不同种类的细菌长期共存直接证明了单一营养物质无法限制所有细菌的生长。细菌尽可能采取变通的代谢途径避免直接竞争以获得生存。

对必需营养物质的竞争是维护牙菌斑生物膜微生态平衡的主要因素，但细菌间的次级喂养，即某种细菌的代谢产物供其他细菌的生长所需也起着一定的作用。韦永菌属可利用乳酸，将乳酸转化成酸性较弱的乙酸、丙酸，可能降低菌斑的致龋力。其他细菌包括奈瑟菌属、优杆菌属、链球菌属等也可在一定程度上利用乳酸。已发现牙菌斑生物膜和细菌间一系列的营养相互关系，其中一个重要的特点是所有参与者均从中受益。发酵产物的堆积对细胞的代谢将产生抑制作用，其他细菌通过对这些产物的再利用而持续清除了该类物质，使细菌的能量得到补充，代谢活动增强。

拮抗作用也是决定牙菌斑生物膜微生态系统中细菌组成的一个重要因素。大多数口腔链球菌、产黑色类似杆菌、伴放线菌嗜血菌等均产生细菌素和细菌素样物质，相反，放线菌一般不产生。一些链球菌素具有广谱杀菌活性，如针对多种革兰阳性菌，特别是放线菌。限菌动物实验表明产细菌素细菌在定植中居有利地位，该实验是将具有产细菌素活性的变异链球菌和对细菌素敏感的黏性放线菌一同植入限菌动物口内。牙菌斑生物膜产生的其他抑制性物质包括有机酸、H_2O_2、酶类。由碳水化合物代谢所致的低pH环境也对微生态系统的结构产生重要影响。抑制性物质的产生并非意味着敏感菌被完全清除，牙菌斑生物膜内不同微生物群落的存在，使彼此间不相容的细菌在同一生态位点生存。在有营养竞争的环境中，抑制性物质的产生可能是弱竞争力细菌得以生存的原因（负营养反馈）。

细菌间的拮抗作用也是外源性细菌难以定植于口腔内的原因。一般认为抑制性因子仅产生于相互竞争的内源性细菌间，但也有例外，如唾液链球菌能产生一种抑制外源性致病A族链球菌在口腔定植的抗生素，但A族链球菌又反过来抑制唾液链球菌的定植。在无A族链球菌定植的儿童咽喉部，唾液链球菌的检出率明显增高。

3. 免疫因子作用　口腔微生态平衡仍可能由于免疫因素的作用而被破坏。对各类免疫缺陷患者的研究发现，宿主特异性防御功能在维护微生态平衡中起重要作用。虽然原发性免疫缺陷病极少，但继发性的较为常见，可由一些外因如药物、感染或营养不良等引起。免疫缺陷患者对机会感染具有较高的易感性，且感染程度与免疫缺陷程度相关。SIgA缺陷的儿童很可能感染流感嗜血菌、肺炎球菌，而免疫功能障碍者可能感染金黄色葡萄球菌、念珠菌等的几率增高。这些患者也常发生病毒感染。老年患者，特别是全身衰竭者，其细胞免疫功能下降，易继发念珠菌性口炎，AIDS患者也易继发感染。而中性粒细胞功能缺陷者易患严重的牙周病。免疫功能缺陷者，口腔易发生外源性微生物的定植。

4. 其他作用 非免疫因素也可能使口腔微生态平衡被打破。宿主非特异性防御功能个别成分的缺陷对于牙菌斑生物膜微生态的影响目前尚不清楚。在口干症或严重的Sjögren综合征或头颈部恶性肿瘤放疗后的患者中，变异链球菌、乳杆菌等耐酸菌增加，唾液链球菌、奈瑟菌、韦永菌等减少。口干症患者念珠菌和金黄色葡萄球菌数也较高。

在牙菌斑生物膜微生态环境中，碳水化合物代谢所致的pH是决定生态平衡的一个重要因素。虽然有很多细菌能造成低pH环境,但极少能在此环境下生存。各项活体、离体研究发现，低pH可破坏牙菌斑生物膜的生态平衡，导致牙菌斑生物膜中变异链球菌、乳杆菌和韦永菌占优势，相应地，血链球菌、专性厌氧的酸敏感菌减少，龋坏因而易发生。同样，龈下菌斑中的牙周致病菌，在生长或摄入血清时数量增加。

女性性激素增加可干扰微生态平衡。据报道，在妊娠4~6个月时，中间普氏菌数量明显增加，原因是血清中雌二醇和黄体酮水平增高，满足了该菌对维生素K的需求。与此类似，口服避孕药的妇女，牙菌斑生物膜中类杆菌可升高16倍。但近来研究发现妊娠期妇女中间普氏菌数量变化不大。

造成口腔微生态失调的最典型因素是抗生素。抗菌治疗引起口腔敏感菌迅速减少，并出现耐药菌或异源菌包括念珠菌、肠杆菌等的定植。假设抗生素不会抑制宿主的防御功能，那么上述观察结果则表明内源性微生态体系本身就是重要的宿主防御因素之一。宿主特异、非特异性防御功能有助于维护牙菌斑生物膜微生态平衡，共同阻止异源菌的定居和条件致病菌对宿主的侵袭。目前，含抗菌物质的漱口水和牙粉已得到广泛使用，但应注意合理使用，避免造成口腔微生态平衡失调。

（施文元 周学东）

参考文献

1. 周学东，岳松龄. 实用龋病学. 北京：人民卫生出版社，2008.
2. 岳松龄，周学东. 岳松龄现代龋病学. 北京：科学技术文献出版社，2009.
3. 王翰章，周学东. 中华口腔科学. 第2版. 北京：人民卫生出版社，2010.
4. 周学东. 实用口腔微生物学与技术. 北京：人民卫生出版社，2009.
5. 肖丽英，肖晓蓉. 实用口腔微生物学图谱. 北京：人民卫生出版社，2009.
6. Kuramitsu HK, He X , Lux R, et al. Interspecies interactions within oral microbial communities. Microbiol Mol Biol Rev，2007，653-670.
7. Kara D，S B I Lippens，J van Marle，et al. Microstructural differences between single-species and dual-species biofilms of *streptococcus mutans* and *Veillonella parvula*. before and after exposure to chlorhexidine.FEMS Microbiol Lett，2007，271: 90-97.
8. Wang BY，Kuramitsu HK. Interactions between oral bacteria: inhibition of *strerptococcus mutans* bacteriocin production by *streptococcus gordonii*. Appl Environ Microbiol，. 2005，71: 354-362.
9. Matsumoto NM，Kuramitsu HK. Role of bacteriocin immunity proteins in the antimicrobial sensitivity of *streptococcus mutans*. J Bcateriol，2006，188: 8095-8102.
10. Gibbons RJ，Nygaard M . Interbacterial aggregation of plaque bacteria. Arch Oral Biol，1970，15: 1397-1400.
11. Bassler BL. Small talk. Cell-to-cell communication in bacteria. Cell，2002，109: 421-424.
12. Richard AH，Palmer RJ，Blehert DS，et al. Autoinducer 2: a concentration-dependent signal for mutualistic bacterial biofilm growth. Mol Microbiol，2006，60: 1446-1456.

13. Tribbl GD, Lamont GJ, Fox AP , et al. Conjugal transfer of chromosomal DNA contributes to genetic variation in the oral pathogen *Porphyromonas gingivalis*. J Bacterio, 2007. 1189: 6382-6388.
14. Kreth J, Merritt J, Shi W, et al. Co-ordinated bacteriocin production and competence development: a possible mechanism for taking up DNA from neighbouring species. Mol Microbiol, 2005, 57: 392-404.
15. Miller WD. The micro-organisms of human mouth. Biel, Switzerland: Graphische Anstalt Schuler AG, 1890.
16. Clarke JK. On the bacterial factor in the etiology of dental caries. Br J Exp Pathol, 1924, 5: 141-147.
17. Marsh PD. Microbial ecology of dental plaque and its significance in health and disease. Adv Dent Res, 1994, 8: 263-271.
18. Tsang P, Merrtt J, Nguyen T, et al. Identification of genes assiciated with mutans I producation in *streptococcus mutans* using random insertion mutagenesis. Microbiology, 2005, 151: 3947-3955.
19. Merrtt J, Kreth J, Shi W, et al. LuxS controls bacteriocin producation in *strptococcus mutans* through a novel regulatory output. Mol Microbiol, 2005, 57: 960-969.
20. Kreth J, Merritt J, Shi W, et al. Co-ordinated bacteriocin production and competence development: a possible mechanism for taking up DNA from neighbouring species. Mol Microbiol, 2005, 57: 392-404.
21. Cvitkovitch DG, Li Y, Ellen RP. Quorum sensings and biofilm formation in streptococcal infection. J Clin Investig, 2003, 112: 1626-1623.
22. Spitznagel J, Kraig E Jr, Kolodrubetz D. Regulation of leukotoxin in leukotoxic and nonleukotoxic strains of Actinobacillus actinomycetemcomitans. Infect Immun, 1991, 59: 1390-1401.
23. Bowden GHW. Nutritional influences on biofilm development. A dv Dent Res, 1997, 11: 81-99.
24. Shi W, Zusman DR. The two motility systems of *Myxococcus xanthus* show different selective advantages on various surfaces. Proc Natl Acad Sci USA, 1993, 90: 3378-3382.
25. Turnbaugh PJ, Ley RE, Hamady M, et al. The human microbiome project. Nature, 2007, 449(7164): 804-810.
26. Shi W, Zusman DR. Fatal attraction. Nature, 1993, 366: 414-415.
27. Shi W, Lux R. Focal adhesion-getting a grasp on myxobacterial gliding. Nature Chemical Biology, 2007, 3: 205-206.
28. 施文元，周学东. 人体口腔微生物群的相互作用. 华西口腔医学杂志，2010，28（1）: 1-4.
29. 周学东，施文元. 人体口腔微生物群与牙菌斑生物膜. 华西口腔医学杂志，2010，28（2）: 115-118.
30. 薛晶，肖丽英，周学东. 人体口腔微生物组研究最新进展. 华西口腔医学杂志，2010，28（2）: 5-8.

第四章 龋病免疫学

龋病是一种细菌感染性疾病，变异链球菌属与人类龋病密切相关，其中以变异链球菌和远缘链球菌为最重要的致龋细菌。免疫学是研究抗原性异物、免疫应答规律以及免疫应答产物与抗原反应的理论和技术的一门科学。免疫的现代概念可以概括地指机体识别和排除抗原性异物的功能，即机体区分自身与异己的功能。细菌等传染因子是抗原性异物中的一类。龋病与其他细菌感染性疾病的相同之处在于一方面依赖于细菌的侵袭，另一方面宿主发挥防御作用，通过对抗原性异物的识别和清除，保持相对的自身稳定。然而，龋病的细菌侵袭和宿主防御都更为复杂，往往不能仅因发现某种特定致病微生物的存在而认为受到细菌感染。同样，尽管变异链球菌属已被确认是人类龋病的重要病原菌，龋病仍可能在没有它们存在的情况下继续发展。食用糖的种类直接影响变异链球菌和其他牙菌斑细菌的产酸量及致龋力。宿主的防龋能力除了产生非特异性免疫和特异性免疫外，还包括口腔环境的缓冲能力、牙釉质的理化性质和界面、牙菌斑生物膜中嗜酸菌等因素。

第一节 口腔免疫系统

口腔是人体消化道和呼吸道的起端，是一个开放的环境，时常受到外来抗原的侵袭，在这个特殊的环境中，机体建立了一套既作为全身免疫本系的一部分，又具有口腔特异性的免疫体系。人类口腔免疫系统主要由三道防线构成：免疫组织与免疫器官、免疫细胞与免疫分子以及口腔黏膜免疫系统，以上三个系统相互协作，保护机体组织抵抗抗原的侵入，防止疾病的发生，从而维护人体的健康。

一、口腔免疫组织与免疫器官

口腔免疫器官隶属于周围免疫器官，主要包含淋巴组织。在胚胎发育过程中，造血干细胞在中枢免疫器官（包括胸腺和骨髓）增殖分化为B淋巴细胞和T淋巴细胞，并将其送到周围免疫器官，淋巴细胞在中枢免疫器官内不需抗原刺激即可增殖，周围免疫器官中的淋巴细胞则需受到抗原刺激才能增殖，故其增殖是抗原依赖性的，免疫反应即在此发生。在周围免疫器官，抗原首先被巨噬细胞吞噬或吞饮，巨噬细胞将抗原消化处理后，将抗原决定基部分再分泌到表面，这种经过巨噬细胞处理加工的抗原才能被淋巴细胞识别，进而引起免疫反应。

口腔淋巴组织依据其解剖部位、引流排泄部位的异同将其分为口内和口外两部分，包含有淋巴组织和扁桃体两种类型的免疫组织。口外淋巴组织包括下颌下、颏下、颈深、咽后壁等淋巴结群，分别分布于相应的解剖部位；口内淋巴组织则包含四类淋巴结群，分别为黏膜下淋巴组织、唾液淋巴组织、牙龈淋巴组织和扁桃体。黏膜下淋巴组织位于软腭、口底、舌前部表面，唾液淋巴组织位于大小唾液腺内，牙龈淋巴组织则位于牙龈组织下和组织中，这些分散各处的淋巴结、淋巴组织、扁桃体等构成相互连接成网络的淋巴循环通路，发挥免疫功能。

淋巴结为豆状沿淋巴管分布并与之相连的淋巴器官，外被结缔组织被膜。在淋巴结内，B淋巴细胞和T淋巴细胞各有其特殊定居部位，皮质浅层部位的生发中心是B细胞区，在皮质与髓质之间的副皮质区即为T细胞区，髓质内充填着大量网状结缔组织，因此得以更密切地接触及处理抗原和传递抗原的巨噬细胞，这样的组织结构有利于捕捉抗原，并使之与淋巴细胞相互作用，更有效地引起免疫应答。扁桃体是淋巴组织与上皮紧密联结构成的淋巴上皮器官，表面覆以黏膜上皮，深层密集分布淋巴小结和弥散淋巴组织，其中含有较多的浆细胞，可分泌IgG、IgA及IgM等，参与机体的体液免疫和细胞免疫。

（一）口外淋巴结

颈部、口周淋巴结如颏下淋巴结、下颌下淋巴结、颈深上淋巴结、咽后淋巴结等收纳舌、口底、腭、颊、唇以及牙龈和牙髓的淋巴回流。因此，任何微生物抗原通过上皮到固有层，直接进入淋巴管或被巨噬细胞捕获，然后转送到有关的淋巴结，诱导相关淋巴结发生免疫应答。

（二）口咽淋巴组织环

口腔与肠道不同，没有确切的淋巴组织，但它有独特的腭扁桃体、舌扁桃体和咽扁桃体，构成口咽部淋巴组织环，在口腔免疫中发挥重要作用。

1. 腭扁桃体　是一对扁卵圆形的淋巴器官，位于口咽交界的舌腭弓和咽腭弓之间。6岁以前发育快，青春期后开始萎缩，到老年仅残留少量淋巴组织。其表面鳞状上皮向内凹陷，形成10~20个隐窝。在上皮下及隐窝周围密集分布着大量B细胞形成的淋巴小结，未受抗原刺激时，小结内无生发中心，受抗原刺激后，出现生发中心。小结周围是胸腺依赖区，为T细胞居留地。在胸腺依赖区外侧朝向上皮处有一帽状结构，称小结冠，含有大量B细胞或浆细胞，由生发中心内B细胞受抗原刺激后增殖分化为浆细胞转移至此。

扁桃体可对抗原产生初次应答和再次应答。其中IgG产生细胞数目最多，其他依次为IgA、IgM和IgD。扁桃体缺乏J链和分泌片，只能产生IgA单体，不产生分泌型IgA。扁桃体没有输入淋巴管，只有输出淋巴管，局部抗原是通过扁桃体上皮特别是腺上皮进入扁桃体内的，而抗体和致敏淋巴细胞则可穿越扁桃体进入口腔，发挥局部防御功能。

2. 舌扁桃体　位于舌轮廓乳头后面的两侧，表面被覆复层扁平上皮，上皮内有淋巴细胞浸润，固有层内含有一些淋巴小结和弥散的淋巴组织，常使舌黏膜向表面隆起呈结节状。其鳞状上皮凹陷进入组织形成隐窝。它的结构与腭扁桃体相似，具有淋巴小结，功能也与腭扁桃体相似。

3. 咽扁桃体　是单一的淋巴组织块，位于鼻咽部黏膜下。虽然处于口腔之外，但它参与构成口咽淋巴组织环。咽扁桃体表面被覆假复层纤毛柱状上皮，无隐窝。黏膜形成一些纵行皱襞，固有层内有许多淋巴组织，上皮内也常见淋巴细胞浸润。

（三）口腔淋巴样组织

1. 唾液腺淋巴样组织　大唾液腺（腮腺、下颌下腺、舌下腺）及口腔黏膜下的小唾液腺中含有淋巴细胞和浆细胞，淋巴样细胞位于导管附件或腺泡间，散在分布。大多数浆细胞合成分泌IgA，少数为IgM或IgG。

2. 牙龈淋巴样组织　牙龈中常出现白细胞与淋巴细胞。当炎症发生时，牙龈中出现浆细胞，以B细胞为主，之后出现在连接上皮附近与血管旁，最终在牙龈结缔组织中弥漫性浸润，产生大量IgG。牙龈中还发现吞噬菌斑抗原的巨噬细胞，它对菌斑抗原进行识别和处理，并致敏B细胞，转化为浆细胞，产生特异性抗体，因此牙龈结合上皮中抗体可来自全身抗体和局部合成抗体。

二、免疫细胞与免疫分子

免疫系统是人体防护系统，肩负防御、监视和消除外源性物质（抗原）以及监视、清除身体内衰老细胞及突变细胞的生理作用，并可稳定保持机体内环境的平衡统一，即在体内实现免疫防御、免疫监视和免疫稳定的三大功能。免疫细胞和免疫分子则是实现免疫功能的“前沿战士”。免疫应答时可由细胞直接发挥作用如吞噬、杀伤异物，也可以在抗原刺激下产生蛋白质类的免疫分子，通过各种免疫分子来发挥免疫作用。

（一）口腔免疫细胞

免疫细胞包括淋巴细胞系和单核-巨噬细胞系。淋巴细胞系是免疫系统的基本成分，在体内分布很广泛。主要是T、B淋巴细胞，受抗原刺激而被活化，分裂增殖、发生特异性免疫应答。除T淋巴细胞和B淋巴细胞外，还有K淋巴细胞和NK淋巴细胞，共四种类型。

1. 胸腺依赖淋巴细胞　简称T细胞，是由胸腺内的淋巴干细胞分化而成，是淋巴细胞中数量最多，功能最复杂的一类细胞，在抗原刺激下，T细胞经过多次分裂增殖，形成效应性T细胞。效应性T细胞的存活期短，具有杀伤靶细胞的能力，但必须与靶细胞结合才能产生免疫效应。这种以细胞直接作用的免疫形式称为细胞免疫。

2. 骨髓依赖淋巴细胞　简称B细胞，由骨髓中的淋巴干细胞分化而成，B细胞受到抗原刺激后，增殖分化为大量浆细胞。浆细胞可合成和分泌抗体，抗体在血液中循环。通过抗体与抗原结合，可中和毒素，抑制细菌或靶细胞的代谢，溶解靶细胞，从而清除相应抗原的作用，并促进巨噬细胞吞噬抗原。由B细胞产生的免疫应答称为体液免疫。

3. 杀伤性淋巴细胞　简称K细胞，是骨髓中的淋巴干细胞分化发育而成。K细胞膜上有Fc受体（抗体的受体），当抗体与靶细胞（抗原）结合时，K细胞以Fc受体与具有特异性抗体的Fc端相结合，使靶细胞迅速失去活性而杀伤靶细胞。K细胞必须在抗体协助下才能具有免疫杀伤作用，K细胞又称抗体依赖性细胞毒细胞。

4. 自然杀伤性淋巴细胞　简称NK细胞，是由骨髓中淋巴细胞分化而来。NK细胞不需抗原激活，更不需抗体的协助，即可直接杀伤靶细胞，是非特异性的杀伤靶细胞的重要成分。单核-巨噬细胞系属抗原呈递细胞，具有捕获、保留抗原并将抗原呈递给淋巴细胞、起传递抗原的作用。此类细胞包括巨噬细胞、朗格汉斯细胞等，这类抗原呈递细胞广泛分布于人体与外界接触部位及淋巴组织内，被认为是免疫系统的前哨细胞。

（二）口腔免疫分子

口腔免疫分子主要包括免疫球蛋白、补体和各种细胞因子，在人体抵抗外源性物质入侵的体液免疫与细胞免疫中扮演重要角色。

1. 免疫球蛋白　B淋巴细胞在抗原刺激下转变为浆细胞，其产生的免疫分子即为抗体，又称免疫球蛋白（immunoglobulin，Ig）。免疫球蛋白有5类，分别为IgG、IgM、IgA、IgE、IgD。每种免疫球蛋白对相应的抗原有特异性的结合作用，使抗原凝集、沉淀或溶解，称为特异性免疫。IgG 是血清免疫球蛋白的主要成分，它占总免疫球蛋白的75%，是初级免疫应答中最持久、最重要的抗体，它在抗感染中起到主力军作用，能够促进单核-巨噬细胞的吞噬作用，中和细菌毒素的毒性，和病毒抗原结合使病毒失去感染宿主细胞的能力。IgA 分血清型和分泌型两种，血清型IgA可介导调理吞噬抗体依赖细胞介导的细胞毒（antibody dependent cell mediated cytotoxicity，ADCC）作用。外来抗原经由口腔进入呼吸道，局部免疫系统受到刺激后，无需中央免疫系统的参与，自身就可进行免疫应答，产生分泌型抗体，即分泌型IgA（secretory IgA，SIgA）。SIgA是机体黏膜防御系统的主要成分，覆盖在口腔、鼻、咽、气管的表面，它能抑制微生物在黏膜上皮的附着，减缓病毒繁殖，是黏膜重要屏障，对某些病毒、细菌和一般抗原具有抗体活性，是防止病原体入侵机体的第一道防线。IgM 是抗原刺激诱导体液免疫应答中最先产生的Ig。IgM可结合补体，主要分布于血清中，IgM 在机体的早期防御中起着重要的作用。

2. 补体 是血清中存在的一组具有酶活性、不稳定的能帮助抗体溶解靶细胞的蛋白质，称补体系统。补体激活途径包括经典途径、替代途径和凝集素途径，具有溶解细胞与杀菌效应，促炎以及中和溶解病毒作用。

3. 细胞因子 是指由活化的免疫细胞和某些基质细胞分泌的、介导和调节免疫应答及免疫反应的小分子蛋白类因子。为了维持机体的生理平衡，抵抗病原微生物的侵袭，机体的许多细胞特别是免疫细胞合成和分泌多种微量的多肽类因子，它们在细胞之间传递信息，调节细胞的生理过程，提高机体的免疫力。细胞因子包括淋巴因子和单核因子，已鉴定的细胞因子达百种以上，通常把它们分为下列7类:白介素、干扰素、肿瘤坏死因子、集落刺激因子、转化生长因子、趋化因子以及表皮生长因子、血管内皮细胞生长因子、血小板衍生的生长因子、成纤维细胞生长因子等其他细胞因子。其功能包括: ①介导天然免疫应答和效应功能; ②免疫调节功能; ③调节炎症反应; ④刺激造血细胞增殖和分化成熟的功能; ⑤抗肿瘤生长的功能。

三、口腔黏膜免疫系统

口腔黏膜是指与外界相通的体腔表面衬覆的组织，在生理功能上，口腔黏膜不仅具有湿润、分泌、排泄、消化、语言等功能，承担了口腔组织的特异性和非特异性免疫功能，是外源性物质入侵的天然屏障。口腔黏膜防御屏障包括物理化学屏障以及黏膜内和黏膜表面特异的、非特异的体液和细胞屏障。

（一）口腔黏膜的物理化学屏障作用

口腔黏膜的物理化学屏障作用包括黏膜本身完整性所具备的机械阻挡作用以及上皮内屏障和基底膜滤过屏障。根据口腔系统不同部位黏膜的功能，可将其分为咀嚼黏膜、被覆黏膜以及特殊黏膜。咀嚼黏膜分布于牙龈和硬腭，上皮表面角化；被覆黏膜为一般保护性覆盖黏膜，包括唇、颊、牙槽黏膜、软腭、口底、舌腹及口腔前庭黏膜，其上皮无角化；特殊黏膜是指舌背黏膜，与口腔任何部位的黏膜都不同，呈角化或非角化。不同黏膜具备适应其部位结构特征的生理特性，共同维持口腔黏膜完整性，是天然生理屏障，阻挡细菌对口腔侵袭，维持正常功能。上皮内屏障是上皮细胞成熟过程中所排出的进入细胞外间隙的膜被颗粒，它与细胞膜相连形成一系列平行的板层结构，从而阻挡微生物入侵。基底膜是位于上皮与结缔组织交界处的一层连续无结构物质，厚约1μm，主要成分为糖蛋白、糖胺多糖和蛋白质。基底膜不仅可以起支持、连接和固定作用，同时也是一种屏障结构，具有选择性通透大分子的滤过特性，便于血液和上皮细胞间进行物质交换。

（二）口腔黏膜淋巴系统

口腔黏膜上皮内存在丰富的淋巴组织，大小不等的淋巴小结和散装的淋巴构成了黏膜淋巴系统，其中的B细胞多为IgA型，散在细胞中有丰富的$CD4^+$ T细胞，而且大约有50%带有γ/δ型T细胞抗原受体（T cell receptor，TCR）。在细菌入侵时，淋巴细胞即可发生反应，发挥免疫功能，亦可通过浆细胞分泌抗体，阻止细菌、异物的入侵，构成抵御外源性致病菌的第一道防线。

黏膜相关淋巴组织（mucosal associated lymphoid tissue，MALT）和全身系统免疫之间在形态和功能都存在着差别，口腔、胃肠道、呼吸道、泌尿生殖道及其他外分泌腺的黏膜中存在大量的淋巴组织和散在的淋巴细胞。研究表明，黏膜相关淋巴组织在接受抗原刺激后，致敏淋巴细胞通过游走、归巢到达其他部位的黏膜组织，并合成分泌特异性抗体。这些淋巴组织在功能上的联系，是不同部位的黏膜组织中的淋巴组织相互作用，共同构成黏膜淋巴网络，这一网络成为一个相对独立的免疫体系，称为共同黏膜免疫系统（common mucosal immune system，CMIS）。黏膜免疫系统是预防微生物引起感染性疾病的重要生理基础，SIgA是黏膜免疫应答中最重要的免疫分子。由于共同黏膜免疫系统的存在，实验动物被口服变异链球菌后，唾液、泪液和乳汁等体内所有外分泌液中都能检出SIgA，可见机体对变异链球菌抗原的免疫反应性和抗龋能力。

个体发育早期，口腔免疫系统发展快速。出生时，唾液和其他分泌物中基本检测不到SIgA，但这时期唾液中有包含IgM和IgA的免疫细胞。出生后，细菌、病毒和食物中的抗原成分引起黏膜固有层中IgA浆细胞快速增加。母乳中的免疫调节因子加强了这种作用，研究发现，母乳喂养的新生儿唾液中SIgA显著高于其他喂养方式的新生儿，并且母乳喂养新生儿的SIgA浓度在出生6个月后增长率也高于奶瓶喂养的新生儿。

口腔黏膜免疫系统接触变异链球菌后，对其发生免疫反应。通常在2岁后期，当变异链球菌开始在乳牙表面集聚时出现免疫反应。免疫反应主要是针对在定植和集聚过程中有重要作用的变异链球菌成分发生的。这些成分中与IgA反应明显的有表面蛋白AgⅠ/Ⅱ、葡萄糖基转移酶和葡聚糖结合蛋白B。研究变异链球菌在乳牙定植（5~13个月大）或恒牙定植（10~12岁）时对GTF和GbpB的先天免疫反应发现，所有组中唾液抗体水平与GTF葡聚糖结合区域相关多肽的水平基本一致，在GTF酶中心活性相关部位检测到唾液IgA易感表位，而且GbpB氨基末端1/3处的抗原决定簇在唾液IgA对该蛋白的免疫反应中的作用最明显。在变异链球菌感染啮齿类动物实验中也观察到同样的反应。

Nogueira等研究发现，对定植/集聚重要抗原的有效免疫反应可延迟一定环境中变异链球菌的感染。将有或无变异链球菌感染的5~13个月的儿童按年龄、牙数、IgA水平和人种配对，在大多数儿童中均检测到GTF和AgⅠ/Ⅱ的抗体活性。然而，只在38%感染儿童中观察到抗GbpB的IgA活性，而76%非感染儿童都有抗GbpB的IgA活性。此外，在抗GbpB阳性的儿童中，IgA抗体滴度比非感染儿童组要高，说明在变异链球菌感染水平可检测前GbpB是免疫显性的。因此先天性免疫反应的特异性可影响致龋菌的定植。研究对GbpB先天免疫反应的影响因素为在防龋疫苗中更好应用这一抗原提供重要切入点。

唾液SIgA对口腔共生菌和致病菌的反应表明，在变异链球菌感染的儿童时期，黏膜免疫系统已经发育完成。大多数儿童对早期变异链球菌的短暂感染或持续定植均有明显的免疫反应。尽管这些反应的促进因素和特异性尚不清楚，但若在关键定植之前诱导免疫反应仍具有保护作用。

第二节　免疫系统与龋病

一、龋病免疫的抗原

抗原（antigen，Ag）是一类能与相应克隆的淋巴细胞上独特的抗原受体特异性结合，诱导免疫系统发生免疫应答的物质。抗原能与免疫应答产物和致敏淋巴细胞发生特异性反应。抗原具有免疫原性和反应原性两种性质。免疫原性是指抗原刺激机体后，机体免疫系统能形成抗体或致敏T淋巴细胞的特异性免疫反应。反应原性是指产生的抗体或致敏T淋巴细胞能与抗原进行特异性结合的免疫反应。

变异链球菌是龋病的重要致病菌，与人类龋病相关的细菌还有黏性放线菌和乳杆菌等。这些细菌作为龋病免疫的抗原，能够引起机体产生相应的抗体。细菌均为多种抗原组成的复合体，其细胞壁、菌体、鞭毛等不同结构分别由不同抗原成分组成，而每一具体结构（如细胞壁）又由多种抗原组成。变异链球菌的细菌壁主要由多糖、肽聚糖、磷壁酸和表面蛋白组成，胞壁多糖的特异性决定了菌株的抗原性。变异链球菌的致龋毒力主要包括：在牙菌斑生物膜中黏附集聚、产酸耐酸等。与变异链球菌在牙菌斑生物膜中黏附集聚有关的三种主要抗原包括表面蛋白抗原（surface protein antigen，Ag Ⅰ/Ⅱ）、葡糖基转移酶（glucosyltransferase，GTF）和葡聚糖结合蛋白（glucan-binding protein，GBP）。

（一）表面蛋白抗原

1978年，Russell 和Lehner等首先发现变异链球菌表达一组表面蛋白。根据分离菌株或菌种的不同，这些蛋白有不同名称，变异链球菌来源的Ag Ⅰ/Ⅱ、Sr和PAc，远缘链球菌来源的Spa A，大鼠链球菌来源的PAa和格登链球菌来源的SspA和SspB。Ag Ⅰ/Ⅱ多肽结构复杂，具有不同的结合特性和多种活性，介导与宿主唾液中凝集素、纤维结合蛋白和胶原的相互作用，与可溶的细胞外基质糖蛋白及宿主细胞受体结合，与其他细菌共聚及活化单核细胞等。口腔链球菌属在人类宿主中定植和存活与Ag Ⅰ/Ⅱ有关。2004年Seifert等发现，通过N末端的富丙氨酸重复区域与富含脯氨酸区域的构象决定簇，变异链球菌表面蛋白Ag Ⅰ/Ⅱ与高分子量糖蛋白gp340结合。Ag Ⅰ/Ⅱ是防龋疫苗的有效抗原，用Ag Ⅰ/Ⅱ主动免疫或抗Ag Ⅰ/Ⅱ单克隆抗体被动免疫能预防龋病，Ag Ⅰ/Ⅱ基因缺陷株的疏水性和对鼠致龋性均低于野生株。Ag Ⅰ/Ⅱ的基因表达受到环境的影响。变异链球菌和格登链球菌缺乏或低表达Ag Ⅰ/Ⅱ的等位基因突变株黏附到唾液包被表面及与唾液凝集素糖蛋白作用的量比野生株降低。

Ag Ⅰ/Ⅱ的结构包括氨基末端的信号序列，富丙氨酸重复区域（A区域）、可变区、富脯氨酸重复区域（P区域）、羧基末端的细胞壁和细胞膜的跨膜区域、LPXTG细胞壁锚定区域（图4-1）。P区域在口腔链球菌属Ag Ⅰ/Ⅱ家族中是高度保守区域，在不同细菌蛋白中具有相似的高度重复富脯氨酸序列。研究发现P区域对Ag Ⅰ/Ⅱ的稳定性和表面定位是必需的。P区域还

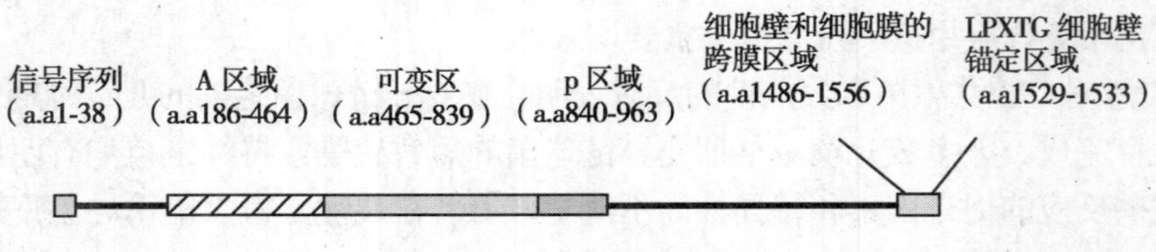

图4-1　表面蛋白抗原线性结构

与Ag Ⅰ/Ⅱ的其他片段包括A区域相互作用。抗Ag Ⅰ/Ⅱ的单克隆抗体的活性必须有A区域和P区域同时存在,去除Ag Ⅰ/Ⅱ的A区域导致依赖P区域的抗Ag Ⅰ/Ⅱ单克隆抗体活性丧失,A区域与P区域的相互作用也消失。与富脯氨酸区域一样，富丙氨酸区域对于Ag Ⅰ/Ⅱ的稳定性和穿透性是必需的。细菌黏附到牙面的过程，A区域发挥重要作用，该区域缺失突变株对唾液包被羟磷灰石的黏附水平最低。

Ag Ⅰ/Ⅱ多肽的结合活性与特定区域有关。研究表明，Ag Ⅰ/Ⅱ和唾液凝集素的作用与复杂的构象决定簇有关，不同区域分别与可溶性或不可溶唾液凝集素结合。Ag Ⅰ/Ⅱ与唾液包被羟磷灰石的结合作用由两个位点介导。A区域的重组多肽片段能结合唾液凝集素或唾液糖蛋白。含Ag Ⅰ/Ⅱ第200~481氨基酸残基多肽片段的特异性抗体能阻止唾液中的成分与Ag Ⅰ/Ⅱ结合，含Ag Ⅰ/Ⅱ第816~1213氨基酸残基的多肽片段能阻止变异链球菌黏附到唾液包被的羟磷灰石上，含有Ag Ⅰ/Ⅱ第1005~1044氨基酸残基和第1085~1114氨基酸残基的多肽片段阻断了变异链球菌与唾液糖蛋白的黏附。因此，无论是线性结构或更为复杂的三维结构，Ag Ⅰ/Ⅱ的多个区域与其生物学活性有关。

（二）葡糖基转移酶

2002年，Smith等发现葡糖基转移酶（GTF）催化蔗糖来源的葡萄糖合成细胞外基质，对变异链球菌在生物膜中的聚集发挥关键作用。葡聚糖转移酶是细胞外酶，分子量为140~175kDa,作用是水解蔗糖为果糖和蔗糖部分,然后聚合葡萄糖生成葡聚糖。口腔链球菌中，合成的葡聚糖含有不同比例和分布的α-1,3糖苷键和α-1,6糖苷键，每一种糖苷键的分布和比例决定了葡聚糖的水溶性。GTF酶在不同链球菌中的数目不同，变异链球菌含有大量编码水溶性和水不溶性葡聚糖的GTFs。变异链球菌中串联排列的*gtfB*和*gtfC*基因分别编码GTFB和GTFC，远侧的*gtfD*基因编码GTFD，三种GTF产生的葡聚糖的水溶性不同。GTFB和GTFC合成富含α-1,3水不溶性葡聚糖，而GTFD合成富含α-1,6糖苷键的水溶性葡聚糖。远缘链球菌也表达一系列与变异链球菌具有同源性和水溶性葡聚糖的GTFs。

链球菌GTF酶的一级结构同源性很高。二级结构提示GTFs是α-淀粉酶超家族成员，含有环状交替（α/β）的桶状基序。GTFs具有两个功能区域，N末端中间区的催化区域和C末端1/3处的葡聚糖结合区域。葡聚糖结合区域含有与其他革兰阳性菌相似配体结合域的重复氨基酸，是催化活性的必需区域。该区域的重复数目影响葡聚糖的结构，减少重复数目能降低甚至灭活GTF的活性并影响葡聚糖产物的结构，从而影响黏附特性。通常认为、GTFs的葡聚糖结合区域与α-1，6糖苷键葡聚糖结合。然而，有报道发现唾液链球菌的重组GTFJ能与α-1，3糖苷键结合。目前，C末端的重复区域影响GTF酶合成葡聚糖结构的作用尚未完全明确，未发现与葡聚糖合成有线性关系一致的区域。

（三）葡聚糖结合蛋白

变异链球菌与细胞外葡聚糖基质的相互分子作用尚未完全清楚，但研究过程中发现了一组能结合葡聚糖的同源蛋白，被命名为葡聚糖结合蛋白。在变异链球菌定植到细胞表面时有许多蛋白参与致病过程，葡聚糖结合蛋白Gbps介导了由细胞相关葡聚糖转移酶和无细胞葡聚糖转移酶催化蔗糖合成葡聚糖与其的结合。变异链球菌至少表达四种不同的Gbps（GbpA、GbpB、GbpC和GbpD），字母代表发现的顺序。基因分析及生物化学研究显示每种蛋白具有不同的生物学功能，这四种Gbps对葡聚糖的亲和力不同。GbpA由*gbpA*基因编码表达，与变异链球菌GTFB和GTFC具有相同的葡聚糖结合区域，参与变异链球菌黏附到牙齿的过程，与变异链球菌的致龋性相关。GbpB与其他葡聚糖结合蛋白区域没有同源性，分析基因组中*gbpB*基因相应区域发现该基因的功能包括维持细胞成形和细胞壁稳定，具有维持细胞壁完整性的作用。GbpB能促进变异链球菌形成生物膜，但是调节表达该蛋白的机制仍不清楚。GbpB与变异链球菌和远缘链球菌中其他Gbps的免疫性不同。GbpB与革兰阳性菌的肽聚糖酶有同源性，在致龋实验中发现黏膜免疫能诱导保护性免疫，说明GbpB与变异链球菌致龋性有关。GbpC是一种锚定蛋白，属于链球菌蛋白Spa家族，在高渗透压的环境中表达，对GTFD合成水溶性葡聚糖介导的蔗糖依赖性黏附有重要作用。GbpC在葡聚糖存在时，参与变异链球菌集聚和黏附到唾液包被牙齿表面的过程。GbpD与GbpA有高度同源性，具有葡聚糖结合活性和脂肪酶活性，在生物膜形成过程中细菌间的竞争发挥作用。

二、龋病免疫的抗体

抗体（antibody，Ab）指机体在抗原刺激下，由B细胞分化成的浆细胞所产生的、可与相应抗原发生特异性结合反应的免疫球蛋白。抗体是免疫应答的重要产物，具有免疫功能，主要存在于体液中。按理化性质和生物学功能，可将其分为IgM、IgG、IgA、IgE、IgD五类。

龋病免疫相关的抗体有循环系统来源和局部分泌的抗体。在唾液和血清中均检测到抗变异链球菌相关抗原的抗体活性。许多研究显示，抗变异链球菌抗体水平增高，无论是SIgA或IgG都能提高口腔排除变异链球菌的能力并抑制其致龋活性。唾液中IgM、IgG、IgA的比例与其在血浆中比例几乎一致，但与SIgA相比所占比例较小。

（一）SIgA

IgA分布在黏膜表面，包括呼吸、消化、生殖等管道的黏膜，能中和感染因子，可通过母乳的初乳把这种抗体输送到新生儿的消化道黏膜中，是在母乳中含量最多，最为重要的一类抗体。唾液中占优势的免疫球蛋白是IgA，SIgA是唯一被主动分泌到口腔中的免疫球蛋白。IgA包括血清型IgA和SIgA。血清型IgA以单体形式存在，唾液及其他外分泌液中的SIgA以二聚体形式存在，二聚体由两个单体IgA分子经连接链（J链）以共价键方式由二硫键连接，与分泌片结合组成。SIgA分别由两种细胞产生，J链和二聚体IgA由大小唾液腺内的浆细胞分泌，在二聚体IgA通过分泌性上皮细胞进入腺体管腔的转运过程中，共价结合分泌片。分泌片除了作为免疫球蛋白分子通过分泌上皮时主动转运工具，还使SIgA比血清IgG、IgA和IgM更能抵抗蛋白的水解酶的降解作用。这种相对较强的抵抗力使SIgA比血清中的免疫球蛋白更能适应口腔及其他黏膜表面富含水解酶的环境。

SIgA是一个或多个特殊解剖位置即黏膜相关淋巴组织的免疫反应诱导产生的。经口途径进入的抗原，如吞咽的细菌被回肠下段Peyer结中特异的上皮微褶细胞（microfold cell，M细胞）吸收。M细胞将抗原成分呈递给树状突细胞、巨噬细胞和B细胞。这些细胞将抗原呈递给$CD4^+$辅助T细胞并将其激活，释放出细胞因子引起黏膜B细胞分化，该细胞通过淋巴循环迁移到肠系膜淋巴结，然后通过胸导管到达外周循环。已接触过抗原的记忆/效应B细胞最终迁移至黏膜，一旦在局部黏膜中定植，分化为IgA二聚体分泌型浆细胞，机制包括黏附分子、趋化因子及局部的有效抗原等的作用。IgA二聚体结合至腺状上皮中的多聚免疫球蛋白受体（polymeric immunoglobulin receptor，pIgR），通过胞吞作用最终以SIgA形式分泌到腺腔中。

IgA有IgA_1和IgA_2两个亚类，在血清IgA中IgA_1占80%~90%，而在外分泌液中IgA_1的比例因黏膜部位不同而异。在鼻腔黏膜中IgA_1占SIgA的90%以上，在下消化道中IgA_2却占主导地位（50%~60%）。唾液中SIgA中IgA_1通常占65%~75%，但有明显个体差异。区分两种IgA的重要性在于IgA_1对IgA_1蛋白酶敏感，IgA_1蛋白酶由口腔链球菌、轻型链球菌和血链球菌等菌斑细菌形成，产黑色素G⁻杆菌和二氧化碳噬纤维菌亦能合成类似作用的酶类。IgA_1蛋白酶等酶类可将IgA_1重链铰链区水解并使IgA_1失去正常的抗体功能，分泌片不能保护IgA_1对抗IgA_1蛋白酶的作用。IgA_1蛋白酶水解$SIgA_1$之后，许多菌斑细菌仅被Fab片段所包绕。这些Fab片段是无功能的，因此IgA_1水解对局部免疫系统作用的生物学意义和影响尚未定论。

SIgA性质稳定，局部浓度高，主要功能包括：①免疫排除功能。SIgA与黏蛋白的协同作用干扰细菌黏附在黏膜表面，抑制细菌对牙面和上皮组胞的黏附定植，利于清除细菌，并能阻止黏膜摄取细菌毒素和其他有害分子；②在巨噬细胞和淋巴细胞的参与下，介导抗体依赖细胞介导的细胞毒作用（ADCC作用）；③不激活补体和淋巴因子而引起炎症；④抑制变异链球菌葡聚糖转移酶的活性，使葡聚糖合成减少，影响牙菌斑生物膜形成。

（二）IgG

唾液腺分泌的IgG很少，全唾液中的大部分IgG来自龈沟液。腮腺组织内产生IgG和IgM的淋巴细胞数目几乎相等，但腮腺分泌液中的IgG与IgM之比却比血清中两者之比低，因此认为IgG是被动转运到唾液中的。IgG激活补体，中和多种毒素，持续时间长，是唯一能在母亲妊娠期穿过胎盘保护胎儿的抗体。IgG还从乳腺分泌进入初乳，使新生儿得到保护。研究发现，在一定条件下，龈沟液或牙本质小管中浆细胞来源的IgG具有防龋的免疫保护作用（表4-1）。抗变异链球菌表面蛋白AgⅠ/Ⅱ的IgG调节中性粒细胞的吞噬作用，表面蛋白AgⅠ/Ⅱ能与胶原结合并介导变异链球菌侵入牙本质小管，牙髓毛细血管释放出的IgG抗体能特异性中和这一过程。由于抗原抗体胎盘转移和母体感染变异链球菌，在婴儿血清中检测到抗变异链球菌的IgG抗体。儿童时期即开始合成抗变异链球菌抗原的血清抗体，血清IgG抗体水平在儿童期开始上升并持续终身。研究青年人群血清中抗变异链球菌抗体和牙疾病关系时发现，IgG抗体与牙疾病水平呈负相关。而老年人群的研究数据显示，血清IgG水平与变异链球菌水平及过去的患龋经历存在正相关关系，认为血清IgG有调理口腔中细菌形成牙菌斑生物膜的集聚作用。IgG免疫复合物能激活补体，并作为调理因子促进对细菌的吞噬和杀伤作用。

表4-1　关于IgA和IgG应答的牙面保护作用

IgA应答	IgG应答
1. 抑制细菌黏附，通过	1. 抑制细菌黏附，通过
①阻断细菌凝集素	①阻断细菌凝集素
②降低细菌的疏水性	②细菌的聚集作用
③ SIgA-糖蛋白的相互作用反应使细菌聚集	
2. 抑制细菌酶	2. 抑制细菌酶
3. 牙龈的抗炎症活性	3. 细菌的调理作用
	4. 诱导龈组织炎症反应并引起表面通透性增加

（三）IgM

IgM是人类胎儿最早合成的免疫球蛋白，大约在胚胎期第20周即能合成，是免疫应答中首先分泌的抗体，与抗原结合后启动补体的级联反应。IgM还有调理作用和补体介导的溶菌作用，但由于唾液中补体含量少，限制了IgM的这一活性。唾液IgM由腺体组织局部合成，各唾液腺分泌的IgM含量很少，其中，腭部小唾液腺分泌的IgM最多。唾液IgM主要以五聚体形式存在，IgM的聚合也有分泌片的参与，与SIgA不同的是，分泌片与IgM以非共价键结合。唾液IgM在SIgA不足时有着突出作用，即IgM的代偿作用。初出生时，IgA合成能力低下，而IgM已能针对环境中的抗原发挥作用。在选择性IgA免疫缺陷的情况下，由局部产生的IgM代偿其功能，发挥局部免疫的保护作用。致龋实验发现，IgA缺乏而有IgM代偿者不易发生龋齿，而IgA和IgM同时缺乏者易形成龋齿。

（四）IgE

IgE的尾部与嗜碱性粒细胞、肥大细胞的细胞膜结合。当抗体与抗原结合后，嗜碱性粒细胞与肥大细胞释放组胺类物质促进炎症发展，是引发速发型过敏反应的抗体。

（五）IgD

IgD主要分布在成熟B淋巴细胞表面上，可能与B细胞的分化有关。成人腮腺组织中IgD产生细胞约占总免疫球蛋白产生细胞的2.5%，然而唾液中几乎检测不到IgD，唾液中IgD的功能尚不清楚。

第三节 龋病的免疫应答

龋病是一种细菌感染性疾病，致龋菌在牙面的黏附及代谢产酸是造成龋病发生的关键因素。研究证实，变异链球菌是最主要的致龋菌，乳酸杆菌在龋病的发展中也起着促进作用。当病原微生物侵入时，机体自身的天然屏障和免疫功能状态是防御、抵抗病原微生物的重要方法。与其他细菌感染性疾病相似，机体的免疫系统能识别致龋性抗原，启动机体免疫应答，清除抗原性异物。机体的抗感染防御机制包括非特异性及特异性免疫应答两种。感染早期，机体的非特异性免疫应答起主要作用，随后特异性免疫应答启动，在抗感染免疫中占主导地位。

一、非特异性抗感染免疫

非特异性免疫（nonspecific immunity）是动物在长期进化过程中形成的一系列天然防御功能，又称先天性免疫（innate immunity）。非特异性免疫是抵御外来病原微生物的第一道防线，是机体实现特异性免疫的前提和基础。

非特异性免疫的特点是：①无特异性，作用快、范围广泛，对各种病原微生物都有防御作用；②先天具备，不需经过外来或潜在病理性抗原刺激；③具有遗传性及相对稳定性；④缺乏免疫记忆性，维持时间短，再次遇到相同病原微生物时，免疫功能不增强。

非特异性免疫主要由屏障结构，吞噬细胞及正常体液和组织免疫成分构成。牙齿处于唾液及口腔微生态环境中，在龋病的非特异免疫应答中，牙齿组织结构屏障，唾液屏障及口腔常驻菌群都发挥抑菌、杀菌或溶菌等抗微生物作用。

（一）牙齿

牙齿组织结构屏障具有阻止细菌黏附及抵抗细菌酸性代谢产物侵蚀的作用。

1. 牙齿解剖形态及排列　良好的牙齿解剖形态、光滑的牙体外形、整齐紧密排列的牙列有利于增强牙齿的自洁功能，减少致龋菌及代谢底物的滞留。

2. 牙齿化学组成及结构　牙的组织结构，特别是牙釉质的矿化程度能影响牙齿的抗龋能力。在牙齿发育期间由于全身疾病、营养障碍或严重乳牙根尖周炎可导致牙釉质发育不良或矿化不全。矿化程度差的牙齿表面粗糙，微孔多，表面自由能高，利于细菌黏附，易被细菌的酸性产物腐蚀。乳牙及新生恒牙牙釉质表面微孔较多，易患龋病。

（二）唾液

口腔全唾液由腮腺、下颌下腺、舌下腺三大唾液腺和小唾液腺分泌物以及龈沟渗出物混合组成。其中水分占唾液成分的99%以上，无机物、唾液蛋白质和酶类占0.5%~0.7%。唾液在龋病的非特异性抗感染免疫中起着机械冲刷、缓冲稀释、抑菌抗菌的作用。

1. 机械冲刷、稀释作用 成年人每日唾液分泌量为0.7~1.5L，其分泌量受饮水、进食、生理心理状态的影响而变化。正常的唾液分泌量对维持口腔微生态平衡起重要作用，唾液分泌减少被认为是诱发龋病的重要因素。头颈部肿瘤患者在接受放射治疗后，常造成照射野内腮腺、下颌下腺、舌下腺等唾液腺不可逆的损伤，唾液分泌量减少；自身免疫性疾病舍格伦综合征（Sjögren syndrome，SS）主要侵犯唾液腺等外分泌腺，导致唾液腺分泌功能减弱或丧失。口腔唾液分泌量的下降将减弱唾液对食物残渣、细菌及酸性物质的机械冲刷和稀释作用，从而引发多发龋，甚至猖獗龋等严重龋病。

2. 缓冲作用 唾液的缓冲体系包括磷酸盐缓冲系统和碳酸盐/重碳酸盐缓冲系统，重碳酸盐是重要的缓冲系统，唾液的缓冲能力取决于唾液中重碳酸盐的含量和缓冲体系对菌斑酸性产物的中和能力。缓冲能力下降，患龋风险升高。

3. 抑菌抗菌作用 唾液中存在具有抑菌抗菌作用的成分如无机离子氟，有机成分富脯蛋白、富酪蛋白、富组蛋白、黏蛋白等，以及抗菌蛋白质溶菌酶、乳铁蛋白、过氧化物酶等。

（1）氟（fluorides）：氟在唾液中的含量为0.01~0.05mg/L，主要来源于饮水、食物、茶叶、含氟牙膏等外界氟。氟的抑菌作用表现在抑制细菌的生长、解除细菌或蛋白质对牙釉质表面的黏附。同时，氟能置换牙釉质羟基磷灰石中的羟基，形成氟化磷灰石，增强对酸的抵抗力。

（2）溶菌酶（lysozyme，LZ）：溶菌酶是英国细菌学家 Fleming于1922年发现的具有酶特性的阳离子碱性蛋白。该酶广泛分布于血清、唾液、泪液、乳汁、胃肠和呼吸道分泌液及吞噬细胞的溶酶体颗粒中。溶菌酶的抗菌作用方式主要有两种：①胞壁质酶依赖型：在唾液中，溶菌酶能水解革兰阳性细菌细胞壁中的肽聚糖，导致细菌崩解；若有补体和Mg^{2+}等协同作用下，溶菌酶可破坏革兰阴性细菌的脂多糖和脂蛋白从而溶解革兰阴性细菌。②阳离子依赖型：正常情况下细胞能排出H^+储存K^+形成细胞内外浓度梯度，以维持细胞通透性，活化胞质内酶。溶菌酶的阳离子特性改变细胞内外浓度梯度，使细胞通透性增强，进而导致细胞内失钾及渗透压改变，致细菌死亡。此外，溶菌酶可干扰细菌细胞膜葡萄糖转运机制，从而抑制糖酵解，减少有机酸的产生。

（3）乳铁蛋白（lactoferrin）：乳铁蛋白为一种铁结合糖蛋白，主要存在于乳汁中。唾液中的乳铁蛋白抑菌机制主要有两种：①“铁剥夺”机制：乳铁蛋白对铁有高亲和力，能结合细菌生长代谢所需的铁，从而抑制细菌生长。②“膜渗透”机制：乳铁蛋白可直接与细菌细胞壁结合造成胞壁损伤，对变异链球菌、唾液链球菌、轻型链球菌及白色念珠菌等口腔细菌有直接杀菌作用。此外，乳铁蛋白与溶菌酶联合可增强抑菌效果，溶菌酶水解细菌胞壁，乳铁蛋白使水解的细菌胞体凝聚起到协同作用。

（4）唾液过氧化物酶（salivary peroxidase，SP）：唾液中过氧化物酶由腮腺和下颌下腺产生的唾液过氧化物酶（salivary peroxidase）以及龈沟内白细胞来源的髓过氧化物酶（myeloperoxidase，MP）组成。唾液过氧化物酶和髓过氧化物酶在过氧化氢存在的条件下，能催化硫氰酸盐离子产生次硫氰酸盐等强氧化剂，阻断细菌己糖激酶、6-磷酸葡萄糖脱氢酶等代谢通路，抑制细菌生长。这一抗菌体系称为过氧化物酶-硫氰酸盐-过氧化氢抗菌系统（salivary peroxidase-thiocyanate-hydrogen peroxide system，SPS）。变异链球菌等多种口腔细菌均对该系统敏感。SPS与IgA和溶菌酶之间的协同作用能增强抗菌效应。

（5）黏蛋白（mucin）：为唾液中最重要的糖蛋白，由下颌下腺、舌下腺和腭腺等小唾液腺的黏液细胞分泌，包括高分子黏蛋白MG1和低分子黏蛋白MG2。两者的组成、结构及生物学功能不同。MG1与获得性膜的形成有关，MG2能与口腔内许多细菌和菌体成分直接结合，促使细菌凝集，利于从口腔中清除。MG2可与唾液中的大分子物质结合，如与IgA结合可增强IgA与抗原结合的能力。

（6）富组蛋白（histidine-rich proteins，HRPs或histatins）：HRPs是一组富含组氨酸的低分子阳离子多肽，主要包括12个组分，即HRP1~HRP12，其中HRP1、3、5被称为主要HRPs，其他的称为次要HRPs。研究证实富组蛋白有抑菌杀菌作用，可抑制变异链球菌和白色念珠菌的生长，可与细菌细胞膜结合，引起细胞膜通透性改变导致细胞死亡。富组蛋白对变异链球菌的凝集作用有助于清除口腔致龋菌。

（7）富酪蛋白（statherin）：为富含酪氨酸和脯氨酸的磷蛋白，能促进放线菌在牙齿表面黏附，从而影响变异链球菌对牙面的定植，抑制龋的发生。

（8）龈沟液的抗菌成分：正常人的龈沟液约为全唾液的1%，龈沟液的非特异性抗菌成分包括中性粒细胞、淋巴细胞、单核细胞、巨噬细胞和补体等，起着溶菌杀菌、趋化调理、促进特异性抗感染免疫建立等作用。

（三）正常菌群拮抗作用

口腔为有菌环境，各种微生物定植于口腔各部位或表面构成口腔正常菌群（normal flora），一般情况下对人体无害，与机体处于平衡状态，形成保护性的微生物屏障。口腔正常菌群通过降低pH、降低氧化还原电势（Eh），以及对空间、营养的争夺，抵御外界微生物的侵入，并且可刺激人体的免疫系统，增强非特异性和特异性抗感染免疫功能。血链球菌产生的H_2O_2是唾液过氧化物酶系统中H_2O_2的重要来源；口腔中的卟啉单胞菌和普雷沃菌可产生细菌素样物质——黑色素菌素，具有抑制唾液链球菌的作用；变异链球菌具有与口腔其他天然菌群竞争附着牙面的特性。正常菌群的保护对维持口腔正常的生态环境具有重要作用，当这种平衡状态被破坏，如接受大剂量放射线照射、过量激素或长期服用抗生素，可导致口腔菌群比例发生改变，致龋菌活跃而发生龋病。

二、特异性抗感染免疫

特异性免疫（specific immunity）是出生后经主动或被动免疫方式获得的，是在生活过程中接触某种病原体及其产物而产生的特异性免疫，又称为获得性免疫（acquired immunity），在抗感染免疫中的作用举足轻重。

特异性免疫的特点是：①特异性：即机体受某一种病原微生物刺激后产生的免疫力，只能对该病原微生物起作用，而不对其他无关的病原微生物起作用；②后天获得：即出生后经抗原刺激（感染或接种疫苗）后才能产生，并非每人都有，也不遗传；③有记忆性：再次遇到相同的病原微生物时，其免疫功能增强。

特异性免疫在抗微生物感染中起关键作用，其效应比非特异性免疫强，后者只能识别自身和非自身，对异物缺乏特异性区别作用，缺乏针对性。因此要特异性清除病原体，需在非特异性免疫的基础上，发挥特异性免疫的作用。

特异性抗感染免疫包括体液免疫和细胞免疫。细胞免疫主要对抗胞内菌，体液免疫主要防御胞外菌，在龋病的抗感染免疫中，体液免疫起主要作用。

（一）体液免疫

体液免疫的主要免疫效应细胞有B细胞、T细胞、浆细胞、巨噬细胞、树突状细胞等，龋病的抗感染免疫主要是通过这些效应细胞产生的特异性抗体来实现。

1. 唾液抗体SIgA　SIgA是唾液中最重要的免疫球蛋白，在防止龋病发生中起重要作用。婴幼儿出生6个月后，唾液中可检测出抗唾液链球菌SIgA，牙萌出后血链球菌及变异链球菌等细菌在牙齿定植，唾液中出现抗变异链球菌的SIgA，如抗变异链球菌葡糖基转移酶、表面蛋白抗原Ag Ⅰ/Ⅱ、脂磷壁酸和葡聚糖等特异性SIgA。唾液SIgA与龋病关系密切。在龋活跃期，SIgA浓度升高，与患龋程度成正比，也有两者负相关的报道。

唾液SIgA抗菌机制主要表现为：①抑制细菌黏附：SIgA可与病原菌表面结构或抗原成分特异性结合，封闭细菌黏附因子结合位点，阻止细菌在牙面、菌斑和上皮细胞的黏附。SIgA与黏蛋白协同作用，有利于致病菌凝集成团从口腔中清除。②抑制细菌酶：SIgA可抑制变异链球菌葡糖基转移酶的活性，减少葡聚糖的生成，影响致龋菌的代谢及牙菌斑生物膜的形成。③溶菌作用：SIgA本身无直接杀菌作用，但可与溶菌酶、乳铁蛋白、补体等成分共同作用引起细菌溶解。

2. 血清抗体IgG、IgM、IgA　来源于血清的免疫球蛋白IgG、IgM和IgA主要存在于龈沟液中。IgM、IgG具有调理细菌吞噬，中和细菌外毒素的作用，IgG在补体（C3b）参与下对病原微生物起溶解作用。研究表明血清抗体对牙颈部以及牙根面细菌的黏附、增殖及产酸有一定的抑制作用。

（二）细胞免疫

细胞免疫是以T淋巴细胞为主的免疫应答，在抗感染免疫中，细胞免疫主要参与针对胞内病原微生物及肿瘤细胞的免疫应答，引起迟发型变态反应和自身免疫性疾病，参与移植排斥及对体液免疫的调节。胞外菌的特异性细胞免疫T细胞主要是$CD4^{+}$ Th2细胞，它们除协同B细胞产生抗体外，尚能产生一些细胞因子，引起局部炎症，促进巨噬细胞吞噬和杀伤作用，指引并活化中性粒细胞等。龋病的细胞免疫作用主要是牙髓组织免疫防御细胞的免疫应答。龋源性刺激引发的牙髓免疫应答可能分两个阶段：早期阶段以T细胞介导的细胞免疫在始动牙髓特异性免疫应答中起关键作用，进展期以B细胞介导的体液免疫应答进一步增强。正常牙髓中，T细胞和牙髓树突状细胞群同时散在分布于整个冠髓。牙髓树突状细胞群能辅助经有丝分裂原刺激的T细胞增殖，两者相互作用在抗原入侵时发挥细胞免疫的作用，以抵御有害刺激对牙髓的侵袭，在牙髓局部免疫应答中起重要作用。有研究发现，龋病时CD45RO阳性T细胞可识别、接受源于牙本质小管的外界抗原刺激，迁移至龋坏区而活化增殖分化，引发局部特异性免疫应答。细胞免疫在龋病的进展过程中亦有一定作用，主要是协助B淋巴细胞分化为可分泌特异性抗体SIgA的浆细胞，同时在变异链球菌的刺激下，淋巴细胞能迅速增殖并释放巨噬细胞移动抑制因子等细胞因子，进而参与龋病抗感染免疫。

第四节　龋病的免疫预防

一、免疫预防

（一）人工免疫防龋

免疫预防包括自然免疫（natural immunization）和人工免疫（artificial immunization）。在

自然免疫条件下，人类可以产生抗变异链球菌的体液免疫和细胞免疫。龋病为多因素感染性疾病，致龋菌的数量、微生态环境、牙菌斑结构及组成是致龋的重要因素，同时牙齿状况、唾液防御能力、口腔卫生、进食糖的种类和频率等宿主因素均可影响特异性抗体的确切作用。建立在自然免疫条件下的龋病特异性抗体作用弱、维持时间短，不足以清除致龋菌阻止龋病发生。人工免疫是根据特异性免疫原理，采用人工接种的方式使机体产生或直接获得针对病原体的特异性抗体，从而达到预防疾病的目的。近40年来，随着对龋病病因学研究的深入及对龋病病原菌的明确，应用人工免疫方法来增强机体免疫防龋能力成了研究的热点。大量实验证实，人工主动免疫与人工被动免疫均为有效的防龋手段。

（二）免疫防龋原理

龋病是一种细菌感染性疾病，其中变异链球菌（*S.mutans*）和远缘链球菌（*S.sobrinus*）为重要的致龋菌。致龋菌黏附定植于牙齿硬组织表面，发酵蔗糖等底物产酸并耐酸，从而造成龋病发生。致龋菌的黏附定植是龋病发生的前提条件。与黏附定植有关的抗原包括变异链球菌表面蛋白抗原AgⅠ/Ⅱ（PAc）、远缘链球菌表面蛋白抗原SpaA（PAg）以及上两种菌的葡糖基转移酶（glucosyltransferase，GTF）和葡聚糖结合蛋白（glucan-binding protein，GBP），这几种抗原是目前研究较为明确的龋病毒力因子，也是制备防龋疫苗的重要候选抗原。

免疫防龋包括防龋疫苗和人工抗体。防龋疫苗可通过黏膜免疫刺激共同黏膜免疫系统（common mucosal immune system，CMIS），使效应部位唾液腺分泌致龋菌的特异性抗体分泌型IgA（secretory IgA，SIgA），是致龋菌的有效抗体。人工抗体通过给予特异性的抗体，局部作用于牙齿或口腔，以阻止致龋菌黏附定植，达到预防龋病的目的。

随着对黏膜免疫系统研究的深入，证实免疫防龋与黏膜免疫关系密切。黏膜免疫系统是执行局部特异性免疫功能的主要场所，在结构和功能上均有别于传统的全身免疫系统。机体的黏膜免疫应答通过共同黏膜免疫系统实现。抗原通过接触肠相关淋巴组织（gut-associated lymphoid tissue，GALT）、鼻相关淋巴组织（nose-associated lymphoid tissue，NALT）、支气管相关淋巴组织（bronchus-associated lymphoid tissue，BALT）等诱导部位，不仅可在原部位激发免疫应答，而且可在远离诱导部位的局部黏膜如唾液腺、泪腺和乳腺等外分泌腺产生免疫应答。

全身免疫途径预防龋病安全性差，可能诱发人类自身免疫性疾病，产生组织中IgG应答的炎症反应。共同黏膜免疫系统的存在为免疫防龋选择免疫途径提供了必要的理论基础。通过刺激口腔局部或口腔外黏膜相关淋巴组织，可在唾液中检测出不同程度的SIgA升高。由于不同黏膜部位的共同黏膜免疫系统可能存在差异与方向性，需寻找能使效应部位产生有效保护性抗体的最佳疫苗摄入途径。经口肠道免疫和经鼻腔免疫是目前防龋疫苗研究较多的两个免疫途径。经口肠道免疫方便、安全，但胃酸及胃肠道各种酶类可能会破坏抗原。经鼻黏膜免疫能诱发黏膜局部免疫应答和共同黏膜免疫应答，且鼻腔内抗原竞争少，蛋白溶解活性低，有利于抗原摄入的有效性，效果可能优于口肠道途径。

（三）免疫防龋的研究

1969年Bowen采用变异链球菌全细胞静注免疫实验猴，结果显示免疫猴龋病发病率下降，从而提出了免疫防龋的观点。多年来，国内外学者从免疫原、免疫途径、免疫载体和佐剂、免疫时间和频率等探索免疫防龋的效果，从最初的全菌细胞到当前的基因疫苗，取得了一定的研究成果。

二、防龋疫苗和主动免疫

（一）主动免疫原理

主动免疫（active immunization）是用人工接种的方法给机体输入抗原性物质，刺激机体免疫系统产生免疫应答，从而提高机体抗病能力。用于主动免疫的人工生物制品即为疫苗。理想的防龋疫苗应该具备：①有效诱导保护性的免疫应答；②诱导的抗体与宿主抗原无交叉反应；③有限的多态性，以防破坏口腔正常菌群的生态平衡。

（二）防龋疫苗分类

1. 全菌细胞疫苗　自20世纪60年代末至80年代初，早期的免疫防龋研究主要采用了全菌细胞疫苗，包括灭活疫苗（inactivated vaccine）和减毒活疫苗（attenuated live vaccine）。由于变异链球菌细胞壁抗原与人心肌抗原具有交叉反应，其中链球菌细胞壁C抗原（糖蛋白）引起的抗体可与心脏瓣膜发生交叉反应，链球菌细胞壁M抗原（蛋白质）的抗体可引起心肌交叉反应，采用全细菌疫苗可导致自身免疫性疾病的危险，无应用价值。但早期的学者们通过上述方法，在实验动物或志愿者的唾液中检测出抗变异链球菌抗体，或检测出抗体浓度升高，证实了通过主动免疫刺激局部免疫应答的可行性。

2. 纯抗原亚单位疫苗　纯抗原亚单位疫苗（subunit vaccine）采用物理或化学的方法保留有效的免疫原成分，去除对激发免疫应答无用甚至有害的成分。1978年Russell等分离出变异链球菌表面蛋白抗原Ag Ⅰ/Ⅱ，1979年Smith等分离出远缘链球菌GTF，1982年Russell等分离出变异链球菌两种胞壁蛋白抗原A和抗原B。随后的动物实验表明采用上述抗原制成的制剂可诱导动物血清特异性抗体产生。2002年Childers等提取变异链球菌GTF蛋白制成亚单位疫苗，对21名志愿者予鼻黏膜和腭扁桃体免疫，研究显示在受试者唾液及鼻黏膜可诱导产生特异性SIgA，且鼻黏膜途径免疫效果优于腭扁桃体途径。2年后该实验组对同一批志愿者再次免疫，可诱发免疫记忆。但是心脏交叉抗原的诱导，风湿因子的产生与人类IgG的抗原拟态（mimicry）等，限制了纯抗原亚单位疫苗发展。

3. 基因工程疫苗

（1）重组亚单位疫苗（recombinant subunit vaccine）：采用基因重组技术，将PAc、PAg、GTF等抗原基因片段克隆到原核高效表达载体中（如大肠埃希菌），表达产物提纯后得到只含免疫原性抗原的纯化疫苗。1991年Takahashi等采用变异链球菌PAc的多丙氨酸部位301~319肽段在皮下注射免疫鼠，结果显示变异链球菌在牙面的定植受到抑制，提出采用抗原亚分子免疫防龋的策略。由于在重组疫苗设计时避开可能引起机体交叉反应的区段，产物不含其他有害的细胞产物或感染因子，安全性高。重组亚单位疫苗可为含PAc、PAg 、GTF的完整蛋白，也可只包含与唾液结合、蔗糖催化或葡聚糖结合的功能相关表位，或可设计含多个表位的疫苗以增强免疫原性。2002年Zhang等制备了融合变异链球菌PAc蛋白SBR区和GTF蛋白GLU区的重组蛋白，免疫无菌鼠，诱导产生的抗体在体外可抑制变异链球菌的黏附，免疫定菌鼠亦可抑制变异链球菌定植于牙面。2006年王小华等构建变异链球菌GTF蛋白葡聚糖结合区段GBR基因的重组蛋白，皮下注射诱导免疫小鼠产生血清抗GBR特异性IgG。2009年Dinis等合成远缘链球菌烯醇酶enolase的重组蛋白疫苗rEnolase，辅以佐剂免疫实验小鼠，结果表明免疫组唾液特异性IgA升高，龋齿计数降低，诱导产生的特异性抗体与人烯醇酶不发生交叉反应。

（2）重组载体疫苗（recombinant vector vaccine）：尽管基因重组技术解决了机体交叉反应

的问题，但出现一些新的疑问，如大肠埃希菌内毒素可能难以去除，克隆疫苗诱导的免疫可能与全细菌疫苗不同，病原菌克隆效率不高或难以克隆等。重组载体疫苗采用基因重组技术，将致龋菌的抗原基因片段克隆到原核表达载体质粒中，再将质粒克隆到安全无毒的载体菌，由载体菌在人体内携带及表达。该策略的特点是组合两种疫苗的优势：减毒活疫苗强有力的免疫原性和重组亚单位疫苗的科学准确性。常用载体有减毒鼠伤寒沙门菌和乳链球菌。减毒沙门菌能在体内外稳定表达高水平克隆基因，且重组后仍保持对GALT中Peyer结的黏附与定植。1994、1995年Redman等构建表达远缘链球菌表面蛋白抗原SpaA的重组沙门菌，口服免疫小鼠，在免疫组血清和唾液中可检测抗SpaA和抗沙门菌载体的抗体，鼠患龋率下降。2002年胡晓莉、凌均棨等采用携带变异链球菌PAc A区片段的减毒鼠伤寒沙门菌SL3261（pET-17b/A）防龋疫苗，经口服、皮下、黏膜下等途径免疫定菌大鼠，研究表明重组减毒鼠伤寒沙门菌可在大鼠肠道较持久的寄生，并能较稳定地携带质粒，刺激血清PAc-IgG及唾液SIgA水平升高。乳链球菌长期用于酸奶等乳制品的生产，安全性高。1990年Iwaki等将携带变异链球菌PAc的重组乳链球菌口服免疫鼠，显示鼠唾液特异性IgA及血清内特异性IgG升高。1996年刘建国、樊明文将携带变链PAc的重组乳链球菌防龋疫苗HL107，口服免疫孕兔，结果显示孕兔血清和乳汁中特异性IgG水平明显升高。汪喻忠（1999）、凌均棨（2000）等将HL107免疫定菌鼠，研究表明免疫组龋齿计数降低，唾液特异性IgA及血清内特异性IgG升高。

4. 多肽疫苗（synthetic peptide vaccine） 多肽疫苗是在已知有效免疫原氨基酸序列的基础上，采用化学合成或基因工程合成法人工合成的抗原性多肽。它是由十个到数十个氨基酸组成，目的是以最小的免疫原性肽来诱导机体有效的免疫应答。通过对PAc和GTF基因序列的分析，PAc唾液黏附区（SBR）、黏附功能区（816~1213位残基）、A区的T细胞和B细胞抗原决定簇，GTF的催化区（CAT）、GTF的葡聚糖结合区（GLU）、高度保守的酶活性片段（GGY和AND）都是理想的候选多肽。肽段的选择是多肽疫苗抗龋作用的关键，必须考虑其稳定性、免疫原性、抗原性等。此外，单纯以多肽为抗原，免疫原性差，体内停留时间短，不能产生有效的免疫效果，甚至出现免疫耐受，需要予适当的载体或佐剂制成合成疫苗，或采用多抗原肽（multiple antigenic peptide，MAP）的形式，以增强免疫效果。2003年Smith等合成了远缘链球菌GTF的CAT 区和GLU区的多肽GTF-MP，在鼠动物实验中采用鼻腔途径单独使用GTF-MP或辅以佐剂直肠免疫，均可使唾液特异性保护抗体升高，降低动物龋病的发生。2005年Peacock等合成编码变异链球菌GbpB序列113~136肽段的SYI多肽疫苗，予以聚交酯-乙二醇微囊投递系统，可诱导实验动物唾液特异性GbpB抗体升高。2005年Smith等分别合成SYI-CAT和SYI-GLU的双表位多肽疫苗，实验表明SYI-CAT可显著降低致龋菌多糖合成，抑制变异链球菌和远缘链球菌。2007年Culshaw等筛选变异链球菌GTF中的活性片段，合成20种线性多肽1~20及多价抗原性多肽MAP7、11和16。动物实验显示多肽6、11可使实验小鼠血清内特异性IgG抗体水平升高，多肽6、9、11和16可诱发T细胞增殖，MAP11和MAP11+16可减少致龋菌数量，降低龋发生率。2007年刘建伟、凌均棨等以PAc多肽（301~319）抗原辅以PBLG-PEG-PBLG载体制备防龋微球疫苗，口服免疫SD大鼠，能减少龋模型大鼠龋齿的发生，以光滑面龋的减少更显著。

5. 核酸疫苗 核酸疫苗（nucleic acid vaccine）将携带抗原基因的真核表达载体直接导入宿主细胞，诱导宿主免疫系统对抗原基因所表达的蛋白发生免疫应答，达到预防和治疗疾病的目的，又称DNA疫苗（DNA vaccine）或基因疫苗（genetic vaccine）。核酸疫苗实质上是带有病原体抗体的目的基因重组质粒，通过确定为宿主提供免疫保护的多肽或抗原表位，选择相应编码基因，在体外与一个携带强启动子的高效表达载体质粒进行DNA重组。此外，还可以将免疫原全基因或多个免疫活性肽段的DNA片段构建在同一嵌合载体质粒中，实现多价疫苗。

DNA疫苗的优点：①DNA疫苗生成后稳定，大量的变异可能性很小，易于控制质量；②体内表达目的抗原，省略了传统疫苗复杂的体外表达、纯化和加工的过程；③可同时诱发持久的特异性体液免疫和细胞免疫；④表达的抗原空间构象与天然抗原更接近，免疫原性更强，并且可以通过连接一种或多种质粒的混合物或者构建复杂的质粒来实现多价疫苗。

DNA疫苗存在的问题：①对DNA的自动免疫，或者作为免疫调节结果之一对抗原表达细胞的破坏，导致胞内抗原的释放，激活自身免疫质粒DNA与宿主发生基因整合；②持续长时间的小剂量抗原的刺激可能导致免疫耐受；③可能存在的致癌性及其他毒副作用。

2005年美国农业部批准了由美国CDC（Centers for Disease Control and Prevention）和美国福道公司联合开发的预防马匹西尼罗病毒感染的DNA疫苗West Nile-Innovator DNA上市，这是世界首个获准上市的DNA疫苗。同年加拿大CFIA（Canadian Food Inspection Agency）批准了预防鲑鱼传染性出血性坏死病毒（infectious haematopoietic necrosis virus，IHNV）的DNA疫苗A-PEX-IHN上市。到目前为止已有HIV、HBV、单纯疱疹病毒、流感病毒、结核病毒、疟原虫、T细胞淋巴瘤等DNA疫苗经美国FDA批准进入临床试验。

我国学者在DNA防龋疫苗的研究中取得了许多成果，先后研制出针对变异链球菌APc、GTF、GBP以及GTF-APc等多种免疫原的DNA疫苗，国外学者Han等构建编码变异链球菌壁相关蛋白（wall-associated protein A，WapA）的DNA疫苗pcDNA-wapA（表4-2）。大量研究表明，DNA疫苗可诱导实验动物机体特异性黏膜免疫应答，抵御相应致龋菌在口腔的定植，抑制龋病发生。近年来，国内外学者对提高DNA疫苗的免疫效果进行了多方面的尝试和深入研究，如樊明文等将APc、gtfB-GLU和靶向片段CTLA4-Ig整合至pCI质粒及pVAX1质粒，构建能引导质粒与树突状细胞表面B7分子结合的靶向融合DNA疫苗pGJA-P及pGJA-P/VAX，通过一系列啮齿类或灵长类动物实验研究（2007—2009），靶向融合DNA疫苗可使血清及唾液特异性抗体水平升高，龋病患龋率下降。2007年Han等报道采用pcDNA-wapA辅以DMRIE-C投递系统，pcDNA-ctb佐剂鼻内免疫大鼠，与未添加pcDNA-ctb组对照，前者可诱发大鼠更长时间的免疫应答。

表4-2　DNA防龋疫苗

免疫原	目的基因片段	真核穿梭载体	DNA疫苗	时间
变异链球菌PAc	Pac-A Pac-P	pcDNA3	pcDNA3-pacA pcDNA3-pacP	2000（郭丽宏、刘天佳等）
	Pac-A　Pac-P	pCI	pCIA-P	2002（樊明文、边专等）
	PAc-SBR	pCMVnir	pCN-SSIE	2005（刘浩、姜广水等）
变异链球菌GTF	gtfB	pcDNA3	pcDNA3-gtfB	2001（杨锦波、刘天佳等）
变异链球菌GTF-PAc	Pac-A gtfB-GLU Pac-P	pGLU	pGLUA-P	2002（贾荣、樊明文等）
	Pac-A gtfB-GLU Pac-P CTLA4-Ig	pCI	pGJA-P	2003（郭继华、樊明文等）

续表

免疫原	目的基因片段	真核穿梭载体	DNA疫苗	时间
	Pac-A gtfB-GLU Pac-P CTLA4-Ig	pVAX1	pGJA-P/VAX	2005（樊明文等）
	PAc-SBR gtfB-GBR	pCN-SSIE	pCN-SSISG	2007（王小华、姜广水等）
变异链球菌GBP	GbpA-GBD	pcDNA3.1	pcDNA3.1-GBD	2004（苏凌云、吴补领等）
变异链球菌WapA	WapA	pcDNA3.1/V5-His-TOPO	pcDNA-wapA	2005（Han TK、Dao ML）

6. 转基因植物疫苗（transgenic plant vaccine） 用转基因的方法，将编码有效免疫原的基因导入可食用植物细胞的基因组中，使免疫原在植物可食用部位稳定地表达积累，机体可通过食用植物达到主动免疫的目的。1990年Curtiss等报道利用转基因烟草表达变异链球菌的SpaA蛋白，其含量占烟草蛋白总量的0.02%，口服免疫小鼠可检测到唾液中抗SpaA的SIgA。这是第一例利用植物系统生产口服疫苗的报道。1992年Mason等采用农杆菌介导在烟草中表达乙肝表面抗原HBsAg，提出采用转基因植物作为生物反应器生产口服或注射用亚单位疫苗的新思路。

目前已有诺沃克病毒衣壳蛋白（Norwalk virus capsid protein，NVCP）、乙肝表面抗原HBsAg、大肠埃希菌热敏肠毒素B亚单位（escherichia coli heat labile enterotoxin B，LT-B）、霍乱毒素B亚单位（cholera toxin B，CT-B）、变异链球菌SpaA蛋白、麻疹病毒血凝素蛋白（MVH）等编码细菌和病毒抗原的基因在植物中成功表达，受体植物包括番茄、土豆、玉米、大豆、大米、莴苣等。其中NVCP、HBsAg、LT-B 等转基因植物疫苗已进入临床试验，在人体中显示了一定的免疫效果。2000年蒋少云、凌均棨等将变异链球菌PAc蛋白唾液黏附区P1片段（184~1946bp）与植物的高效表达质粒pROKCP结合，构建表达质粒pROP1，再将该质粒与Bar基因（抗除草剂基因）连接，构成表达质粒pRPB1。2006—2007年该课题组将携带有编码嵌合体SBR-CT$^{\triangle A1}$基因和bar基因片段转入番茄，获得转基因番茄植株，免疫鼠后可诱导实验动物产生免疫应答。对转基因番茄子代植株进行检测，结果表明含编码变异链球菌表面蛋白唾液黏附区片段基因的子代植株能有效表达外源蛋白，该蛋白含量占番茄可溶性总蛋白的1.2%。

转基因植物疫苗具有安全、口服易被人们接受的特点，筛选高表达植株后可形成产业化规模，降低成本，对发展中国家具有广泛应用前景。目前制约植物基因工程疫苗开发的因素包括: ①基因沉默: 在进行植物遗传转化时，由于基因沉默现象和位置效应的影响，使得外源基因在转基因植株中的表达水平低下。②口服免疫耐受: 人体的黏膜免疫系统一方面可以识别非己抗原，诱导非特异性和特异性免疫应答；另一方面，可以区分食物性抗原和病原性抗原，对食物性抗原产生免疫耐受。影响免疫耐受的因素包括抗原性质、抗原剂量、免疫时机、机体因素等。如何提高转基因植物的抗原蛋白表达量，最大限度地发挥抗原激活免疫系统的能力是今后研究的重点。植物细胞内外源蛋白的稳定性，转基因植物疫苗的免疫记忆效果等也是待解决的问题。

7. 抗独特型抗体疫苗 抗独特型抗体（anti-idiotypic antibody，Anti-Id）的研发作为一种免疫原替代技术，是近年来生物技术研究的一个热点。该技术源于1974年Jerne在Burnet细胞克隆选择学说基础上提出的免疫网络学说：抗原可刺激机体产生抗体Ab1，Ab1上的独特型又可刺激机体产生一系列的Ab2，Ab2中能有效模拟外源抗原的Ab2β，可结合Ab1的互补位，引发特异性的、与正常抗原相似的免疫应答。该技术以一种具有确定保护作用的抗体为靶子，用单抗技术制造大量抗V区（独特型）的抗独特型抗体。经适当选择的抗独特型抗体Ab2β与原始抗原具有相通的三维结构，因此可用于代替原始抗原诱导特异性免疫应答。当原始抗原本身不适用或难以获得，如碳水化合物及糖类等无免疫原性，以及抗原成分未知时，采用抗独特型抗体具有一定的实际价值。1990年Jackson、Michalek等报道将变异链球菌的抗独特型抗体作为疫苗免疫鼠，结果显示唾液抗变链IgA升高，变异链球菌对牙齿表面的黏附减少，龋计数降低。

抗独特型抗体目前主要应用于肿瘤免疫，根据Anti-Id的抗原模拟特性，当抗原不易获得或宿主已对其产生耐受时，可用抗独特型抗体疫苗免疫个体，诱导相应的细胞免疫及体液免疫。此外可制备针对肿瘤细胞表面Ig的Anti-Id，与抗肿瘤药物结合定向作用于肿瘤细胞，起到生物导弹的作用。目前已有Ab2β模拟肿瘤抗原如卵巢癌、鼻咽癌、乳腺癌、黑色素瘤、结直肠癌、B淋巴细胞瘤和胰腺癌等肿瘤相关抗原，部分已进入临床Ⅱ、Ⅲ期研究，取得了一定疗效。

三、人工抗体和被动免疫

（一）原理

被动免疫（passive immunization）是直接应用特异性抗体以中和、对抗特异性致病菌的致病作用。人工抗体被动免疫不激发系统免疫反应，可避免主动免疫对人体产生的副作用，安全性高，但不能诱导免疫记忆，易被清除，维持时间短。

（二）分类

1. 单克隆抗体　单克隆抗体（mononclonal antibody，MAb）采用杂交瘤技术：利用小鼠骨髓瘤细胞和经变异链球菌某一抗原免疫的小鼠脾细胞进行融合，融合后的杂交瘤细胞可以无限增殖传代。单克隆抗体的被动免疫防龋机制是：附着在获得性膜上的MAb识别变异链球菌，两者以疏水键结合，MAb调理、趋化变异链球菌使其被牙龈来源的中性粒细胞和补体吞噬、杀灭或移走。

自20世纪80年代起，Hughes、Furuta、Smith、Ochiai等学者先后合成了针对变异链球菌PAc、GTF，胞壁多糖抗原等致龋毒力因子的单克隆抗体。动物实验和人体实验表明，采用杂交瘤技术合成的防龋MAb可有效抑制宿主口腔内相应病原体的黏附和定植，减少龋病发生。但杂交瘤技术制备工艺复杂、费时，价格较高，且合成的单克隆抗体反应强度不及多克隆抗体。随着基因工程技术的发展，采用杂交瘤技术与基因工程技术相结合可制备新型单抗，包括双特异性单抗、嵌合单抗、具有其他活性功能区的单抗和单域抗体，基因工程技术通过基因改造，可降低或消除人体对抗体的排斥反应，并可采用原核细胞、真核细胞和植物等多种载体，大量表达抗体分子，从而降低生产成本。2004年Tagawa等合成抗变异链球菌GTF-Ⅰ的单链可变段（single-chain variable fragment，ScFv）抗体，实验表明可识别GTF-Ⅰ并抑制其合成水不溶性葡聚糖的能力。

2. 牛奶抗体　牛奶中含有丰富的免疫球蛋白，如IgG、IgM和IgA，选取适当的免疫原免疫奶牛可获取含特异性抗体的牛初乳，应用于人体可成为预防龋病的一种手段。自从1982

年Michalek等首先使用免疫的牛奶多抗进行龋病免疫研究以来，许多研究均表明，针对致龋菌特异抗原的牛奶抗体可使人体获得相应的抗龋免疫力。2001—2002年Shimazaki、Mitoma等合成含抗变异链球菌PAc的富丙氨酸唾液黏附区（saliva-binding alanine-rich region of PAc，PAcA）与GTF-Ⅰ葡聚糖结合区（glucan-binding domain，GB）的融合人工抗体PAcA-GB牛奶，志愿者采用PAcA-GB牛奶含漱，可延长致龋菌再定植牙面的时间及降低唾液变异链球菌/总链球菌的比值，在动物实验中，PAcA-GB可有效降低大鼠的龋发生率。2002年Wei等研究证明含人工抗体的防龋牛奶在5℃、21℃和30℃存储2个月，抗龋活性不变；经乳酸菌发酵后的人工抗体牛奶抗龋活性降低，但在保质期内仍可抑制致龋菌的黏附。

3. 鸡卵黄抗体　将某种抗原免疫产蛋的母鸡，鸡可产生多克隆抗体并储存在鸡卵黄中，这种免疫球蛋白称为鸡卵黄抗体（immunoglobulin of yolk，IgY）。采用致龋菌抗原免疫母鸡，经适当提取工艺获得的IgY可应用于人群的龋病预防。1991年Otake、Hamada等学者尝试用灭活的变异链球菌或变异链球菌GTF免疫母鸡提取IgY，实验表明可抑制水不溶性多糖合成、细菌黏附和集聚，并使动物龋发生率下降。2001年Smith等用对变异链球菌葡聚糖结合蛋白B产生的IgY对大鼠进行短期饮食控制，显示菌体集聚减少，磨牙牙面龋发生率降低。2004年Krüger等采用含抗变异链球菌GTF的IgY鸡卵黄饲养切除唾液腺的定菌鼠，结果显示可明显降低光滑面龋的发生，提示对龋病高危人群可采用IgY预防龋病发生。2006年江千舟等采用变异链球菌GTF过表达株IgY抗体喷雾剂和非特异性IgY抗体喷雾剂对志愿者实验前、实验后1周、4周进行观察，结果显示GTF过表达株IgY抗体可明显减少人牙菌斑内的变异链球菌数，改变牙菌斑生物膜微生物组成。美国Jason Medical Holdings公司在1999年生产出第一代含抗变异链球菌IgY的牙膏奥丽汀健齿露，经离体实验、动物实验和人群实验等功能性和安全性评价，确定安全无毒，对龋齿有一定抑制作用。

4. 转基因植物抗体　采用基因工程技术，将特异性抗体分子编码基因整合到植物基因组中，再用转基因植物表达的抗体进行局部免疫治疗。1998年Ma等在烟草植物中表达抗变异链球菌PAc蛋白的分泌型抗体SIgA-G抗体，经重新组装的抗体活性可保持3天，用其刷牙2周，抗变异链球菌定植效果可维持至少4个月，应用于志愿者显示龋活性明显降低。目前已有美国Planet Biotechnology公司利用转基因烟草生产抗变异链球菌PAc特异性SIgA的生物制剂CaroRx™。2005年CaroRx™被批准为医疗器械类产品在欧洲上市，在美国CaroRx™现阶段处于临床药物试验Ⅱ期。

四、研究方向与发展趋势

（一）联合疫苗

DNA疫苗辅以一定佐剂并采用黏膜途径免疫，能诱导全面免疫应答反应，激活特异性$CD8^+$细胞毒性T淋巴细胞反应和活化巨噬细胞，产生特异性抗体，引起长期的免疫记忆。然而，DNA疫苗临床Ⅰ期实验研究发现，DNA疫苗在人体内诱导的抗体水平较弱，保护效果不够理想。目前采用单价DNA疫苗与细胞因子表达质粒的联合免疫、多价DNA疫苗的联合免疫以及DNA疫苗和蛋白疫苗联合免疫等方法可提高DNA疫苗的免疫效果。2004年刘天佳、杨德琴等采用重组质粒pcDNA3-gtfB和pcDNA3-pac免疫定菌鼠，结果发现联合基因疫苗免疫效果最佳。2008年张睿、樊明文等采用DNA防龋疫苗pCIA-P联合重组变异链球菌PAc蛋白质疫苗rPAc，辅以黏膜佐剂rCTB经鼻腔滴注免疫小鼠，结果显示，pCIA-P与rPAc联合免疫可有效增强DNA防龋疫苗免疫效果。2009年该课题组在靶向pGJA-P/VAX疫苗上融合远缘链球菌的gtf-I催化域基因，构建新型融合疫苗，研究表明该疫苗可增强抑菌效果，特别对远缘链球菌抑制明显。

（二）免疫时间和频率

龋病是一种慢性、进行性、以细菌感染为主的多因素疾病，在人的各个年龄阶段均可能发生。免疫防龋疫苗的长期有效保护和免疫记忆的激活是两个重要的问题。研究证实，在正常饮食、环境条件下婴儿18~32个月是变异链球菌定植的高峰期，称为“感染窗口期”，之后定植将变得困难。Russell等指出，在“感染窗口期”提高体内特异性抗体水平，特别是唾液SIgA水平，干扰或阻止变异链球菌、远缘链球菌致龋菌于牙面或口腔内的定植，有可能产生较长时间的保护。此外，在初次免疫后寻找适合时间点加强免疫以激发免疫记忆对提高免疫具有保护作用。同时，变异链球菌可由母体唾液传播给婴儿，对母亲进行主动或被动免疫也有积极意义。

多年来，许多学者致力于免疫防龋的研究，尝试用免疫学的方法来预防龋病，阻止致龋菌对宿主的黏附定植，从而减少龋齿的发生。虽然病因学研究已基本明确龋病是一种细菌感染性疾病，但致龋菌微环境特别是牙菌斑生物膜的复杂性、感染途径的多样性、正常口腔菌群的存在等增加了免疫防龋的困难。大量的动物实验和小样本人体实验均证实免疫防龋的可行性，但实际应用仍需要更多的实验研究及大样本的人体临床研究对疫苗的安全性及有效性进行评价。防龋疫苗尚未应用于人类龋病的预防，以此为目标的研究探索将不断向前发展。

（凌均棨）

参考文献

1. 樊明文. 口腔生物学. 北京：人民卫生出版社，2004.
2. 樊明文. 防龋疫苗研究的现状和思考. 中华口腔医学杂志，2009，44（2）：65-68.
3. 郭伟. 口腔临床免疫学. 上海：复旦大学出版社，2003.
4. 郭继华，樊明文，边专，等. 靶向融合防龋DNA疫苗的构建与体外细胞表达研究. 中华口腔医学杂志，2003，38（4）：282-284.
5. 王翰章，周学东. 中华口腔科学. 第2版. 北京：人民卫生出版社，2009.
6. 周学东，岳松龄. 实用龋病学. 北京：人民卫生出版社，2008.
7. Ivan Roitt. 免疫学. 第6版. 周光炎，主译. 北京：人民卫生出版社，2002.
8. 张睿，樊明文，彭彬，等. DNA防龋疫苗联合蛋白质疫苗诱导小鼠免疫应答的研究. 口腔医学研究，2008，24（3）：245-247.
9. Brandtzaeg P . Induction of secretory immunity and memory at mucosal surfaces. Vaccine，2007，25：5467-5484.
10. Guo JH，Jia R，Fan MW. Construction and immunogenic characterization of a fusion anti-caries DNA vaccine against PAc and glucosyltransferase I of Streptococcus mutans. J Dent Res，2004，83（3）：266-270.
11. Banas JA，Vickerman MM.Glucan-binding proteins of the oral streptococci. Crit Rev Oral Biol Med，2003，14（2）：89-99.
12. Li Y，Jin J，Yang Y，et al. Enhanced immunogenicity of an anti-caries vaccine encoding a cell-surface protein antigen of Streptococcus mutans by intranasal DNA prime-protein boost immunization. J Gene Med，2009，

11: 1039-1047.

13. Liu C，Fan M，Xu Q. Biodistribution and expression of targeted fusion anti-caries DNA vaccine pGJA-P/VAX in mice. J Gene Med，2008，10（3）: 298-305.
14. Matsumoto M，Fujita K，Ooshima T. Binding of glucan-binding protein C to GTFD synthesized soluble glucan in sucrose dependent adhesion of Streptococcus mutans. Oral Microbiol Immunol，2006，21: 42-46.
15. Matsumura M，Izumi T，Matsumoto M，et al. The role of glucan-binding proteins in the cariogenicity of Streptococcus mutans. Microbiol Immunol，2003，47: 213-215.
16. Mestecky J. The common mucosal immune system and current strategies for induction of immune response in external secretions. J Clin Immunol，1987，7: 265-276.
17. Mitoma M，Oho T，Michibata N，et al. Passive immunization with bovine milk containing antibodies to a cell surface protein antigen-glucosyltransferase fusion protein protects rats against dental caries. Infect Immun，2002，70（5）: 2721-2724.
18. Mestecky j，Russell MW. Specific antibody activity，glycan heterogeneity and polyreactivity contribute to the protective activity of S-IgA at mucosal surfaces. Immunol Lett，2009，124（2）: 57-62.
19. Nogueira RD，Alves AC，Napimoga MH，et al.Characterization of salivary immunoglobulin A responses in children heavily exposed to the oral bacterium Streptococcus mutans: influence of specific antigen recognition in infection. Infect Immunol，2005，73（9）: 5675-5684.
20. Niu Y，Sun J，Fan M，et al. Construction of a new fusion anti-caries DNA vaccine. J Dent Res，2009，88（5）: 455-460.
21. Pascual DW. Vaccines are for dinner. Proc Natl Acad Sci USA，2007，104（26）: 10757-10758.
22. Ruchele D Nogueira，Alessandra C Alves，Marcelo H Napimoga，et al. Characterization of salivary immunoglobulin A responses in children heavily exposed to the oral bacterium Streptococcus mutans: influence of specific antigen recognition in infection. Infect Immunol，2005，73（9）: 5675-5684.
23. Russell MW，Lehner T. Characterisation of antigens extracted from cells and culture fluids of Streptococcus mutans serotype c. Arch Oral Biol，1978，23: 7-15.
24. Russell MW，Childers NK，Michalek SM，et al. A Caries Vaccine? The state of the science of immunization against dental caries. Caries Res，2004，38（3）: 230-235.
25. Senpuku H，Miyauchi T，Hanada N，et al. An antigenic peptide inducing cross-reacting antibodies inhibiting the interaction of Streptococcus mutans PAc with human salivary components. Infect Immunol，1995，63: 4695-4703.
26. Sato Y，Yamamoto Y，Kizaki H. Cloning and sequence analysis of the gbpC gene encoding a novel glucan-binding protein of Streptococcus mutans. Infect Immunol，1997，65: 668-675.
27. Shah DS，Russell RR. A novel glucan binding protein with lipase activity from the oral pathogen Streptococcus mutans. Microbiology，2004，150: 1947-1956.
28. Smith DJ. Dental caries vaccines: Prospects and concerns. Crit Rev Oral Biol Med. 2002，13: 335-349.
29. Shimazaki Y，Mitoma M，Oho T，et al. Passive immunization with milk produced from an immunized cow prevents oral recolonization by Streptococcus mutans.Clin Diagn Lab Immunol，2001，8（6）: 1136-1139.
30. Trevor B，Seifert，Arnold S，et al. Contribution of the alanine-rich region of Streptococcus mutans P1 to antigenicity，surface expression and interaction with the proline-rich repeat domain. Infect Immunol，2004，72（8）: 4699-4706.
31. Taubman MA，Nash DA. The scientific and public-health imperative for a vaccine against dental caries. Immunology，2006，6（7）555-583.
32. Wei H，Loimaranta V，Tenovuo J，et al. Stability and activity of specific antibodies against Streptococcus mutans and Streptococcus sobrinus in bovine milk fermented with Lactobacillus rhamnosus strain GG or treated at ultra-high temperature. Oral Microbiol Immunol，2002，17（1）: 9-15.

33. Weintraub JA, Hilton JF, White JM, et al. Clinical trial of a plant-derived antibody on recolonization of mutans streptococci. Caries Res, 2005, 39 (3): 241-250.
34. Wycoff KL. Secretory IgA antibodies from plants. Curr Pharm Des, 2005, 11 (19): 2429-2437.
35. Xu QA, Yu F, Fan M. Immunogenicity and protective efficacy of a targeted fusion DNA construct against dental caries. Caries Res, 2005, 39 (5): 422-431.

第五章 龋病病理学

龋病是发生在牙齿硬组织的慢性细菌性疾病，主要病理改变是牙齿硬组织破坏，包括牙釉质、牙本质和牙骨质，而且是脱矿与再矿化动态交替发生的病理改变过程，具有特殊的病理特征。随着龋病的发生，牙髓组织也会发生反应性改变。

第一节 牙釉质龋

牙釉质龋（enamel caries）是发生在牙釉质龋病。除根部龋外，绝大多数龋损都从牙釉质开始，因此，研究牙釉质龋病变的特征和发病机制对进一步探索龋病的防治措施十分重要。牙釉质是机体中最坚硬、致密、矿化程度最高的组织，虽然牙釉质龋是一种细菌感染性疾病，但由于其结构和化学组成的特殊性，使其病变具有不同于任何其他器官感染的独特之处。其病变过程中无细胞参与，是一种非细胞反应性病变，基本特征是酸渗透入牙釉质，羟磷灰石晶体相对不易渗入，但包绕晶体的部分牙釉质有机质基质含水量高，可使氢离子渗入，引起一系列微观结构改变。牙釉质龋损是一动态变化过程，至少最初包含脱矿和再矿化交替过程，而不是持续性脱矿。当脱矿和再矿化过程不能保持动态平衡，而以脱矿为主，则龋病发生。

一、牙釉质龋的病理变化

牙釉质龋的病理研究是最有趣而又困难的过程，这是由于牙釉质的矿化程度极高，组织制备技术要求特殊。切薄片所必需的脱矿过程常导致牙釉质完全丧失，所以一般都采用牙的磨片进行病理研究。研究方法主要包括普通光镜、偏光显微镜、显微放射摄影、显微硬度检测、透射电镜、扫描电镜、化学分析、氩离子减薄技术、组织化学研究及放射性核素技术等。

龋病的发生总是从牙齿表面开始向深部进展，进展的速度取决于内外因素。内在因素主要包括晶体间的空间关系和紧密度、有机及无机物间的相对比例。病损进展方向不仅取决于食物发酵产酸部位，而且取决于牙齿硬组织的细微结构，由于釉柱方向不同，点隙沟窝龋与平滑面龋形态有极大区别。平滑面龋病损呈尖端向内底向外的锥体状（图5-1），点隙沟窝龋形成的圆锥形病损正好与平滑面龋相反，尖向点隙沟窝，基底部向着釉牙本质界，这是由于沟窝附近的釉柱排列方向是自釉牙本质界向沟窝底部集中，形成的龋损形态与釉柱排列方向一致，呈口小底大的潜行性龋损（图5-2）。龋病在肉眼观、光镜下及X线的表现除与龋病发生的部位有关外，尚与病变进展类型、致龋因子的破坏力大小、破坏的范围和时间、发病过程中口腔和牙面环境的变化（口腔卫生、相邻牙的失落等）有关，从而出现范围不等、深浅不同、形式各异的损害。

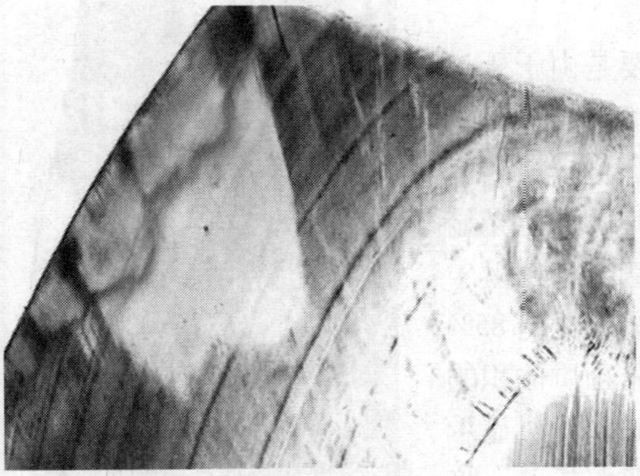

图5-1　光镜观察平滑面早期牙釉质龋（磨片）

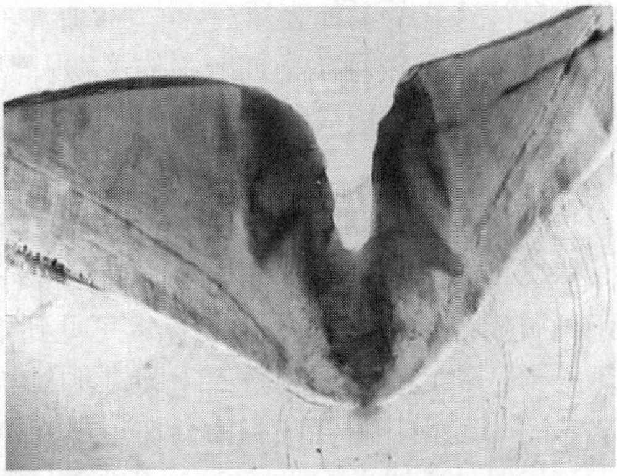

图5-2　光镜观察点隙沟窝早期牙釉质龋（磨片）

早期牙釉质龋是指发生在完好牙齿表面的早期病损，是最早可观察到的变化，临床表现为牙齿表面出现白垩色不透明的斑点，但牙齿自然表面外形仍然完整。探针检查病变区牙釉质，其硬度与正常牙釉质相同，硬而光滑，显微硬度检测比其他牙釉质软一些。早期龋病损不是细菌侵入所致，而是由于细菌产生乳酸或其他酸，导致牙釉质不同程度的脱矿及再矿化。

普通光镜可观察到早期牙釉质龋的病理变化，在偏光显微镜下观察得更清楚。显微放射摄影可观察各分层结构的脱矿程度。正常牙釉质由排列紧密的羟磷灰石晶体构成，其中含有一定数量的微孔，微孔直径约为水分子大小，正常牙釉质表现为负双折射，折射率为1.62；在发生龋时，由于脱矿使微孔的数量和大小发生了改变，牙釉质可表现为正双折射。用不同折光率的浸渍介质浸渍龋病磨片后，在偏光显微镜下观察，可根据牙釉质透光性的改变，测量出病变组织各层内的孔隙容积，孔隙容积的大小反映了组织的脱矿程度。孔隙容积大者脱矿严重。正常牙釉质中的孔隙容积占牙釉质体积的0.1%，龋病发生时，孔隙容积增大。

二、早期牙釉质龋的病理特征

牙釉质龋的早期病理改变具有典型的特点，从损害的深层至表层病变可分为四层，即透明层、暗层、病损体部及表层。

（一）透明层

位于病损的最前沿，与正常牙釉质相连，也是最早观察到的变化。透明层的形成是由于脱矿使晶体间孔隙及其他界面（如Retzius线）间的孔隙形成或较正常牙釉质增大所致，孔隙容积达到1%。用树胶（折光率1.52）或喹啉（折光率1.62）作为介质浸渍标本封片时，这些大分子物质可进入孔隙中。由于这些介质的折光率与正常釉质相似，使牙釉质的正常结构特征消失，在光镜下呈透明状，与深层的正常牙釉质及位于透明层表层的暗层分界清楚。在偏光显微镜下观察，透明层表现为负双折射（透光）。显微放射摄影显示透明层较正常牙釉质透射，证实有轻度脱矿。

用红外光谱和电子探针等手段对早期牙釉质龋病变组织进行分析，透明层内的镁和碳酸盐类物质比正常牙釉质有所减少，提示在此层富于镁和碳酸盐的矿物质易于溶解。Silverstone采用显微解剖技术结合高分辨扫描电子显微镜观察到透明层的磷灰石晶体直径为25~30nm，而正常健康牙釉质中磷灰石晶体直径为35~40nm，提示由于晶体边缘溶解导致晶体直径变小。在釉柱边界，此处相对富于蛋白质，氢离子、移出的镁及碳酸盐等矿物质可重新进入，再沉积于釉柱边缘的晶体表层。

透明层是牙釉质早期龋损的最初表现，它主要是由于牙釉质发生少量脱矿造成的。

（二）暗层

暗层位于透明层的浅面，用树脂或喹啉浸渍时，透射光显微镜下呈暗黑色，是早期牙釉质龋经常可见到的病变。在恒牙牙釉质龋中，有85%~90%的标本可见到暗层；在乳牙中有85%可见到。偏光显微镜观察，此层的孔隙容积增至牙釉质体积的2%~4%。当用喹啉浸渍标本并在正交偏光下观察时，此层显示正双折射（不透光）（图5-3），正常牙釉质则显示负双折射。暗层是脱矿产生一些孔隙，不同大小的孔隙同时存在产生。

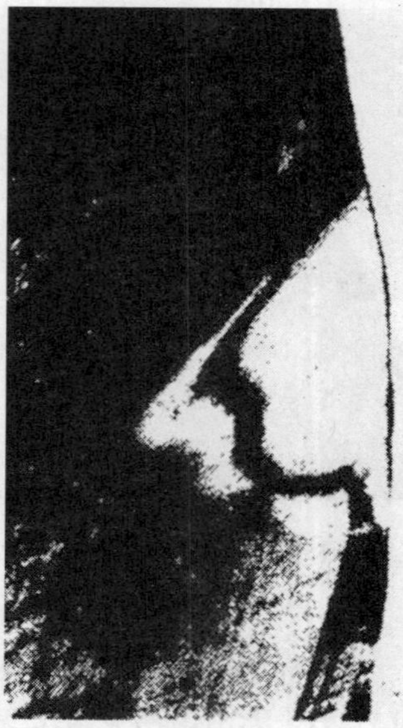

图5-3 偏光显微镜观察早期牙釉质龋磨片（喹啉浸渍，清楚显示透明层与暗层）（Silverstone）

暗层病变组织好似一分子筛，树脂或喹啉分子较大，不能进入这些较小的孔隙中，小孔隙由空气占据，空气的折光率为1.0，与正常牙釉质及充满于较大孔隙中的树脂分子的折光率相差较大，当偏光透过此层时，产生了更大的散射，故呈暗黑色。如果用分子较小的浸渍介质（如水）浸渍，水的折光率为1.33，与正常牙釉质略有差异，则暗层就不明显了（图5-4）。

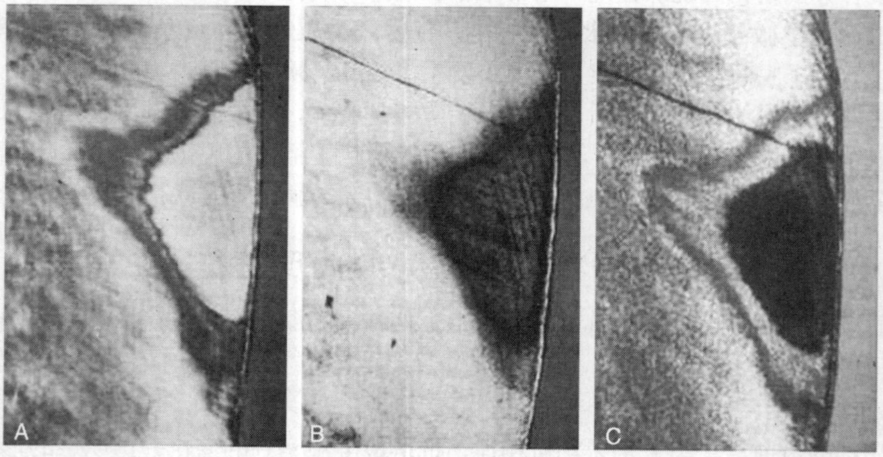

图5-4 偏光显微镜观察早期牙釉质龋磨片

A. 喹啉浸渍，暗层明显，病损体部大部分细微结构消失；B. 水浸渍，可见病损体部及表层，不显示透明层与暗层；C. 干燥（空气介质）磨片，显示脱矿范围（Silverstone）

显微放射摄影证实暗层较透明层有更大程度的脱矿。但将早期牙釉质龋标本放入唾液或再矿化液内处理一段时间以后取出标本，再在偏光显微镜下观察，可见暗层加宽。电镜观察发现，暗层中一些晶体的直径达50~100nm，较透明层晶体显著增宽。活跃性龋此带较窄，而停止性龋或有再矿化的慢性龋此带较宽。因此，暗层的形成不仅是脱矿形成一些新孔隙，也可能是透明层大孔隙的再矿化，使部分孔隙变小，树胶或喹啉不能进入这些小孔所致。再矿化的部分矿物盐来自透明层脱矿游离出的矿物离子。

从暗层内发生的变化可以看出，龋病病变过程是一个动态过程，除脱矿外，还会发生再矿化。

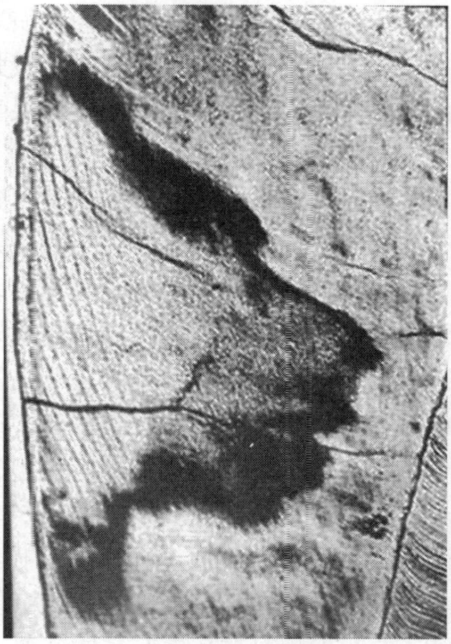
图5-5　光镜早期牙釉质龋病损体部示纹理明显（磨片）

（三）病损体部

病损体部是牙釉质龋病变的主体部分，位于表层与暗层之间，当用加拿大树胶或喹啉浸渍病变标本时，在透射光显微镜下观察，可见病损体部显示得比健康牙釉质更透明（透射），与暗层有明显分界。这是由于此层的孔隙较大，用树胶或喹啉浸渍磨片时，可进入此区显得较透明。病损体部中可见牙釉质生长线加重（图5-5），特别是在偏光显微镜下观察用树胶或喹啉封片的磨片时更为清楚；当用偏光显微镜检查用水浸渍的标本时，病损体部呈正双折射（不透光），与周围的健康牙釉质形成鲜明对比。此层脱矿程度较为严重，用偏光显微镜检查病损体部的孔隙容积周边为5%，中心区逐渐增加可达25%。

当用显微放射摄影检查龋病病变时，可见病损体部为明显的射线透射区，透射区与病损体部的大小，形状相符合，提示有显著的脱矿。透射电子显微镜观察发现，在病损体部，大部分羟磷灰石晶体的外周和核心有矿物质的进一步溶解，残存的晶体排列紊乱，丢失的矿物盐大部分被非结合水，小部分被有机物所替代，有机物据推测来源于唾液及微生物。

在病损体部，釉质横纹和生长线较为明显，其机制尚不完全清楚。有人认为这些条带系再矿化形成。但用电子探针、显微放射、透射电子显微镜、能谱分析等手段，测定这些条带内的Na^+与Cl^-含量，结果与健康牙釉质者相似，从而认为条带不是再矿化造成的。有学者提出这些条带系釉质横纹，生长线及釉柱间易于脱矿所致。也有学者提出是由于矿物质丢失后导致有机结构更为突出而出现的视觉现象。病损体部为牙釉质龋中脱矿最严重的层次，在所有病损中都存在。

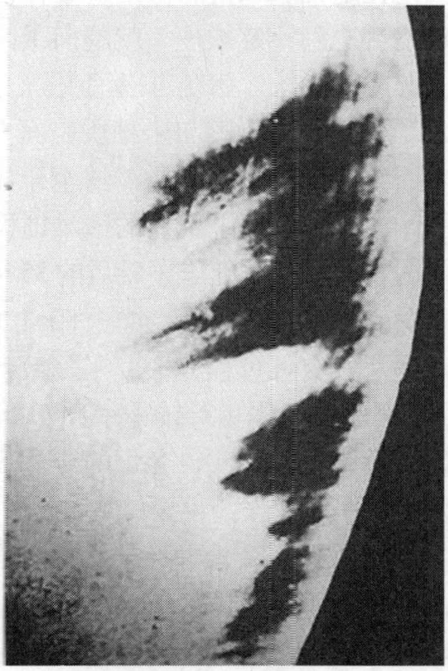
图5-6　显微放射摄影示早期牙釉质龋在表层下脱矿，表层完整

（四）表层

表层位于牙釉质龋的最表面，平均厚约30μm，厚度相对恒定，停止龋或有再矿化的慢性龋此层稍厚，老年人龋损害的表层较厚。表层是早期牙釉质龋病变的一个重要特征，也代表了牙釉质龋最重要的变化之一，可阻止和控制疾病发展。此层表现为相对完整而未受影响，之所以称为完整，是因为在较长时期内，此层结构无论在组织学上还是在理化性质上均与正常牙釉质较为相似，脱矿程度明显较病损体部轻。偏光显微镜下，用折射率不同于牙釉质的浸渍介质浸渍标本，损害的表层仍与健康牙釉质一样，呈负双折射，孔隙容积为1%~5%，比正常牙釉质多孔。显微放射摄影显示表层呈X线阻射（图5-6）。

龋病发生时首先受酸侵蚀的部位是牙釉质表层，其脱矿程度反而较病损体部轻，表现为表层较正常，表层下脱矿。表层的形成是由于牙釉质表层较深层矿化程度高，表层内含的氟化物多，不溶性蛋白质较多，这些特性使表层具备较强的抗酸能力。还有人认为表层受到沉积在牙齿表面的唾液蛋白质或牙面遗留的釉小皮的保护之故。但是这些说法都不能完全解释表层完整而破坏表层下组织的现象。

将正常牙釉质表层磨去，放入致人工龋的酸缓冲液中，结果形成的人工龋病变仍然可见一层相对完整的表层。将人工龋浸入再矿化液中，可见明显增厚的表层。实验提示早期龋损害之所以有一表层，是由于龋损害表面发生再矿化的缘故。再矿化离子可来自表面唾液和菌斑中的矿物质，也可由深层病损脱矿后释放出的矿物离子向外弥散并在表层的重新沉积。超微结构观察表层，一些羟磷灰石晶体直径达40~75nm，大于正常牙釉质（35~40nm），进一步证实了表层有再矿化现象的存在。

牙釉质早期龋的表层是有损害的，只是由于再矿化在一定程度上将病变掩盖了。扫描电子显微镜观察早期牙釉质龋的表层，观察到其中有许多小孔。牙釉质龋各层硬度测量，表层硬度较正常牙釉质低。高分辨透射电子显微镜观察早期牙釉质龋的表层时，发现其中磷灰石晶体有的直径增大，有的正常，有的则呈中心溶解，有的呈圆形，各晶体间间隙增大。人工龋实验也发现釉柱头部有晶体溶解。所以，并不存在超越表层而直接破坏表层下组织的可能。

用人工龋研究方法来比较用尿素溶液（5mol）处理牙釉质，使牙釉质内蛋白质溶解与未用尿素处理的牙釉质均置于人工龋环境中以后，将标本用扫描电子显微镜观察和用显微放射照相法分析，结果用尿素处理的牙釉质无表层形成，但矿物质损失量多（25%~40%）；而未用尿素处理者则有表层形成，而矿物损失量只有10%。这说明表层的形成仍然与脱矿有关，而蛋白质的存在起到一定的保护作用。

牙釉质表层的出现除了与牙釉质表面自身结构特点有关外，无机盐的再矿化起了关键作用。表层也存在脱矿现象。表层可见于约95%的病损中。

在临床探及并检测出牙釉质龋损之前，表层下龋可能已存在3~4年，尤其是邻面龋。龋损过程是脱矿和再矿化不断交替的过程。在成洞前的早期龋，如菌斑pH恢复到中性，局部钙、磷酸盐达到一定浓度，就趋向于晶体形成和稳定，病损再矿化，部分脱矿的晶体可以被修复或形成新晶体，病变可以消失。

牙菌斑生物膜与牙釉质表面界面的脱矿发生在牙菌斑生物膜下，酸中的氢离子经牙釉质表面结构中的有机基质渗透至牙体组织，损害羟磷灰石晶体表层，使晶体进行性变小。个别晶体变小、变短是脱钙的最早证据，显微解剖结合高分辨扫描电子显微镜观察显示磷灰石晶体的直径由正常健康牙釉质的35~40nm降至透明层的25~30nm，病损体部降至10~30nm；反之，暗层的牙釉质晶体直径增至50~100nm，表层为40~75nm。提示病变过程中，晶体的脱矿及再矿化是一交替过程，形成了一系列不同透射性的层次变化，透明层及病损体部主要表现为脱矿，牙釉质晶体相对较小，牙釉质多孔，暗层及表层中牙釉质晶体增大，有明显的再矿化过程。显微放射摄影证实，各层的变化代表了总的脱矿增加，此阶段细菌没有进入牙釉质。随病变发展，在脱矿作为主要病变持续一定时间后，龋洞形成，细菌进入牙釉质，使病变加速进展。

化学方法分析龋坏牙釉质分层，透明层内的矿物损失为1.2%，暗层损失5.6%~7.6%，损害体部为18%~33%，表层损失8.3%~11.5%。各层中的镁含量也有明显减少，透明层减少11.9%，暗层减少9.1%~17.1%，损害体部减少4.8%~32.8%。窝沟龋同样的变化也可发生，当酸从点隙沟窝弥散出来，围绕窝沟壁形成一环行病损，并沿釉柱长轴方向向深部延伸，窝沟两侧均可见平滑面龋所见的分层结构，当病变进展超过窝沟底部时，侧壁病损相互融合。临床上常见窝沟点隙一个并不比针头大的病损，去除周围牙釉质后牙釉质基底已广泛破坏，由于釉质在窝沟底较薄，窝沟龋病变很容易进展到牙本质。由于窝沟龋的病损底部宽大，所累及的牙本质范围常较平滑面龋大，故与平滑面龋比较，窝沟龋进展快，程度严重。

三、牙釉质龋的超微结构变化

了解牙釉质的化学组成及细微结构是理解龋病自然病史的基本要素。人体牙釉质由羟磷灰石晶体（92%~94%）、水（2%~3%）、碳酸盐（2%）、微量元素（钠、镁、钾、氯、锌，1%）、氟（0.01%~0.05%）、蛋白质及脂肪（＜1%）组成，不含细胞成分。由于缺乏细胞修复机制，龋病的发生及逆转都取决于获得性薄膜与牙菌斑界面的物理化学反应。

（一）正常牙釉质的化学组成及超微结构

牙釉质的基本结构是釉柱，电镜下观察釉柱的横断面呈球拍样，有一个近乎圆形较大的头部和一个较细长的尾部，相邻釉柱均以头尾相嵌形式排列。釉柱间是占1%的有机质基质。有机质基质决定了牙釉质结构的渗透性，釉柱宽4~6μm，贯穿整个牙釉质，每一釉柱由大量的羟磷灰石晶体（HAP）构成，晶体有一定排列方向，呈扁六棱柱形，晶体基底面（厚）约25nm（A轴），宽约40nm（B轴），长约160nm（C轴），晶体的长轴（C轴）平行于釉柱的长轴，而从釉柱颈部向尾部移行时，晶体长轴的取向逐渐与釉柱长轴成一角度，至尾部时已与釉柱长轴呈65°~70° 倾斜。因此，在相邻釉柱间位于界面的晶体排列方向差异较大，在尾部及相邻头部的两组晶体相交处呈现参差不齐的增宽的间隙，称釉柱间隙。

晶体间紧密联系，其中有稀少的釉蛋白基质，在成熟的牙釉质，釉蛋白仅占1%或少于1%。牙釉质形成初期，基质与晶体沉积的方向有关，随牙齿萌出，釉蛋白作为有机质基质继续影响牙面上来自唾液的晶体沉积方向及晶体的保持。约占1%的有机基质围绕每一个HAP晶体，使晶体之间存在一些微小间隙，正常牙釉质中的孔隙容积占牙釉质体积的0.1%。在牙釉质形成过程中，牙釉质晶体间含有较多的水分和牙釉质基质，随牙釉质发育成熟，牙釉质基质和水将逐渐减少。这就是刚萌出的牙齿易患龋病的结构基础。

牙釉质矿化过程中，组织液和晶体间进行着快速的离子交换，牙釉质成熟以后仍存在缓慢的离子交换。每一个HAP晶体又由大量呈蜂房状排列的晶胞构成，晶胞代表了HAP的最小单位，分子式为$Ca_{10}(PO_4)_6(OH)_2$，由钙、磷酸盐和羟基构成。在致龋的酸性环境中，晶胞的内部化学组成可能直接影响其稳定性，带羟基的C轴比氟替代羟基组稳定性差。理论上牙釉质由HAP构成，实际上大多数矿化晶体有一定比例的替代物，钙可以被镁、钠、锌、锶、硒替代，磷酸盐可以被碳酸盐和磷酸替代，氟可替代羟基，可稳定矿物晶体，其他替代物如镁、钠、硒、碳酸盐、磷酸使晶体不稳定，导致龋易感性增加。

（二）透射电子显微镜观察牙釉质龋

在透射光学显微镜或偏光显微镜下观察到的牙釉质龋的病理组织变化，很难与透射电子显微镜下观察到的病变相联系。因为在透射电子显微镜（TEM）下，观察的病变区域受到限制。

制作硬组织的超薄切片技术上也有一定困难，目前多采用氩离子减薄技术制作标本，可以观察到牙釉质中晶体内部晶胞结构的变化。与牙表面垂直方向的透射电子显微镜观察揭示，晶体密度减少不仅在表面，而且在表层下受累范围更大。

透射电子显微镜观察了牙釉质早期龋的透明层内的变化，晶体的溶解首先从釉柱边缘开始，使釉柱柱间区增宽，以后釉柱中心部开始出现晶体溶解，提示矿物质的溶解主要从釉柱和釉柱间隙的结合部，釉柱横纹及生长线处开始，此时釉柱间及晶体间的孔隙增大。有些病例早期改变可见釉柱末端粗糙，釉柱内的晶体被破坏而形状不规则。观察龋损害的表层时，可见牙釉质表面发生缺损，有细菌侵入缺损间隙，这也是表层并非完整的有力证据。

观察龋损害内的晶体变化，可见到有两种形式的破坏，一种是中心性破坏，一种是周围性破坏。近来研究表明，HAP晶体酸溶解过程开始是核心溶解，然后溶解晶体周围鞘，中央核心首先被破坏是由于碳酸盐含量较高及结晶欠佳。由于羟基和磷酸根沿HAP中央长轴即C轴排列，故晶体中央溶解是沿晶体C轴进行的。溶解的最初表现是检测到一个中心侵蚀点，在HAP晶体末端存在一小切迹，继续沿核心溶解，导致HAP晶体变空，穿孔周围晶体可见不规则形亮斑，亮斑区晶格条纹模糊不清，弯曲变形。晶体周缘溶解造成晶体边缘不规则，晶体变小，晶体间微隙增大。在实验室研究中，乳酸可在几分钟之内迅速溶解核心，晶体残存的外壳需要相当长的时间才能被溶解。随晶体溶解区不断扩大，相邻晶体的穿孔溶解区相互融合，最终可造成大面积的晶体结构崩解（图5-7）。

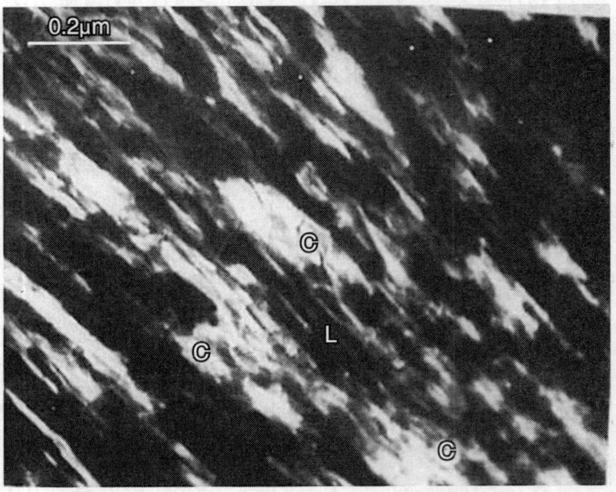

图5-7　牙釉质早期龋晶体溶解沿晶体C轴进行（TEM）

在牙釉质早期龋的暗层及表层结构中可见部分牙釉质晶体较正常牙釉质晶体的体积有所增大，电子密度增大，可能是再矿化的结果。

（三）扫描电子显微镜观察牙釉质龋病变

扫描电子显微镜是一种研究物质表面形态细微结构的工具，如将病变组织标本剖开，也可观察到内部形态的变化。在扫描电子显微镜下观察的形态具有立体效果，而且供扫描电子显微镜观察的标本制作技术简单，不需将标本制成超薄切片，因而其应用范围很广泛。

在扫描电子显微镜下观察牙釉质早期龋时，可以见到损害区表面出现坑凹，有许多像蜂窝状的凹陷。较为严重的白垩斑损害，蜂窝状凹陷更为明显。可见形态不规则或加深的凹陷，每一凹陷代表一个釉柱末端的破坏。加深的凹陷或孔状结构可相互融合，形成更大的不规则裂隙或微腔（图5-8）。

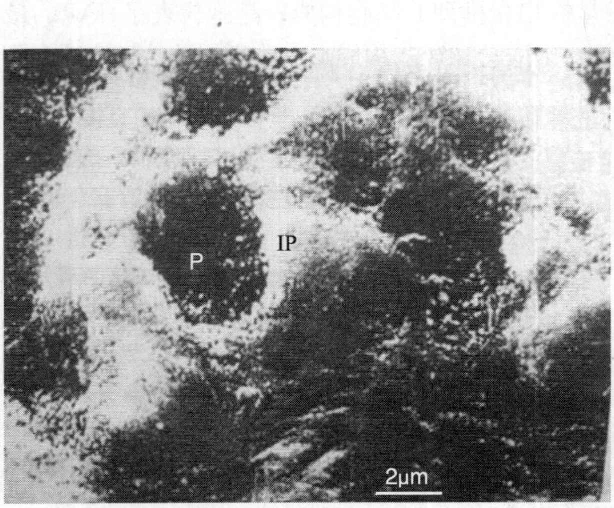

图5-8　白垩斑表面扫描电子显微镜观察见釉柱头部晶体溶解

P. 釉柱头部；IP. 釉柱尾部

若沿牙齿长轴方向剖开病变标本并在扫描电子显微镜下观察，可见到典型的表层下破坏。在损害区周围，可见到釉柱外形的破坏，釉柱体的一侧呈陷窝缺损，其形式有如骨质被破骨细胞所破坏的表面。还可观察到晶体表面的溶解和晶体间间隙的加宽，形成离子向周围扩散的重要途径。

（四）牙釉质早期龋的破坏途径

牙釉质早期龋病变的特点之一是损害发生于表层下部位，牙釉质表层仍然“完整”，无论是自然龋病还是人工龋病变都是如此。后来，国内外许多学者的研究都充分说明所谓“完整”表层实际并不完整。扫描电子显微镜下直接观察早期龋病变的表面，可以清楚见到这些“完整”的表面存在有各种形状的破坏，有的呈坑凹状，有的呈裂隙状。由于过去在较长时间对表层“完整”性的认识不充分，从而提出牙釉质龋的破坏途径的问题。

早在20世纪50年代中期，Darling就提出龋病破坏途径的问题是一个重要问题，对阐明龋病破坏的机制并进而解释龋病发病的原因是很重要的。郑麟蕃等用偏光显微镜和显微放射照相法观察早期牙釉质早期龋病变标本时，提出牙釉质龋的破坏是沿釉柱间质和生长线开始的。Darling等研究证实早期牙釉质龋的破坏是沿釉柱间质和生长线进行的。根据大量观察，提出龋病的破坏最早是通过一些小裂缝或缺损进入生长线区域，以后侵入釉柱横纹，最后破坏牙釉柱本身。

细菌产生的有机酸渗透入牙釉质，首先通过包绕晶体的含水量较高的部分牙釉质有机基质，使氢离子渗入，而羟磷灰石晶体相对不易渗入，从而引起一系列微观结构改变。扫描电子显微镜下观察，可以见到釉柱的破坏与牙釉质表面的灶性孔相连续。当龋病病变进入到接近生长线时，破坏就顺着生长线向深处发展。观察病变牙釉质的横断面，可以发现釉柱的柱心部首先被破坏，同时釉柱间质内的晶体也被破坏，但牙釉柱的周边部分的晶体仍然保留。

牙釉质龋的破坏途径主要是沿牙釉柱方向进行，在生长线内则向侧面扩展。

第二节　牙本质龋

牙冠部的牙釉质龋进一步往深层发展就会侵入牙本质，使牙本质发生龋病。在牙颈部，当牙龈萎缩到牙釉质骨质界以下，或者颈部表面被一薄层牙骨质覆盖，以及牙颈部牙本质直接暴露出来时，牙颈部的龋病变将很快累及牙本质，也会使牙本质发生龋病。

一、牙本质龋的病理变化

牙本质结构与釉质不同，因而牙本质龋有其自身特点。牙本质也是一种矿化组织，但其矿化程度不如牙釉质，牙本质有淋巴循环，并能接受感觉。有机质大约占重量的20%，当牙本质发生龋病时，其变化更为复杂。除有无机晶体的溶解外，还存在有机基质的分解破坏。其次，牙本质全层均存在牙本质小管，内含成牙本质细胞突起，龋损沿牙本质小管这一天然通道进展，病程进展较快。牙本质与牙髓由于其胚胎发生，组织结构及功能相互关系密切，许多口腔病理生理学家都认为牙本质与牙髓是一个复合整体，称为牙本质-牙髓复合体（dentinopulp complex）。牙本质发生病变时，病理性刺激可经牙本质小管、成牙本质突起传导至牙髓组织，引起牙髓不同程度的反应，成牙本质细胞也有所变化，也引起牙本质一系列反应性变化（牙髓对龋病的反应性变化详见第四节）。

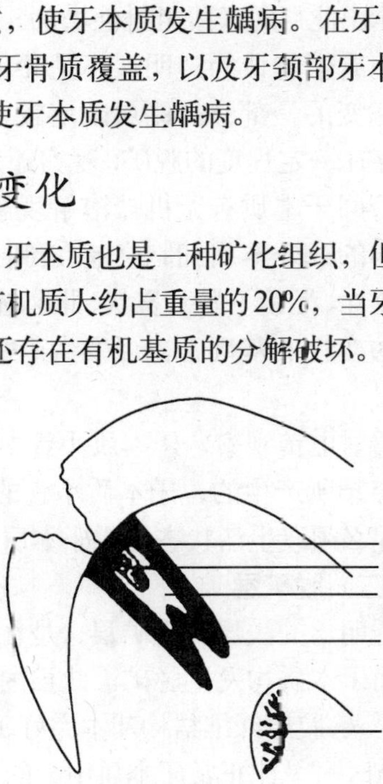

图5-9　典型牙本质龋病变图示

典型的牙本质龋病变有如图5-9所示的变化。当牙釉质龋、牙骨质龋向深部进展到达牙本质时，病变首先沿釉牙本质界，牙骨质沿牙本质界向两侧扩展，而且沿釉牙本质界的侧向扩展比牙釉质侧向扩展更快，一旦龋病达到釉牙本质界，牙本质病损迅速形成更大的侧向性破坏。同时，病变沿牙本质小管深入，这样，牙本质龋一开始就累及比较大的范围，病损呈一尖端向着牙髓的圆锥体。早期细菌并未侵入，但细菌产生的酸的扩散较早就使位于病损前沿的牙本质发生脱矿，脱矿后释放的钙，磷离子向周围扩散，成牙本质细胞也分泌一定的钙、磷离子，在脱矿层深部区域，矿物离子可重新沉积，使牙本质小管内矿化。这种再矿化现象发生于龋病进展较慢时，其形成有助于阻止外来有害物质的进入，并在一定程度上起到保护牙髓的作用。病变早期阶段，胶原基质完整性保持，无细菌。随着龋病进一步进展，细菌通过牙本质小管这一天然通道侵入，尽管每一牙本质小管内可有大量细菌繁殖，但一般一个小管内为一种细菌。细菌充满牙本质小管，并向侧支扩展，除进一步产酸使管周及管间牙本质脱矿外，其产生的蛋白溶解酶使牙本质中的有机物分解，小管扩张，扭曲变形，邻近相对感染不重的小管变弯，以后小管壁破坏，相邻小管相互融合，形成不规则的液化坏死灶。坏死灶继续扩大，大片结构崩解，最终龋洞形成。

一般可将牙本质龋的病理变化由病损深部向表面分为4层结构。

（一）透明层

牙本质龋损害的最深处是一层矿化高的区域，又称为硬化层，其中的牙本质小管变窄，管腔内有矿物晶体沉积。在透射光镜下，此层显得透明，所以又叫透明层（图5-10）。电镜观察，小管内矿物晶体为针形或方形，电子衍射显示其为白磷钙石或磷酸八钙。这些矿物晶体可来源于其表面脱矿层游离出的无机盐离子的再矿化。该层在一定程度上可以阻挡外界刺激物质或细菌侵入。当用显微放射照相法检查时，可显示出此层对X线阻射性增加。

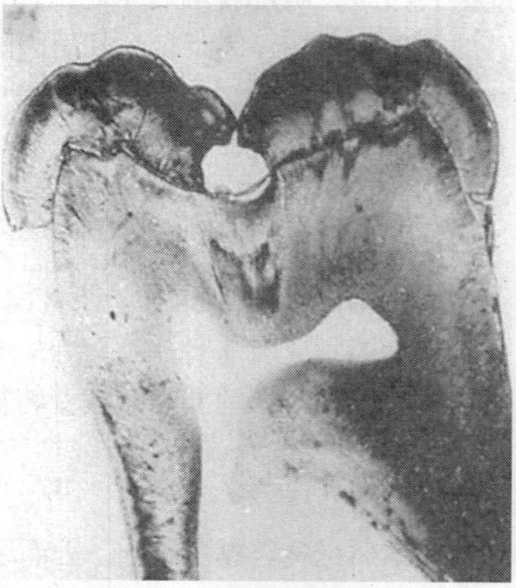

图5-10　牙本质龋透明层、暗层（磨片）

也有学者认为透明层不是硬化层，而是牙本质龋深部病变的一部分，此层硬度较正常牙本质低，表明此层存在一定程度的脱矿；观察还发现，透明层内的管周和管间牙本质有无机盐溶解现象。部分区域牙本质小管内的成牙本质细胞突起在细菌酶的作用下可发生脂肪变性，光镜下呈云雾状，此区域曾称为脂肪变性层。在脂肪变性的基础上，可发生矿物晶体的沉积，形成透明层。

透射电镜观察，牙本质小管内有机基质中所沉积的磷灰石晶体成分可能是成牙本质细胞胞质突起所产生的，牙本质小管的硬化过程可能与管周牙本质的形成机制相似。也就是说，该过程必须以生活状态的成牙本质细胞存在为前提。

（二）脱矿层

透明层的浅层为脱矿层，是在细菌侵入前，酸已扩散至该区域所引起的改变，其中管周和管间牙本质均发生脱矿。此层内的牙本质小管形态仍然比较完整，牙本质小管内基本上无细菌侵入，胶原纤维结构基本完好，管周及管间牙本质磷灰石数目减少，说明有脱矿存在。此外，管周有时可见比正常牙本质中大的晶体，表明同时有再矿化现象发生。

在脱矿层，部分牙本质小管由于深部透明层的形成堵塞了小管营养来源，远端成牙本质细胞突起变性，小管内空虚，由空气充满。透射光下观察牙磨片，此区呈暗黑色，不透光（图5-10）。临床用碱性复红染色，此层一般不受染。用此方法可以区别此层与其表面的感染层，在备洞时可将此层保留起来，尽管由于脱矿此层已软化。

（三）细菌侵入层

脱矿层的浅层为细菌侵入层，其中有大量细菌侵入牙本质小管，甚至进入牙本质小管分支（图5-11~图5-13）。细菌在牙本质小管内向下延伸并繁殖。乳酸杆菌在牙本质龋的发生发展过程中起着非常重要的作用。细菌的侵入可能分为两个阶段：第一阶段主要是产酸菌，以乳酸杆菌为主，细菌产生的酸向深层扩散达脱矿层；第二阶段由产酸菌和蛋白溶解菌混合组成。对牙本质龋的细菌进行分层分析表明，在病损的主体部分细菌构成复杂，为需氧菌、微需氧菌、厌氧菌的混合，在深层病变则以厌氧菌为绝对优势，其中乳酸杆菌最多。

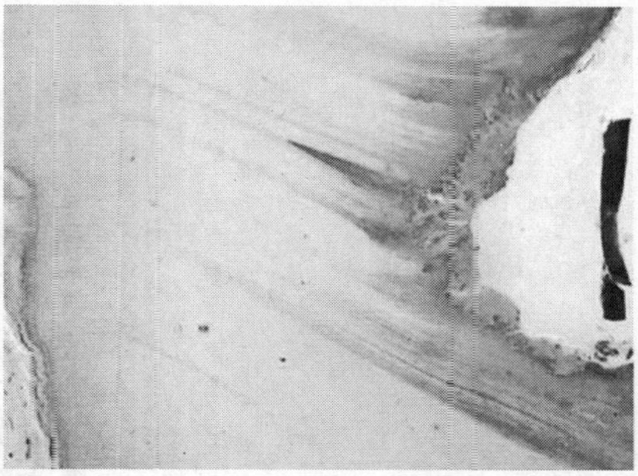

图5-11 牙本质龋脱钙切片（HE染色）

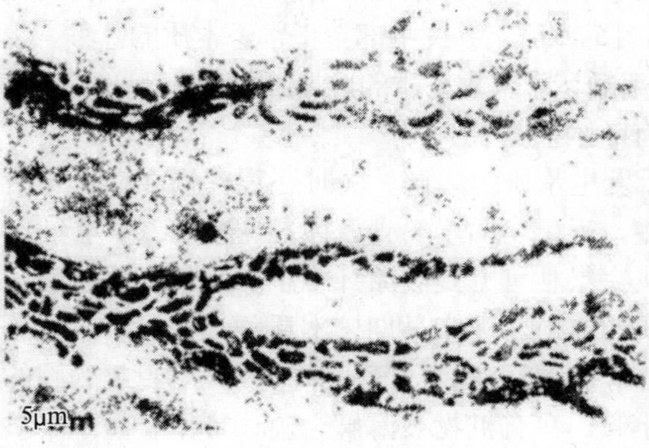

图5-12 牙本质小管及其支管内的细菌（TEM）（Schupbach等）

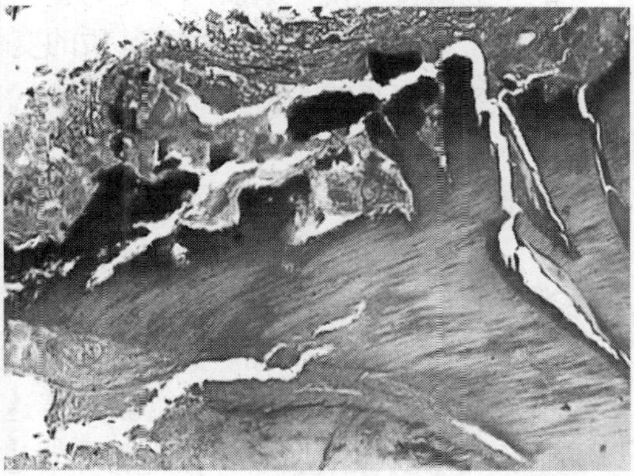

图5-13 牙本质龋脱钙切片（HE染色）

牙本质小管壁除有脱矿和蛋白溶解外，脱矿后的无机盐也可在小管周围发生再矿化，此时形成的晶体由原来的针形变为多边形片状。由于细菌繁殖可使牙本质小管扩张变形。相邻的小管可以互相融合形成椭圆形的液化坏死灶。坏死灶常与小管方向平行，且可呈多灶形，使小管呈串珠状外观，坏死灶内充满坏死的基质残屑和细菌。部分坏死灶与牙本质小管垂直形成横向裂隙，可能由于细菌沿牙本质小管侧支扩展所致。此层能被碱性复红染色。由于此层有细菌存在，临床备洞时应将此层去除，以免发生继发龋。

（四）坏死崩解层

细菌侵入层外面是坏死的牙本质，称为坏死崩解层。随着液化坏死灶的扩大，数量增多，牙本质广泛崩解破坏，此层只残留一些坏死崩解组织和细菌。这一层组织很容易用挖器去掉。

由于致龋环境或致龋因素的消除，牙本质龋可以停止发展，成为静止龋（图5-14），牙本质的病变就只有脱矿层和透明层了。

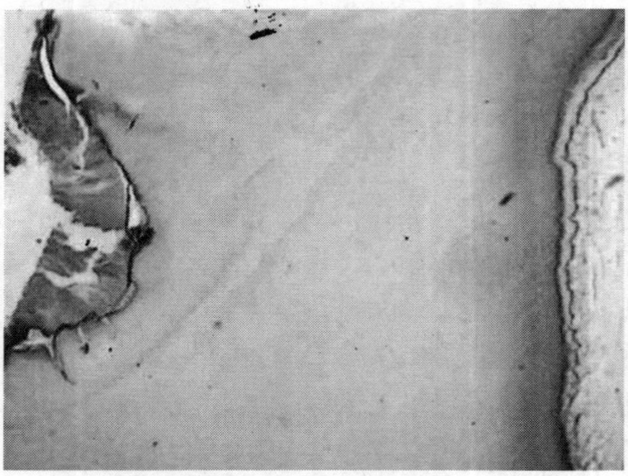

图5-14　静止龋脱钙切片（HE染色）

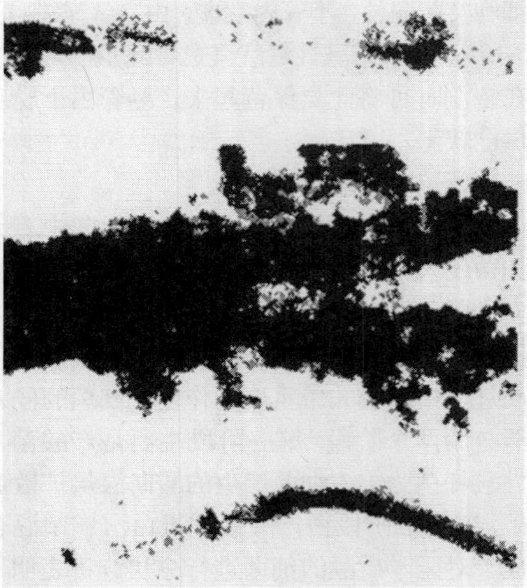

图5-15　牙本质龋中的胶原纤维（TEM）(Johansen)

电子显微镜观察牙本质龋病变时，可见到其中磷灰石晶体和基质纤维的变化。晶体的破坏形式与牙釉质龋所见者一样，基质的变化如图5-15所示。图中部系正常牙本质的纤维，上面交织着相当密集的晶体；图的上部和下部则系龋坏牙本质基质的胶原纤维束，上部的纤维束上还有很少的晶体物质；下部的纤维束则没有晶体。

牙本质龋病变先自牙本质小管开始，以后发生基质的溶解。同时还观察到在病变进行过程中，可能发生再矿化现象。龋坏牙本质中，近牙本质小管处，微晶密度最大，管间区发生严重脱矿，但有个别微晶很大，有的基质完整且可见到胶原纤维上的横纹。这说明牙本质龋病变时，先发生脱矿，以后再发生基质的溶解。观察早期牙本质龋病变时，发现牙本质小管管腔内有无机物结晶。据分析这些晶体多为β-磷酸三钙（β-TCP）。当封闭管腔的物质以及管周物质崩解后，微生物即可进入小管。在有机物被溶解之前，可见管间牙本质发生弥散性脱矿，逐渐形成充满细菌的大洞。龋坏牙本质的浅层已无成牙本质细胞突，但深层则可见到。扫描电子显微镜观察自然牙本质龋病变，见到牙本质小管脱矿的情况（图5-16），观察牙本质小管的横断面时，则清楚可见管周牙本质的脱矿；同时也见到管间牙本质的脱矿。

二、牙本质对龋病的反应性变化

牙本质对龋病的反应性变化除上述小管硬化，形成透明层外，尚可形成规则的反应性牙本质（对轻微刺激的反应，牙本质小管结构保持）、不规则反应性牙本质（对中等或重度刺激的反应，牙本质小管数目少而不规则或为结构紊乱的骨样钙化组织）及死区（成牙本质细胞死亡时形成，小管变空代之以空气）（图5-17）。

三、牙本质龋的生物化学和组织化学研究

龋坏牙本质pH均低，牙本质龋也是酸脱矿形成的。将患牙本质龋的牙顺着损害中心剖开，然后用pH指示染料染色，则可见染料显示的各层病变组织的酸碱性。多数牙本质龋的细菌

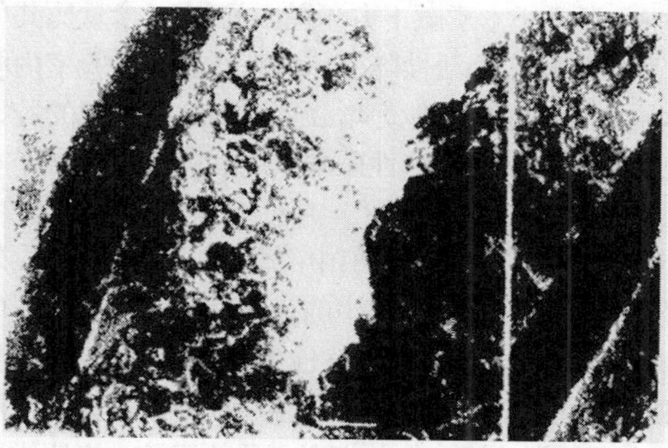

图5-16　牙本质龋，示牙本质小管脱矿（右侧为正常牙本质）（SEM）（Arends等）

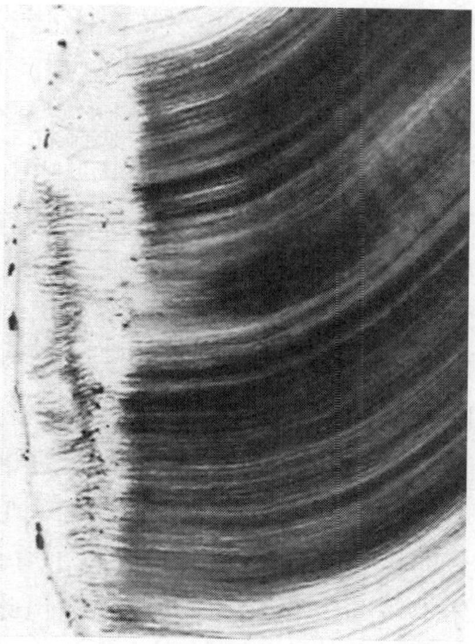

图5-17　修复性牙本质及死区（磨片）

侵入层都是酸性的，但是坏死层则可能是中性或碱性。

牙本质内的磷灰石晶体比牙釉质中小得多。当发生龋病时，晶体从表面开始溶解，晶体愈来愈小而不规则，释出的矿物质将顺着浓度梯度离开脱矿层前沿。由于脱矿层深部的牙本质是硬化的，钙与磷酸根离子将通过细菌侵入层及坏死层向外移动。病变牙本质的外层多系碱性或中性，在这些地方钙离子和磷酸根均将沉淀下来，这种病变主要发生在牙本质小管内。重新沉淀的物质呈菱形，据分析为β-磷酸三钙或磷酸八钙。分析了龋坏牙本质浅层和深层内的无机物，浅层含的矿物质比深层者少，Ca/P比值也较低。

利用气相色谱仪分析病变牙本质内的酸时，发现多为乳酸，不仅如此，还发现细菌侵入层和脱矿层内的乳酸脱氢酶活性很高，这种酶是乳酸代谢活动所必需的。还可以发现糖类分解所需的其他各种脱氢酶。在坏死层，也可以发现这些酶有很强的活性。牙本质基质中由蛋白质水解产生的氨基酸和枸橼酸在较高pH环境下也可以络合钙离子，从而使组织脱矿。

在龋坏牙本质的感染层，细菌种类多，可以产生能破坏牙本质基质的酶。组织化学方法发现龋坏牙本质内存在脂酶。这种酶与脂肪酸酯、磷酸酯和硫酸酯、糖苷和肽键均可发生作用，管周牙本质在病变时首先发现脂肪。龋坏牙本质内有许多蛋白水解酶，其中有芳氨基肽酶和肽链内切酶，具有胶原酶的性质，胶原破坏后可以测出羟脯氨酸；各种酸如琥珀酸、乳酸、谷氨酸、谷胱甘肽、脂酰胺的脱氢酶，健康牙本质内则没有这些酶。

组织化学和分析化学方法证明，龋坏牙本质内存在琥珀酸脱氢酶、氨基肽酶、酸性磷酸酶、非特异性脂酶、乳酸脱氢酶、胶原酶等。这些酶在坏死层的外层分布最多。他们认为这些酶来源于细菌，在菌斑内能发现这些酶，但健康牙本质却没有，说明牙本质龋病变过程还有牙本质基质的破坏。牙本质龋病变组织出现荧光现象，这些荧光物质来自细菌和牙本质基质内的有机物。

牙本质发生龋病，牙髓周围的磷酸盐浓度增加，在龋坏部位深处的牙髓周围的碱性和酸性磷酸酶活性增加好几倍，前期牙本质内者也一样。这说明这些部位的矿物质代谢活跃。在患龋部位下方的前期牙本质内还发现磷单酯酶活性增强，ATP增多，后者对生物组织的矿化具有抑制作用。牙釉质发生龋病．其下方的成牙本质细胞和前期牙本质内的ATP水解率增加，而在严重的牙本质龋时则显著降低。在pH9.8时，早期牙本质龋的磷丝氨酸水解率上升。ATP与磷丝氨酸的水解都是由于非特异性碱性磷酸酶活动造成的。牙本质龋的牙齿内的成牙本质细胞——前期牙本质的蛋白质比健康牙多；严重牙本质龋下方牙髓内的DNA含量比其他部位高。有进行性牙本质龋时，牙本质内的脯氨酰羟化酶活性降低。后来他们在实验室内测试发现，患龋牙的成牙本质细胞和前期牙本质结合脯氨酸的能力增强，说明这些部位的胶原形成活性增加。免疫组织化学方法观察到患牙本质龋时，反应性牙本质内的胶原与正常牙本质内一样，均系Ⅰ型胶原。

纤维连接蛋白（fibronectin，FN）是一种广泛存在于牙髓组织中的黏附糖蛋白，与成牙本质细胞的分化有关。许多学者对它在成牙本质细胞的分化过程中的变化，以及在正常牙中的分布进行了研究，但结果有矛盾。牙齿龋坏早期龋坏下方的修复性牙本质形成尚不明显，成牙本质细胞形态也未见异常，但此时前期牙本质中沉积大量的FN，说明在外来刺激的作用下，成牙本质细胞的代谢功能发生变化。FN在龋坏影响下，在前期牙本质的沉积，表明成牙本质细胞处于基质分泌的活跃状态，细胞合成并分泌大量的细胞外基质。有实验证明，FN是胞外胶原纤维分泌和形成的先决条件，而胶原纤维是牙本质等硬组织中的主要有机成分。FN量的增多使成牙本质细胞出现变性坏死时，成牙本质细胞下层的细胞可以迅速迁移并锚定于缺损部位，分化为成牙本质细胞样细胞而发挥修复功能，以维持组织的正常功能状态。

当牙釉质龋损进展累及釉牙本质界时，与病变相关的牙本质小管中可发生保护性矿化反应。在成牙本质细胞突起或成牙本质细胞突周间隙中可见矿化晶体沉积。

电子衍射法表明小管中最初形成的细颗粒矿化沉积物是晶相结构较差的白磷钙石，随着矿化晶体逐渐增多，白磷钙石与羟磷灰石混合存在于小管中，当小管最终被致密的矿化物完全堵塞，以致难以区分管周牙本质与钙化的小管，形成透明或硬化牙本质，小管内的硬化物主要是羟磷灰石。

牙本质透明层的形成是龋病时牙髓-牙本质复合体的防御和反应性改变。牙本质透明层的磷灰石矿物成分除羟磷灰石［$Ca_{10}(PO_4)_6(OH)_2$］外，还有白磷钙石［$Ca_3(PO_4)_2$］和透钙磷石（$CaHPO_4 \cdot H_2O$）。采用X射线能谱分析牙本质透明层与正常牙本质，牙本质透明层的Ca/P的比值明显高于正常牙本质。透明牙本质和正常牙本质无机物的主要成分都是磷酸钙类矿物质，透明层Ca/P比值增高提示其矿化程度高于正常牙本质。

牙本质患龋时，牙本质内发生相当复杂的化学变化，其主要与牙本质的矿物质和有机基质的代谢紊乱有关。这些紊乱包括受累部位的全层牙本质以及位于其深处的牙髓周围部分。

第三节　牙骨质龋

牙骨质龋是指牙颈部龋或者根部龋（root caries）。严格地说，牙颈部龋包括牙颈部的牙釉质、牙骨质和牙本质的龋病，根部龋则指的是牙根部的牙骨质和牙本质的龋病。牙骨质龋的发病率随年龄增加而增加，与牙龈退缩，牙周手术或其他原因导致牙根面暴露有关。近年来牙骨质龋的患龋率出现上升趋势，这一方面是由于人类平均寿命延长，社会人口呈老龄化趋势；另一方面由于口腔保健水平提高，失牙数的减少，造成老年人中牙龈萎缩、根面暴露的牙明显增多。目前，对牙骨质龋的研究已越来越为人们所重视。

牙颈部的牙骨质很薄，而且是无细胞牙骨质，其发生龋病后，很快就发展到牙本质内。牙骨质龋只有在牙龈萎缩后牙根暴露在口腔内，牙骨质积有菌斑的情况下才能发生。显微放射摄影显示表层下脱矿，而表层X线阻射，矿化较高，其中矿物盐可能由来自唾液或表层下脱矿游离出的矿物离子重新沉积而成。随病变的进一步进展，菌斑内细菌产生的酸及代谢产物沿穿通纤维进入深层牙骨质，导致牙骨质脱矿，有机基质的溶解破坏。病变可沿牙骨质的生长线向上下扩展，当病变破坏到牙骨质的板层带（lamella）时，就可以沿此带侧向扩展，可形成牙骨质的潜行性龋。随病变的进一步发展，最终牙骨质结构崩解，龋洞形成。对根部牙骨质龋的细菌分析表明，其中含大量放线菌，表明放线菌与根龋的发生关系密切；同时，其他一些细菌如变异形链球菌、乳酸杆菌等也与牙根龋形成有关（图5-18）。

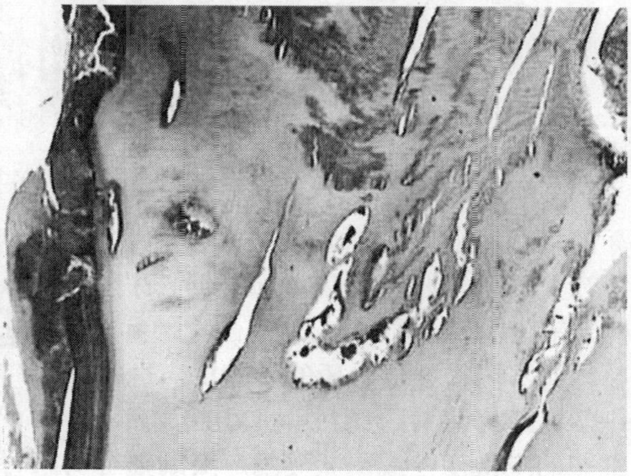

图5-18　牙骨质龋（脱钙切片，HE染色）

偏光显微镜下观察早期牙骨质龋的表层呈正性双折射，而损害体部呈负性双折射。用显微放射照相法检查早期牙骨质龋损标本时，见到表层对X线阻射，而表层下为射线透射，在透射区周围有一阻射带。电子显微镜下观察牙骨质龋，牙骨质表面有很多浅而小的凹陷，其中充满细菌和有机物碎片；在龋损区，牙骨质中胶原纤维凝成细丝状。透射电子显微镜下观察牙骨质龋的病变，在牙骨质的陷凹（成牙骨质细胞遗留的痕迹）内有很多细菌。有些地方可见牙骨质中磷灰石晶体被溶解，破坏，胶原纤维断裂消失，残留的基质中有大量细菌繁殖。

牙骨质的龋病病变过程，亦是先发生脱矿，随后发生基质蛋白的水解。当牙骨质龋破坏到牙本质时，其病变和牙冠部的牙本质龋一样。但由于牙骨质发生龋病前，牙根的暴露使牙颈部的牙本质内部已经发生了一些变化，如牙本质小管的钙化等，从而使根部牙本质龋的进展较冠部者慢，当然这种情况也有例外。当牙骨质龋进展缓慢时，在相应的髓腔侧也可出现类似于冠部牙本质龋发生时的修复反应，即形成修复性牙本质。

第四节　牙髓对龋病的反应性变化

牙釉质发生龋病时，即可引起牙髓的反应，出现成牙本质细胞层排列紊乱，表明龋病病变即使在初期也会产生对牙髓的刺激，引起反应，当然这种反应是轻微的，也是可以恢复的。在慢性龋更为明显。

在牙本质内发生龋病病变时，牙髓内的变化就更为明显了。龋病刺激可以通过牙本质小管、成牙本质细胞突或其他感受器传到牙髓组织，使牙髓的成牙本质细胞或未分化间充质细胞活跃起来。在病损相应的牙髓腔侧形成牙本质小管较少，排列不规则的修复性牙本质。其形成在一定程度阻碍了牙本质龋的进展，并保护牙髓，只能减慢龋病的进程，细菌一旦侵犯正常牙本质，它们能侵入任何反应性牙本质，并接近牙髓。此外，还可以见到成牙本质细胞层的变化，有些细胞排列紊乱或空泡变性（图5-19），如牙本质龋的病理性刺激强烈，可造成

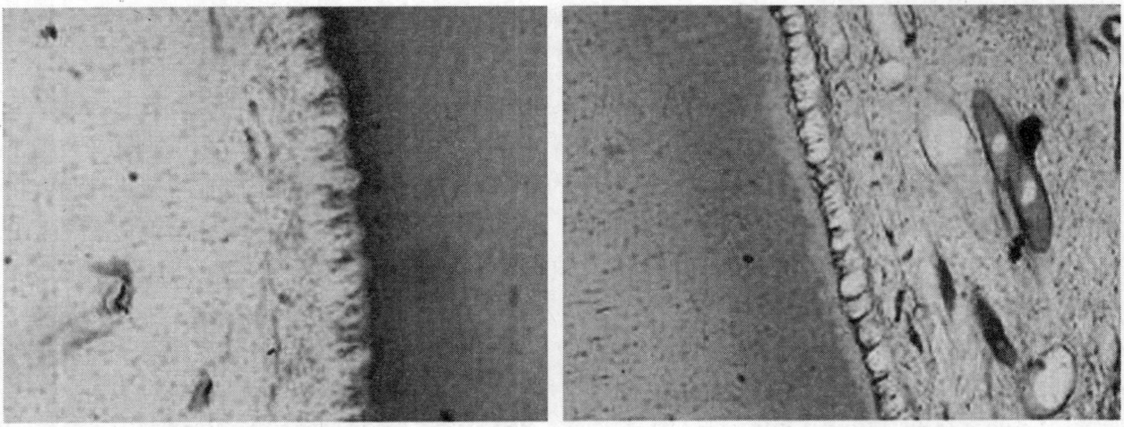

图5-19　成牙本质细胞排列紊乱及空泡变性（脱钙切片，HE染色）

牙髓组织血管扩张充血、炎症，甚至有出血、坏死现象，特别是在深牙本质龋时，牙髓的反应都比较重（图5-20）。

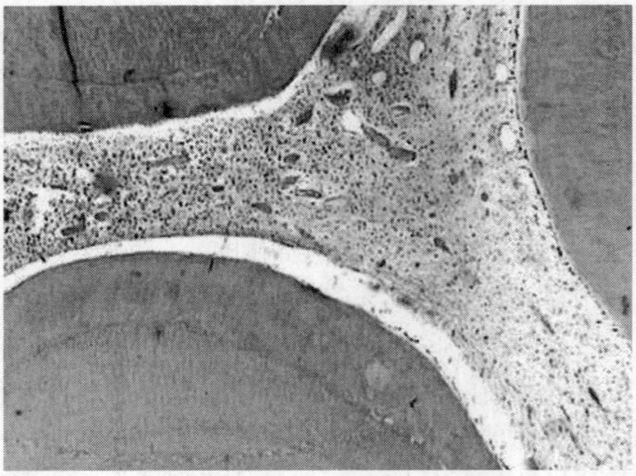

图5-20　牙髓炎（脱钙切片，HE染色）

对不同程度龋病牙的牙髓反应进行组织学观察发现，浅、中层龋多引起成牙本质细胞的空泡变性或网状萎缩，深龋则可引起较重的牙髓病变，表现为局限性的牙髓炎症反应。在治疗龋病时，应当考虑到牙髓状态，特别是在治疗深的牙本质龋时，必须加以适当的处理后才能进行修复。牙本质-牙髓复合体对龋病产生的一系列反应包括龋病对牙髓组织的直接和（或）间接损伤、牙本质-牙髓复合体的防御反应以及损伤修复。牙本质-牙髓复合体的反应程度与龋病的严重程度和机体代谢情况有关。

龋病形成的酸性环境可逐渐导致牙硬组织溶解、牙髓细胞损伤和（或）基质蛋白降解。基质成分的丢失使牙髓细胞暴露并与信号传递分子接触，使防御细胞趋化至损伤区产生免疫反应，如果免疫反应过激则反而导致组织进一步损伤。牙菌斑生物膜中细菌的代谢产物和酸的扩散通过改变细胞外环境也会对牙髓细胞造成损伤，扩散过程中牙本质基质有一定的缓冲作用，但同时也会发生牙本质脱矿，而牙本质的通透性也将影响扩散过程。在龋病刺激下，成牙本质细胞的代谢降低，体积缩小，核浆比增大，牙本质基质出现脱矿线，前期牙本质变薄甚至无修复性牙本质形成。分子标记物能为我们从分子水平揭示更细微的细胞变化。龋损区成牙本质细胞磷酸酶含量增加。龋病过程中牙髓细胞和成牙本质细胞的基质金属蛋白酶表达与组织修复改建相关。转化生长因子TGF-β及其受体的变化是细胞对龋病的反应之一。龋损区牙髓细胞和成牙本质细胞都表达热休克蛋白，可以增强细胞对外力的耐受并上调细胞的修复反应。

TGF-βs在牙髓损伤修复过程中具有重要作用。人牙本质中的EDTA和胶原酶溶解液中含有TGF-β1，提示牙本质基质中含有TGF-β1，牙体损伤，如龋坏、酸蚀、磨损等可以释放出来作用于成牙本质细胞，参与反应性牙本质形成。用浸有TGF-β1的微孔滤膜置于暴露的实验犬磨牙牙髓42天，发现有一厚层管样牙本质基质形成并衬有一层高柱状的极化细胞；未用TGF-β抗体中和的脱矿或未脱矿牙本质盖髓可以诱导管状牙本质形成并衬有极化的成牙本质细胞样的细胞；而用TGF-β抗体中和的脱矿牙本质盖髓则完全丧失了诱导活性，未脱矿牙本质只能形成纤维样牙本质。说明TGF-β1对修复性牙本质的形成具有肯定的作用，牙本质基质诱导牙本质形成的能力很可能与含有TGF-β分子有关。

牙本质中存在多种生长因子，在龋坏引起的牙齿硬组织脱矿过程中，细菌产生的酸溶解生长因子，从牙本质中释放出来，刺激成牙本质细胞合成和分泌牙本质基质成分，形成反应性牙本质。牛忠英等认为Smad2和Smad3作为TGF-β特异的细胞内信号转导分子，将TGF-β信号由胞质传至核内，调控目的基因表达，从而调节牙髓细胞的增殖和分化。龋坏引起牙齿硬组织脱矿，TGF-β会按照一定比例从中释放出来。刺激较弱时，释放出来的TGF-β作用于尚完好的成牙本质细胞，促进修复性牙本质的形成；较强刺激会导致成牙本质细胞死亡，此时TGF-β会诱导牙髓细胞向成牙本质细胞分化，使之形成修复性牙本质。

Smad分子在其中扮演着举足轻重的角色。Smads家族共有9个成员，分别命名为Smad 1~9。其中，Smad1、5、9特异地转导BMP信号，Smad2、3特异地转导TGF-β的信号，Smad4作为共用中介物协助上述分子完成信号转导过程，而Smad6、7则对TGF-β超家族的信号转导起抑制作用。其中Smad2及其同源分子Smad3能特异地转导TGF-β的信号，而Smad4作为共用中介分子协同完成这一过程。Smad2或Smad3与Smad4形成的异源寡聚体转位至核内后，作用于相应靶基因，导致细胞的表型和功能发生改变，从而促进成牙本质细胞分化和修复性牙本质形成。

骨形态发生蛋白（bone morphogenetic protein，BMP）家族是转化生长因子β超家族（transforming growth factor-β superfamily）的重要成员之一，具备广泛的生物学活性，在机体多种组织和器官，尤其是硬组织的发育、病变和再生中发挥重要的调控作用。已有文献报道从人及动物牙本质基质中纯化出具有类似骨BMP活性的牙本质BMP，提示BMP参与了牙本质的形成，与牙髓组织的自身修复有一定关系。Smad1、5是BMP特异的胞内信号转导分子，可与共用中介分子Smad4结合，将BMP信号传至核内，调控目的基因的表达。BMP参与了牙髓细胞的诱导分化和第三期牙本质的形成。BMP能促进牙髓细胞DNA和基质黏多糖的合成，提高其碱性磷酸酶的活力。高玉好等用BMP刺激培养的牙髓细胞，发现BMP可促进低分化态牙髓细胞向高分化态转化，这种高分化态牙髓细胞具备产生牙本质基质的功能。犬牙BMP盖髓术后修复性牙本质研究发现，术后6周可见骨样牙本质形成，8周时有管状牙本质形成。BMP的这些生物学特性与牙髓组织的损伤修复密切相关。

BMP必须通过其下游的信号转导分子Smads将信号由胞质向核内传递，作用于相应靶基因而发挥其功效。BMP作用于靶细胞膜上的受体后，Smad1、Smad5或Smad9被BMP受体磷酸化而活化，它们分别与Smad4结合，形成异源寡聚体并向核内聚积，进而调控纤维连结蛋白、骨钙素Ⅰ型和Ⅲ型胶原、碱性磷酸酶等与成牙本质细胞分化相关基因的表达。

热休克蛋白（heat shock protein，HSP）是应激状态下由特殊基因编码合成的蛋白质，能保护和促进细胞从生理和病理性刺激中恢复。HSP70家族为最重要的一族HSP，包括两种同源体：HSC70和HSP70。HSP70仅热休克后出现于细胞中，又称诱导型HSP70；正常生长的细胞中含有HSC70，热休克或其他应激后含量升高，又称结构型HSP70。细胞内HSP70分布广泛，含量较其他HSP家族丰富，是细胞抗刺激及损伤修复的主要HSP。

正常牙髓组织中，成牙本质细胞胞质及胞质突中HSP70高表达，个别细胞核内表达

HSP70，成纤维细胞、血管内皮细胞及管壁平滑肌细胞胞质中也有表达。成牙本质细胞、成纤维细胞中HSP70的表达与牙髓中这两种细胞重要的生理功能密切相关。HSP70是分子伴侣（molecular chaperone）的重要成员，参与活体细胞内蛋白质合成的全过程，如蛋白质的折叠与稳定、转运和分泌。成牙本质细胞是牙本质形成的蛋白构建细胞，胞质中有大量RNA、蛋白质浓集，其与成纤维细胞分泌基质和胶原，维持牙髓正常功能。在细胞内蛋白质形成的过程中，其正确装配与构建需要分子伴侣HSP 70的参与。成牙本质细胞胞质突及其侧支的超微结构为大量的微管和微丝，而HSP70直接参与微管和微丝构成的细胞骨架中，与微管的稳定有关。故推测HSP70于成牙本质细胞及其胞质突和成纤维细胞中的表达，在维持细胞形态上起重要作用。正常牙髓细胞中HSC70核表达，能使牙髓抵御冷、热、过大应力等急性刺激。

龋病微生物及毒素持续刺激牙髓，引起成牙本质细胞及其下方牙髓细胞受损。成牙本质细胞是细菌及其内毒素入侵牙髓的前沿，其应激反应更为强烈，故HSP70合成大量增加。也可能为刺激条件下，HSC70表达上调与HSP70共同表达使HSP70总量增加。HSP70于龋损下方成牙本质样细胞中大量表达，与深龋状态下牙髓的自身修复功能有关。牙本质-牙髓复合体对龋病的防御主要为形成修复性牙本质，首先要求成牙本质样细胞分泌大量胶原基质，在细胞内这些大分子的形成需要HSP70作为分子伴侣促进其正确形成。牙本质发生、成牙本质细胞损伤后牙髓成纤维细胞的分化替代过程，都有一个受体介导的信号传递过程，HSP70参与受体的保护及细胞的分化、增殖。推测HSP70能够调控成纤维细胞的生长和增殖，在成纤维细胞分化为极化的成牙本质细胞过程中起重要作用。

Calbindin-D28 K（CaB）是钙结合蛋白家族成员之一，是与钙平衡密切相关的细胞在特定分化时期合成的，并受维生素 D_3 及其代谢产物影响的钙结合蛋白，具有运输、缓冲 Ca^{2+} 以及激活细胞内与 Ca^{2+} 有关的多种酶活性的作用，与牙本质矿化过程中 Ca^{2+} 转运以及基质分泌密切相关，在反应性牙本质和修复性牙本质形成中起重要作用。中龋牙髓龋损下方牙髓细胞增生显著，充满乏细胞层，成牙本质细胞层明显增厚染色增强，细胞核染色数目比正常组增多。深龋牙髓成牙本质细胞层空泡变性，只有一层扁平的成牙本质样细胞，胞质与胞质突强阳性。牙本质-牙髓复合体对于龋病的防御主要形成修复性牙本质。

在牙齿脱矿过程中细菌产生酸溶解生长因子，刺激成牙本质细胞合成和分泌牙本质基质成分，加之经细胞转运的大量 Ca^{2+} 而形成反应性牙本质。 CaB在龋损下成牙本质细胞中大量表达说明与牙髓自身修复有关。深龋牙髓中，成牙本质细胞空泡变性、死亡，牙髓成纤维细胞和未分化间充质细胞分化成成牙本质样细胞，同样具有较高的CaB含量，并且观察到中龋及深龋都出现个别牙髓细胞CaB染色阳性。这种牙髓细胞胞核变大、细胞极化，已部分具有成牙本质细胞的表型，为前成牙本质细胞，说明CaB介导 Ca^{2+} 在牙髓细胞和未分化间充质细胞向成牙本质细胞分化过程中起作用，并可作为成牙本质细胞分化的指标。通过图像分析系统检测成牙本质细胞中CaB含量，结果显示中、深龋组明显高于正常组，而血管内皮细胞无明显变化，提示CaB在修复性牙本质形成中起重要作用。

在龋坏引起的牙齿脱矿过程中细菌产生酸溶解生长因子，刺激成牙本质细胞合成和分泌牙本质基质成分，羟基磷灰石晶体在成牙本质细胞突周围沉淀而形成修复性牙本质。在此过程中，成牙本质细胞和成牙本质细胞样细胞的分化形成及分泌活性的调节对牙髓损伤修复过程至关重要。DMP1（牙本质基质蛋白1）是近年来发现的一种重要的非胶原基质蛋白，其主要表达于成牙本质细胞，可能参与成牙本质细胞的诱导分化和牙本质矿化过程。

DMP1是George等在筛选大鼠成牙本质细胞和牙髓细胞cDNA文库时发现的一种新的富

有丝氨酸的酸性磷酸化蛋白，并命名为AG1，随后他们又用核酸标记的核酸探针研究AG1的染色体定位，发现其基因位于5q21，为了符合染色体命名规则，AG1更名为牙本质基质蛋白1（DMP1）。DMP1的氨基酸组成中富含丝氨酸，而且绝大多数丝氨酸以磷酸化的形式存在，使得DMP1成为等电点为3.68的强酸性蛋白，并且磷酸化的氨基酸末端可以和Ca^{2+}结合，推测其参与牙本质矿化和硬组织形成。DMP1在不同龋坏人恒牙中均有表达，在浅龋中的成牙本质细胞胞质和前期牙本质中有较弱的阳性表达，中龋龋损下方牙髓细胞增生显著，成牙本质细胞层明显增厚、染色增强，细胞核染色数目比健康恒牙组增多。深龋牙髓成牙本质细胞层空泡变性，只有一层扁平的成牙本质样细胞，中龋和深龋组中成牙本质细胞和成牙本质细胞样细胞胞质与胞突阳性表达DMP1，而在深龋组修复性牙本质中呈强阳性表达。在龋损下成牙本质细胞中表达DMP1说明该蛋白参与牙髓自身修复过程。

Narayanan等建立了稳定的转基因细胞系和过表达DMP1的腺病毒感染细胞。结果显示在多潜能细胞和间充质源性细胞如C3H10T1/2、MC3T3-E1和RPC C2 A中过表达DMP1能够诱导这些细胞分化和形成成牙本质细胞样细胞。体外矿化结节形成实验证实，体外过表达DMP1的细胞能够诱导分化和促进矿化结节的形成。其在修复性牙本质中的强表达，提示其在牙髓损伤修复中起重要作用。

牙本质-牙髓复合体对龋病的防御反应主要表现为炎症反应，反应程度与牙本质的通透性相关。浸润的炎症细胞包括淋巴细胞、浆细胞和巨噬细胞。细菌产物（如脂多糖）作为抗原而启动牙髓组织的免疫监视系统。大鼠浅龋模型中牙髓的初期反应有Ⅰa抗原和巨噬细胞相关抗原表达。T淋巴细胞介导的免疫反应在牙髓的特异性免疫反应中起主要作用，由T淋巴细胞将信号传递至其他抗原特异性效应细胞（如B淋巴细胞）。龋损区牙髓组织中出现表达HLA-DR和ⅩⅢa因子的树突状细胞是对细菌抗原的积极反应，而树突状细胞和T淋巴细胞之间复杂的交互作用将对激活牙髓组织的免疫应答反应产生重要影响。

牙髓对龋病的反应性变化是发生在牙本质-牙髓复合体的复杂的分子生物化学反应，通过信号分子的转导而构成庞大而精确的网络通路，其具体过程还有待于进一步研究。

第五节 再 矿 化

龋病的发生不是一个简单的持续脱矿过程，而是脱矿和再矿化的连续动力学过程，受全身和局部各种因素的影响。再矿化（remineralization）是指使钙、磷和其他矿物离子沉积于正常或部分脱矿的牙釉质或釉面上的过程。这些离子可能来源于唾液或人工再矿化液等外因，也可以是牙齿组织本身早期脱矿溶解的矿物质的再沉积，或者是这些因素的结合。

人们很早就注意到了龋病过程中的再矿化现象。1912年Head首先发现龋病病变中的再矿化，并证明这种再矿化是由于唾液的作用。将牙齿放在含有唾液的0.2%乳酸溶液中半小时，取出牙齿观察，未发现牙面有何变化；但是，如将牙齿放入不含唾液的0.1%乳酸溶液中半小时，则可见到牙面变白。将用酸腐蚀过的牙齿放入唾液内，牙齿可以重新变硬，变白的表面恢复了原有的光泽和硬度。同年，Pickerill用硝酸银处理牙齿，发现刚萌出的牙齿容易被硝酸银浸入，而萌出已久者则不易浸入。

Anderson曾经用人工方法使已脱矿的牙釉质发生再矿化。他用一种含能产生二氧化碳的物质和磷酸钙的膏剂刷牙，产生的二氧化碳可将牙面清洁，同时还可以使牙面的酸性减弱，从而促进磷酸钙的沉淀。他的实验得到了预想的结果。而Wilson将牛牙釉质溶解在pH 5.0的酸溶液中，将此溶液涂擦牙面，也获得一定的再矿化效果。

一、生理性再矿化

生理性再矿化是指牙齿萌出后，在口内环境的影响下，牙齿内部矿化程度继续增加。在机体生长发育成熟过程中，机体的无机离子在生物调控下在机体的特定部位与有机基质中的生物分子结合，形成具有一定结构的矿化组织。

刚萌出的或萌出不久的牙齿，在窝洞备洞时，比萌出已久的牙齿要容易一些，特别是用电动钻牙机时更易体会到。另外一个现象就是刚萌出不久的牙齿更容易受到龋病的侵蚀。因此，在进行龋病防治工作时，对恒牙来说，6~9岁和12~15岁的儿童是重点防治对象。因为这时，第1、2恒磨牙正在萌出，在萌出后2年内，牙齿还在进行生理性再矿化，牙齿对龋病的抵抗力还较低。人牙齿的生理性再矿化在牙萌出后第1年程度最高，以后则逐渐减弱。

牙齿萌出后3年才能达到其最强的硬度，这种萌出后牙齿继续变硬的现象为萌出后成熟。8岁和15岁儿童的牙齿上有相当多的白垩斑，但到后来这些白垩斑都消失了，是由于唾液将它们修复之故。分析牙釉质自表层到深处各层内的磷酸盐，发现牙齿萌出后，在距表面0.5mm以内的牙釉质可继续矿化，同时还发现牙釉质表层的氟化物含量在一生中均略有增加。Crabb曾经研究了牙釉质的多孔性（porosity）。他将100枚未萌出的人前磨牙制成薄片，在反射光和偏光显微镜下观察，发现表层牙釉质为多孔样结构，后来用扫描电子显微镜观察也证实了这一点，这种多孔性结构用唾液处理后会减少。

Arends等的研究表明（表5-1）：无论恒牙或乳牙的牙釉质表层内的晶体均较深层者为大。

表5-1　人牙釉质晶体平均直径（nm）的比较

深度	恒牙（35~40岁）	乳牙（10~12岁）	未萌出牙
距表面2.5μm处	59	88	50
距表面150μm处	38	46	46
比值	≈1.6	≈1.9	≈1

人的口腔中本身就存在着再矿化现象。牙釉质表层经常处于脱矿与再矿化的频繁交替过程中，在健康状态下，再矿化反应胜过脱矿反应。刚萌出牙齿的再矿化速度比萌出已久的牙齿快. 特别是萌出后第一年为最甚。在生理状态下，牙釉质的再矿化主要发生在表层内，也就是说距牙釉质表面30μm的范围内。

牙釉质的表层结构对其再矿化具有重要影响。软X线发现牙釉质表面存在一种较硬的特殊表层，有高钙化区的存在。发育期牙釉质表面以蜂窝状结构为特征，而无釉柱的高钙化区的存在是成熟牙釉质表面结构的标志。正常牙釉质存在一个矿化程度极高的特殊表层（约30μm），X线阻射性较表层下牙釉质大，釉柱少且排列紧密，或无釉柱，表层微晶可能出现不同程度的交错排列。研究牙釉质的抗酸性发现，有表层的牙釉质比无表层的牙釉质具更强的抗酸性。酸对牙釉质的损害首先发生在釉柱鞘，然后是釉柱核心和釉柱间质，而表层牙釉质无深层釉质内常见的柱间釉质或柱鞘微晶骤变结构。

牙釉质萌出前期和后期，牙釉质晶体表面和唾液之间始终处于动态平衡状态。表层牙釉质内含有极少量的水，有机成分相对较高，含有大量不溶的蛋白质，这使表层对唾液中的糖蛋白有特殊的高亲和力，可形成获得性膜。获得性膜的形成在某种程度上有助于阻止溶解的钙离子、磷离子的逸出，从而有利于表层再矿化的形成。完整表层的产生是由于二水磷酸二钙（calcium phosphate dihydrate，DCPD）从表层下脱矿区溶解并沉积到表层所致。在龋病最初阶段，表层仍有部分溶解，然后由于钙磷酸盐在表层下不断溶解，溶出液中已有一定量的钙、磷。在牙釉质表层液相中DCPD与羟磷灰石达到一种动态平衡，由矿物质穿过牙釉质－液相界面的速率与DCPD或其他物质在釉质表层的沉积速率来维持。将釉质暴露于酸性环境中，表层液相中的钙、磷浓度明显上升。在用单一氟化物和含DCPD氟化物再处理牙釉质表面后，虽然两者的抗龋力都明显高于对照组，但DCPD氟化物组也明显高于单一氟化物组。有实验表明，在相同的条件下，牙釉质表层液相环境中的钙离子抗龋作用是磷酸根离子的10倍以上。这主要是因为钙离子远比磷酸根离子更容易达到过饱和状态。

二、病理性再矿化

病理性再矿化是指牙齿受到外界因素影响发生破坏（如酸蚀）或牙体组织发生病变（如龋病）后，病变组织内发生的再矿化现象。由于机体对生物矿化调控作用失衡，无机离子在非矿化的部位形成异位矿化或异常矿化组织，或造成矿化组织矿化过程不足。

临床工作中常观察到，在用磷酸处理牙齿表面后，牙面变为白垩色，此种改变在经过一段时间后即自行消失。在正畸过程中，矫治器旁边的牙面常呈白垩色，取下矫治器后过一段时间，此种白垩色变化也会自行消失，由于再矿化的缘故。白垩色的再矿化约需2~48天内完成，完全矿化所需时间与年龄有关，年轻人（＜25岁）可在4天内实现，老年人（＞55岁）则慢一些，约需16天。

病理性再矿化中最引人注目的是龋病过程中的再矿化。最初的证据是从临床观察发现的。在临床所拔出牙齿的邻面常可见到一些质地较硬而又变色的斑点，经对斑点进行制片并在显微镜下观察证实，这些斑点是龋病病变。分析病变组织的化学成分发现，其中的有机物和氟化物含量增加而碳酸盐和其他微量元素含量减少。病变区组织的硬度比健康牙釉质小，但却比健康牙釉质耐酸。进一步分析发现，病变区所含氟磷灰石较正常牙釉质多。在成洞前如病损再矿化，病变可以消失。

（一）牙釉质再矿化

龋损害在口腔内的再矿化是自然现象，在有利条件下，早期龋病变可以终止发展并再度变硬，尤其是未形成洞，龋可以逐渐消失。早期龋在口腔内是可以自愈的。Silverstone等曾经测量了龋损害各层晶体在再矿化前后的晶体直径，结果见表5-2。

表5-2 龋损害再矿化前后各层晶体的直径（nm）

分层结构	再矿化前	再矿化后
表层	40~75	80~120
损害体部	10~30	50~100
暗层	45~100	100~150
健康牙釉质	35~40	40

从上列数值可以看出，牙釉质龋再矿化时，表层和暗层的晶体变化最大，也就是晶体增长程度最大。由此可见，龋病中发生的再矿化，不仅是矿物质的沉积，而且晶体也在增长。

用微硬度测量法、定量显微放射照相法、氟测量、扫描电子显微镜和透射电子显微镜、红外光谱法分析比较了具有表层下破坏的典型自然龋病变和用酸软化了的牙釉质在人体内再矿化3个月的实验结果。实验期间，受试者分别用水、50ppm F溶液含漱和含1500ppm F牙膏刷牙。

用显微放射照相法可以测出损害内矿物沉积的容积。该容积用Z表示，其单位为vol% × μm。根据测量数据，结果如图5-21所示。图中Z_0表示再矿化前的损害容积，Z_1为再矿化后的损害容积。如果全部损害都再矿化得完全，则其容积应如虚线所示。再矿化前后损害容积的变化用ΔZ表示、即$\Delta Z = Z_0 - Z_1$。矿化完全则$\Delta Z=0$。

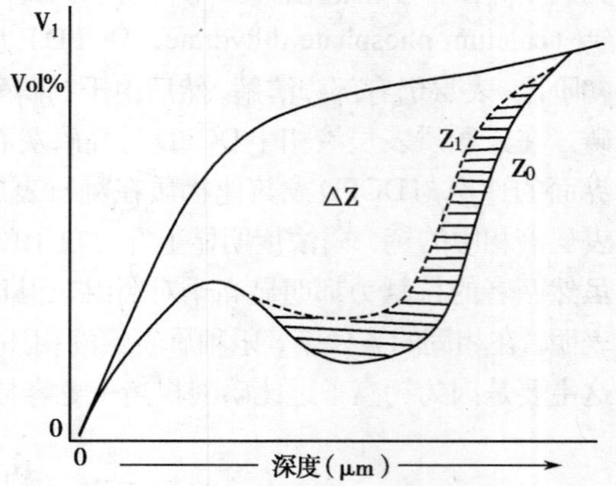

图5-21 再矿化前（Z_0）后（Z_1），显微放射测量示意显示的龋损害内容量变化（纵坐标）

比较用酸软化和自然龋损害在口腔内的再矿化情况时，发现用酸软化表层牙釉质的再矿化比龋损害的再矿化快。表面软化的牙釉质经再矿化后，其恢复程度比龋损害者更为完全，表层下损害的再矿化比表层慢。

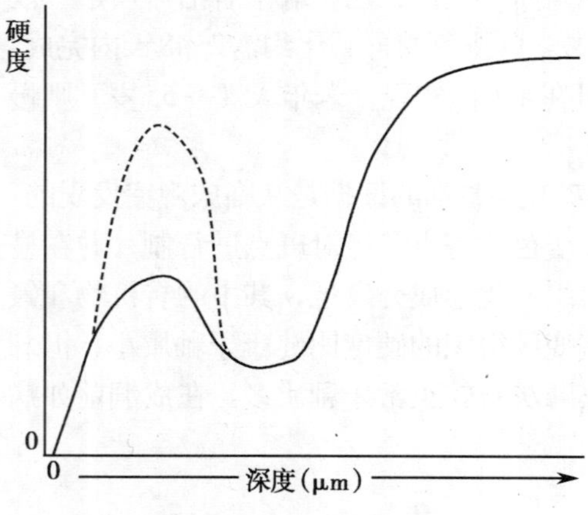

图5-22 龋损害再矿化后的硬度变化

-----：再矿化后表层硬度增加；——：损害原来的硬度

用微硬度测量法来衡量再矿化的程度只有在理想的条件下，再矿化程度和硬度是平行的，可是这种情况并不多见，在用高浓度氟时，损害表层发生了再矿化，而表层下却发生得很少或根本未发生，这样硬度测量的数据就不能反映真实情况（图5-22）。

在探讨各种因素对口腔内龋病发生的影响时，曾经建立了一种称为口腔内致龋试验（intraoral cariogenicity test，ICT）的方法。该方法是在人口腔内的修复体或矫治器械上安装一小块人或牛牙釉质，经过适当处理和一定时间，牙釉质块上就会产生龋损害，以后将牙釉质块取下进行各种测量和观察。

这种方法也适用于研究再矿化的机制和变化。这种方法的优点在于：①试验的环境是人的口腔，与自然龋产生的环境一致；②不伤害受试者本人的牙齿；③在较短时间（通常为1周）可以检验出受试者的龋活跃性，使龋病研究的时间缩短；④实验可以重复，某些条件也易于控制。

在人口腔内，龋病病变过程实际上是一个脱矿与再矿化交替进行的过程，并在一定程度上处于相互平衡的状态。用ICT试验曾经证实：加入1ppm F可以终止30%蔗糖的破坏作用，使脱矿-再矿化平衡向再矿化方向转移。

利用再矿化方法，在体内促进龋病病变向愈合方向发展，实际上也是一种自然的再矿化，不过人为地加以促进罢了。在实际工作中，已经有不少人利用再矿化方法治疗初期龋。1975年Levine在15名志愿者口腔内，最初3周放弃口腔卫生措施并用30%蔗糖溶液漱口，结果产生了很多白垩斑损害；然后，在8周内，实验组用再矿化液漱口，结果实验组的白垩斑损害消失。

Featherstone等曾经在人口腔内观察和比较唾液与再矿化液的再矿化效果。结果发现，如果只依靠唾液本身的再矿化能力，则早期牙釉质龋在两个星期后，只有20μm厚的病变组织变硬；如再加上用再矿化液（含钙、氟、锶等）处理，则会有40~50μm厚的损害变硬。对患牙颈部龋的老年人用再矿化法治疗，发现：①根部龋的成功率高于冠部龋；②损害程度轻者治愈成功率较高，轻者在70%以上，重者为53%~61%。

用电子探针测量正常牙釉质和早期牙釉质龋钙磷含量及其分布，结果表明，早期龋过程中并无钙、磷的丢失，而是存在钙、磷的重新分布。脱矿时矿物质由内层牙釉质转移到表面，继而扩散至菌斑液和唾液，一旦菌斑液中的酸为唾液中的碱性缓冲系统所中和，表层所处的液相环境pH上升，钙和磷酸盐达到过饱和状态，矿物质就会在原已脱矿的表层沉积下来，发生再矿化，表层故而显得相对完整。再矿化不是单纯的钙盐沉积，还包括钙盐的结晶及晶体的外延生长。

合适的环境（pH、过饱和的钙和磷酸盐等）使釉质深层脱矿而来的矿物盐与菌斑液及唾液中过饱和的Ca^{2+}、PO_4^{3-}不断进入牙釉质表面，以表层原有的未被破坏的晶体为晶核，从而使晶体逐渐长大，这可能是早期牙釉质龋表层晶体直径较正常大的原因。再矿化发生所需要的pH取决于唾液及菌斑液中的Ca^{2+}、PO_4^{3-}浓度。唾液中的富酪蛋白与磷蛋白能抑制牙脱矿，抑制磷酸钙盐在过饱和溶液中自发性沉积，而促进其与牙釉质表层结合，对早期龋有修复功能。Tanaka等发现细菌产酸后，牙菌斑生物膜的固相随即释放相当量的Ca^{2+}、PO_4^{3-}和F^-至菌斑液，快速形成再矿化所必需的矿物质过饱和液相环境。氟是影响再矿化进行的另一关键因素，表层形成可能是液相环境中氟所诱导。

（二）牙本质再矿化

牙本质由无机物、有机物和水组成。由于在占牙本质质量70%的无机成分中，主要是羟基磷灰石晶体，HAP在牙本质再矿化动力学过程中起主导作用，牙本质的再矿化由残余晶体生长引发，残余晶体的量决定着再矿化的整体速率。长期以来人们注重于HAP结晶过程研究，对于胶原等有机物的矿化机制则研究较少，而且不同作者报道的结果也很不一致。牙本质的再矿化是残余HAP晶体直接生长过程，而有机基质的成核作用不重要。牙本质有机成分和前期牙本质作为籽晶进行再矿化实验，发现前期牙本质不能作为一种有效的矿化成核中心，牙本质有机成分（其中含有无机矿物质）则可有效地诱导晶核。

牙本质再矿化动力学过程可划分为初始反应、诱导反应及快速反应3个阶段。第一阶段揭示籽晶初始状态对于反应速率的影响；第二阶段揭示二次成核的诱导时间；第三阶段揭示二次成核后的晶体生长速率。经EDTA和醋酸脱矿后的牙本质籽晶，其再矿化生长速率与脱矿时间相关。游离存在的磷蛋白，在矿化过程中的作用类似于无机杂质离子，抑制动力学过程的反应速率。

牙本质磷蛋白（dentin phosphoprotein，DPP）是牙齿发育过程中由成牙本质细胞分泌的一类非胶原蛋白，是一组带负电荷的富酸性蛋白，在牙齿的矿化和再矿化中起重要作用。尽管从不同动物中分离得到的磷蛋白的质和量有不同，但都具有相似的理化特性：①天门冬氨酸和丝氨酸构成总氨基酸残基的70%~85%；②都是高度磷酸化的蛋白，1000个氨基酸残基中含400个或更多的磷酸盐，常常以磷酸丝氨酸残基的形式出现；③是带强负电荷的蛋白；④等电点约为1.15GG；⑤对Ca^{2+}有强烈的亲和力；⑥DPP分子内的磷酸盐残基保持其结构的完整性；⑦DPP对热极度敏感。

DPP具有很强的结合钙离子的能力，近年来的研究表明，DPP结合钙离子的能力与它的分子结构有关。DPP分子中富含磷酸化的丝氨酸（S）和天门冬氨酸（D），形成特殊的氨基酸序列（DSS），其磷酸根和羧酸根在肽链两侧构成许多突出的嵴，是钙离子的高亲和位点，即起始矿化的成核部位。因此，DPP这种独特的、重复的氨基酸序列可能是其诱导牙齿生物矿化的基础。同时，DPP与胶原结合可促进羟磷灰石晶体的形成；DPP结合于生长中的羟磷灰石晶体，又阻止或延缓其生长。因此，DPP发挥促进矿化形成然后又影响晶体生长的双重作用。Nawrot等研究显示在高度饱和的Ca-P溶液中必须有磷蛋白的存在才能诱导羟磷灰石晶体的形成，否则将形成无定型的磷酸钙。

磷蛋白以游离态存在于溶液中时将阻止晶体的生长。小剂量的高度磷酸化的磷蛋白在浓度相当低的过饱和溶液中可吸附于羟磷灰石晶体的表面而诱导矿化的形成，但当游离于溶液中则是矿化的抑制剂。随着浓度的升高，磷蛋白将抑制晶体的形成。位于胶原纤维间的磷蛋白可调节矿物质的沉积。人牙根部牙本质含有一种主要由降解的磷蛋白所组成的易于去除的可溶性提取物，这一提取物必须去除才能使完全脱矿的牙本质发生再矿化。人牙本质基质中既存在易提取的可溶性的磷蛋白，又有稳定的不溶性磷蛋白，稳定的磷蛋白与胶原以共价键结合，有利于再矿化的形成，而可溶性磷蛋白必须去除才有利于根龋的再矿化。

对DPP在牙本质矿化中的生物学作用的研究认为，矿化早期，磷蛋白有诱导成核的作用，但其浓度需求非常低，时间非常短。矿化中期，磷蛋白附着在已成核的结晶表面，控制矿物生长速率、生长方向和矿物的结构。矿化成熟阶段，在金属酶的作用下，附着在初步矿化的牙本质表面的DPP解吸附、降解，降解后的磷酸根离子增加了局部的矿物饱和度，参与继续矿化过程。牙本质矿化成熟后，又有新的磷蛋白附着在成熟晶体表面，矿化活动停止。在体内，磷蛋白通过吸附、解吸附、降解等活动调控牙本质的矿化。所有这些活动均由基因调控，按照固有的空间和时间表达。

三、人工再矿化

人工再矿化是在实验室内研究再矿化现象的一种方法。将人或动物（一般多用牛）的牙釉质，经酸蚀法或酸性凝胶致人工龋的方法制成标本，然后用再矿化液或唾液处理这些标本，观察再矿化效果和分析其中发生的变化。

与体内研究相比，在实验室研究再矿化现象有其优点，首先是实验条件易于控制，其次是参与再矿化的各种因素易于标准化。实际上，许多从实验室观察到的再矿化规律已被用于解释自然再矿化现象。

偏光显微镜下观察和比较了酸蚀牙釉质磨片在唾液和再矿化液中再矿化的速度。经过再矿化处理的牙釉质磨片的负性双折射率增加，脱矿区内有新的矿物质沉积。此种再矿化在最初24小时很快，以后则逐渐减慢，直到48小时。用显微放射照相法检查再矿化的牙齿切片，可查出损害区对X线的阻射性有所增加。

体外用含不同浓度氟化物的再矿化液（含酸性磷酸钙、二水合磷酸二钙）处理患龋牙本质，以含10ppm F（NaF）的再矿化液（pH6.0）的效果最佳。X线衍射法又发现再矿化区的沉积物为结晶很好的磷灰石。牙釉质再矿化区沉积的物质为磷灰石晶体，且其颗粒比正常牙釉质内的晶体大5倍。

矿化液中钙的浓度低（1mmol/L）者可以使整个损害发生再矿化，而浓度高（3mmol/L）者只能使损害表层发生再矿化。低浓度钙产生的再矿化晶体比高浓度钙再矿化者更大，这说明前者的再矿化效果优于后者。将龋损至牙本质的离体牙用再矿化液（pH 7.0，1.5mmol/L

$CaCl_2$，0.9mmol/L KH_2PO_4，130mmol/L KCl，5mmol/L NaN_3）浸泡200天后观察到牙釉质和牙本质均出现再矿化。脱矿严重的牙本质龋仍然可以通过浸泡再矿化液而发生再矿化。表层首先发生矿物沉积直到矿物含量接近正常牙本质。然后病损体部出现再矿化，虽然其矿物含量极低，但仍有微量矿物形成晶核，成为再矿化生长中心，表层并不阻碍矿物离子从剩余的开放牙本质小管进入牙本质。

微量元素矿化液较含氟矿化液具有更强的促进牙釉质早期龋再矿化的作用，周学东等将含氟与含氟及微量元素矿化液作用于脱矿的离体牙釉质后，用扫描电镜观察发现釉质表面釉柱中心有大量小球状矿物质沉积，这些区域可能首先是矿物质丧失的区域；同时X线能谱观察结果显示，含氟及微量元素组钙、磷的相对含量明显高于含氟组；偏光显微镜观察到经过再矿化的牙釉质磨片，负性双折射率明显，说明脱矿区内有新的矿物质沉积，尤以含氟及微量元素矿化液组明显。

经再矿化所形成的沉积物既不是单纯的氟化钙晶体结构，也不是氟磷灰石，而是微晶离子及大部分无定型的球状物，是以含氟化钙及非特异性氟吸附物为主的化合物。其机制可能是氟化钙、非特异性氟吸附物等矿物质沉积使得脱矿釉质孔隙缩小，达到再矿化的作用。同时说明氟微量元素矿化液比只含氟矿化液的再矿化能力强，其机制可能是氟与微量元素协同作用。

由于在体外并不存在菌斑这一复杂的微生态环境，微量元素矿化液的这种再矿化效果可以认为是氟与微量元素等矿物质的协同作用，直接大量沉积于脱矿釉质表面和内部的结果。使用双氟制剂时，体内再矿化范围要小于体外实验，单纯的氟制剂在体内会产生轻微的脱矿作用，与体外研究的再矿化作用相反，这种差异的产生可能是由于体内外环境不同的结果。人工龋釉质块在体内的再矿化作用不仅要受到矿物质的影响，而且还要受到菌斑的影响，当牙菌斑生物膜内的细菌与食物中的糖类作用产酸时，菌斑酸通过微空隙向牙釉质内渗透，将牙釉质内的羟磷灰石溶解，产生Ca^{2+}、PO_4^{3-}离子，当这些离子向外扩散达菌斑界面处，就要受到菌斑的阻挡，从而使界面上的离子浓度增加，成为高度饱和状态。

当菌斑pH维持在临界pH（5.5）以下，脱矿牙釉质不发生再矿化，激光共聚焦显微镜可见大量荧光物质（罗丹明B荧光染料）进入脱矿牙釉质。由于停止进食糖类和唾液缓冲作用的影响，加之使用了以钙、磷为基础含有氟、锡、锌等元素的矿化液后，菌斑Ca^{2+}、PO_4^{3-}离子呈过饱和状态。在高pH环境内，磷酸钙盐就会重新沉积在脱矿牙釉质表面，晶体重新长大，微孔缩小，荧光物质进入脱矿釉质块的量明显减少。微量元素矿化液比单纯含氟矿化液在体内具有更好的促进早期龋再矿化的效果。使用矿化液后病变牙釉质块发生了再矿化，矿化液在脱矿牙釉质表面通过形成氟化钙、羟磷灰石及非特异性的氟吸附物等物质，使早期牙釉质龋发生再矿化。

氟化钙能在中性或较低pH条件下，作为F^-储库而释放F^-，使脱矿系统中心F^-浓度增高，从而降低甚至阻止牙釉质脱矿，促进再矿化。具有较强的抗酸力的非特异性的氟吸附物是一类通过氢键与磷酸盐吸附在磷灰石表面的氟化物，通过其在脱矿和再矿化过程中进一步转化，最终形成氟磷灰石，促进再矿化。而且微量元素矿化液可在脱矿牙釉质表面形成微量元素与氟相结合的复合物，如锡钠-氟复合物，降低了表面自由能，促进再矿化；此外，锡、锌可有效抑制菌斑产酸，使菌斑pH升高，促进再矿化。而单纯含氟矿化液不含有锡、锌等微量元素，不能发挥氟与微量元素的协同作用。微量元素矿化液在体内同样能获得了比单纯含氟矿化液更好的促进早期龋再矿化的效果。

四、再矿化的临床应用

早期龋的发生是牙釉质脱矿与再矿化交替进行的动态过程。应用恰当的方法使导致龋病发生的脱矿过程向再矿化过程转变是防治早期龋的关键。

多年来，人们致力于研究再矿化研究，其目的在于用以预防或治疗龋病。实践过程中已经发现用氟化物防龋时牙齿内出现再矿化现象，有学者制成再矿化液在人身上应用。1975年，Levine用二水磷酸双钙与氟化物配成pH 6.0的再矿化液，在15名志愿者身上进行实验，其中实验组8人，对照组7人。最初3周，受试者放弃口腔卫生措施，每天只用30%蔗糖溶液漱口。结果15名志愿者口腔内都产生了早期龋病变。以后实验组每天用再矿化液漱口3次，共8周；对照组则用250ppm F（氟化钠）溶液漱口，结果表明再矿化液有明显的再矿化效力。

Featherstone等认为，一般再矿化液的作用太慢，他们在再矿化液中加入1%酒石酸盐，可以加速再矿化的速度。但应用时应当小心，因酒石酸盐本身就可以溶解牙釉质。

牙釉质脱矿随pH和氟离子浓度而变化，临床上可通过升高口腔唾液的pH和增加氟离子浓度减少脱矿。碳酸氢钠由于其弱碱性，具有缓冲能力，能中和牙菌斑生物膜糖分解代谢产生的酸升高pH，可增强氟化物的抗龋作用，被用于龋病预防。通过体内、体外实验发现，碳酸氢钠可通过减少唾液中致龋菌数量或增加釉质标本对钙离子的摄取量，促进牙釉质再矿化起到防龋作用。

小鼠的龋病研究模型中，牛奶、奶酪、奶制品具有抗龋作用，并发现这种作用主要与奶酪中含有的磷酸钙和某种磷蛋白成分有关，即通过酪蛋白磷酸多肽稳定的磷酸钙（CPP-CP）发挥作用。酪蛋白磷酸肽（CPP）是奶酪蛋白中的一种色氨酸片段，在溶液状态下能与钙磷结合成复合体，即酪蛋白磷酸肽钙磷复合体（CPP-ACP）。磷酸多肽（casein phosphopeptide，CPP）作为一种对人体无明显毒、副作用的多肽，可通过在中性或碱性条件下稳定不饱和态的磷酸钙来显著增加磷酸钙的溶解能力，有利于牙齿表层的再矿化，预防牙齿的脱矿，并促进早期龋的再矿化。用1%CPP-ACP再矿化牙釉质表面下龋损，测得10天内CPP-ACP能快速形成羟磷灰石，并在牙釉质龋损处沉积，使龋损快速矿化修复。

磷酸多肽大量结合到菌斑CPP-ACP，使得牙菌斑生物膜成为一个含有丰富钙、磷离子的储库。对于钙、磷离子浓度，使用过CPP-ACP的菌斑是未使用过者的5倍。这样牙齿龋损表面和牙菌斑生物膜间就形成一个较大的钙、磷离子浓度梯度差，有效促进了龋损处钙、磷的沉积。CPP是牛奶的天然产物，作为食物添加剂在龋病预防中将起重要作用。CPP-ACP亦可作为现有含氟牙膏的添加剂，以改善其防龋效果。

（周学东）

参考文献

1. Cawson RA，Odell EW. Cawson's essentials of oral pathology and oral medicine. 7th ed.Edinburgh，Chuchill Livingstone，2002: 36.
2. Hicks J，Godoy FG，Flaitz C.Biological factors in dental caries: enamal structure and the caries process in the dynamic process of demineralization and remineralization（Part2）.J Clin Pediatr Dent，2004，28（2）: 119-124.
3. Hicks J，Godoy FG，Flaitz C.Biological factors in dental caries: role of remineralization and fluoride in the dynamic process of demineralization and remineralization（Part3）.J Clin Pediatr Dent，2004，28（3）: 203-204.

4. Smith AJ，Lesot H .Induction and regulation of crown dentinogenesis: embryonic events as a template for dental tissue repair? Crit Rev Oral Biol Med，2001，12（5）: 425.
5. Septier D，Torres- Quintana MA，Menashi S，et al.Inositol hexasulphate，a casein kinase inhibitor，alters the distribution of dentin matrix protein 1 in cultured embryonic mouse tooth germs.Eur J Oral Sci，2001，109（3）: 198.
6. Narayanan K，Srinivas R，Ramachandran A，et al. Differentiation of embryonic mesenchymal cells to odontoblast-like cells by overexpression of dentin matrix protein 1 .Proc Natl Acad Sci USA，2001，98（8）: 4516.
7. Margolis HC，Zhang YP，Lee CY，et al. Kinetics of enamel: demineralization in vitro. J Dent Res，1999，78（7）: 1326.
8. Ohma N，Takagi Y，Takano Y. Distribution of non-collagenous dentin matrix proteins and proteoglycans，and their relation to calcium accumulation in bisphosphonate-affected rat incisors. Eur J Oral Sci，2000，108: 222.
9. Satoyoshi M，Kawata A，Koizumi T，et al. Matrix metalloproteinase-2 in dentin matrix mineralization. J Endod，2001，27: 462.
10. Clarkson BH，Chang SR，Holland GR. Phosphoprotein analysis of sequential extracts of human dentin and the determination of the subsequent re mineralization potential of these dentin matrices. Caries Res，1998，32: 357.
11. Ten Cate JM. Remineralization of caries lesions extending into dentin. J Dent Res，2001，80（5）: 1407.
12. Kawasaki K，Tanaka Y，Takagi O. Crystallographic analysis of demineralized human enamel treated by laser-irradiation or remineralization. Arch Oral Biol，2000，45（9）: 797.
13. Shore RC，Kirkham J，Brookes SJ，et al. Distribution of exogenous proteins in caries lesions in relation to the pattern of demineralization. Caries Res，2000，34: 188.
14. Mukai Y，Ten Cate JM. Remineralization of advanced root dentin lesion in vitro. Caries Res，2002，36: 275.

第六章 宿主因素在龋病发生中的作用

与龋病发生相关的宿主因素主要是牙齿和唾液。牙齿因素主要包括牙列形态、牙齿形态和理化性质；唾液是整个口腔环境的缓冲系统，唾液量和质的变化都会对龋病的发生产生重要影响，全身因素对龋病发生的影响也主要通过对唾液的影响来实现。

第一节 龋病发生中的牙齿因素

牙列形态异常、牙齿形态不良容易造成食物残渣滞留，成为致龋菌的底物发酵产酸并造成酸的局部积累。牙齿的理化性质中，钙化程度是影响龋病发生的最主要因素。

一、牙列形态缺陷与龋病发生

错㼗畸形是指在生长发育过程中，由于遗传因素或后天的环境因素，如疾病、口腔不良习惯、替牙障碍等导致的牙齿、颌骨、颅面的畸形。在错㼗畸形中牙列拥挤是最常见的表现。

1. 牙列拥挤　是指牙量大于骨量造成的牙齿拥挤、重叠、错位等现象。Kerly J在1971年调查的结果显示，牙列拥挤占错㼗畸形的85%，我国学者1960年的调查结果为76%。可见牙列拥挤的确居各类错㼗畸形之首，其后果是食物残渣全方位滞留，形成的菌斑难以被及时清理，为细菌产酸和酸在牙齿表面局部积累创造了有利的条件。

2. 替牙期　多项研究发现，替牙期患龋率较高。有学者指出，无龋与多龋儿童软垢指数差异有统计学意义，即乳牙多龋儿童的软垢指数明显高于无龋者，而软垢指数主要与替牙期乳、恒牙排列的错位有关，加之儿童自控力差，家长对儿童乳牙的保护意识不强。因此，针对替牙期较高的患龋率和软垢检出率，学校和家长应加强对替牙期小学生口腔卫生知识的宣教和行为指导。曾有研究对876名替牙期学龄儿童家长进行“儿童口腔卫生知识认知调查”，结果显示60%以上的家长不知道乳牙保护的重要性及“六龄牙”的作用和影响，存在认知误区，从而不能正确、及时、科学、有效地指导替牙期儿童进行口腔保健。

3. 食物嵌塞与邻面龋　龋病发病部位与年龄密切相关，㼗面龋的发病率与年龄呈负相关，在10岁年龄组中为69.57%，以后逐年下降，到60岁年龄组下降到6.80%；邻面龋的发病率则呈正相关，10岁年龄组为11.95%，以后逐年上升，到60岁年龄组上升到88.64%。分析原因，认为邻面龋发生率升高的主要因素是长期的食物嵌塞。随着年龄的增长，牙间嵌塞食物的时间越长，滞留区越容易形成龋损；年龄较小的患者，嵌塞时间短，不易形成龋损。可以认为，各种原因造成的宿主牙齿周围组织变化可引起食物嵌塞，食物嵌塞是邻面龋发生的重要因素。

4. 牙龈退缩与根面龋 对根面龋的发病因素进行Logistic回归分析，发现牙龈退缩是根面龋发生的一个必不可少的前提。Logistic回归分析结果提示，牙龈退缩在根面龋危险性因素的OR值达40.2296。在根面龋患者中有不同程度的龈退缩者占90.2%。因此，牙龈退缩是根面龋发生极具危险性的因素。

二、牙齿形态异常与龋病发生

牙齿形态中与龋病发生密切相关的要点在于是否容易滞留食物、形成不易清除的菌斑。肉食动物，如大型猫科动物、犬科动物等，牙齿呈圆锥形，缺少窝沟等易于滞留食物的结构，因此不易患龋。动物试验中，曾经用犬齿进行龋病研究而未获成功，原因就在于此。

1. 正常形态牙齿的窝沟与龋病发生 人类属于杂食动物，牙齿功能有分化，形态也不尽相同。后牙因其研磨功能而有较多的窝沟点隙，容易滞留食物而发生龋坏。如果能在后牙萌出早期将窝沟封闭，则可大大降低龋病发病率，窝沟封闭的原理就在于此。

2. 牙齿形态异常与龋病发生 前牙为锥形或板状，在全口牙齿中患龋率最低，但如果牙齿的形态发生变异形成内陷，则容易滞留食物残渣而形成龋坏。常见的内陷变异包括畸形舌侧尖、畸形舌侧窝、畸形根面沟、牙中牙。牙中牙是牙内陷中比较严重的一种类型，是发育期间牙釉质向牙齿中央凹陷引起的，因位于牙齿中央的高密度内陷釉质，在X线片上类似于牙齿内部的一个"小牙"而得名。

图6-1为一例发生在上颌侧切牙的牙中牙X线片，可见牙体整体呈锥形，中央有一异常凹陷；牙根和根管形态异常，自牙冠向牙根逐渐加粗，偏近中有一较粗"根管"，"根管"壁密度与牙釉质相同，此"根管"实际上是牙釉质内陷形成的，临床检查发现龋坏十分严重，已经穿通凹陷的"底"而累及根尖区，引发了根尖周围组织炎症。

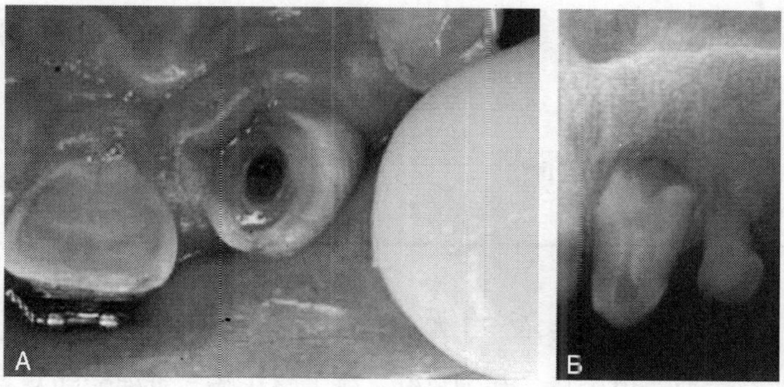

图6-1 上颌侧切牙的牙中牙
A. 口内照片；B. X线照片

三、牙齿理化性质与龋病发生

1. 矿化程度与龋病发生 龋病的实质是细菌产酸造成了牙齿硬组织的脱矿，因此，各种原因造成的矿化不良都会增加龋病发病率。研究表明，牙釉质发育不全的牙齿更容易发生龋坏。即使是正常发育的牙齿，乳牙较之恒牙、初萌恒牙较之成年恒牙，有更高的患龋率。因此，旨在改善牙齿硬组织矿化结构和程度的疗法，都有一定程度的防龋效果，其中比较有代表性的是激光防龋和中药防龋。

2. 微量元素与龋病发生　牙齿硬组织中微量元素含量的变化会显著改变龋病发病率，其中最有代表性并已得到公认的是氟，但饮水中的氟浓度与患龋率并非是简单的负相关关系。氟防龋的作用目前已得到广泛应用。

第二节　唾　液

唾液是牙齿外环境与牙齿代谢、再矿化关系密切，在龋病发生、发展过程中起重要作用。

一、概　述

唾液是混合性液体，来源于口腔唾液腺和龈沟液。90%由大唾液腺产生，人类有三对大唾液腺：腮腺、下颌下腺和舌下腺；大约10%唾液由口腔黏膜的小唾液腺产生。

正常成人唾液分泌量为每天0.5~1.5L。其中超过99.4%为水，0.6%为固体，主要为蛋白质和电解质。唾液比重为1.002~1.008，pH6.2~7.6。其中电解质含量随流速而变化，外界刺激、咀嚼、味觉和神经刺激等因素对唾液的分泌量和组成也有影响。

唾液量在刺激时（例如咀嚼）及无刺激时变化很大，有90%的唾液是刺激状态下产生的，流速为0.2~7ml/min，其中腮腺产生的唾液量超过50%。无刺激时唾液流速＞0.1ml/min，其中下颌下腺产生的唾液占总量65%，20%由腮腺产生，7%~8%由舌下腺产生。

唾液在维持口腔和牙齿健康中起重要作用，包括保护口腔黏膜和牙齿，抗菌、清洁、缓冲、中和酸、牙齿再矿化等作用（表6-1）。

表6-1　唾液生物学功能

液　体	固　体
口腔清洁	保护牙齿和黏膜
溶解食物	缓冲（酸中和）
润滑口腔表面组织	保护口腔黏膜
有利于味觉、咀嚼、吞咽、讲话	抗菌防御
	消化

二、唾液的无机成分及其作用

唾液的无机成分主要为电解质，如钾、钠、钙、氯化物、重碳酸盐及无机磷酸盐，它们的含量主要受唾液流速、刺激时间和唾液收集时间因素的影响。

1. 钙　与蛋白质一起主动转运至腺泡，唾液中的钙浓度（1~3mmol/L）与唾液流速有关，下颌下腺、舌下腺钙浓度是腮腺的2倍。另外，钙浓度还与生理周期有关，唾液中钙最大浓度是最小浓度的2倍。

唾液中的钙以离子形式和结合形式存在，正常情况下，唾液中钙离子占钙总量的50%，随着唾液pH的降低，离子形式的钙增加，唾液pH<4时，唾液中的钙全部为离子形式。离子形式的钙与龋病发生有关，因为钙离子参与牙齿硬组织与周围环境的钙、磷平衡。

非离子形式的钙与无机离子结合，如磷酸盐和碳酸盐（占钙总量的10%~20%，与唾液

pH及流速有关)；小的无机离子（<10%），如枸橼酸盐；大分子（10%~30%）。一些唾液大分子在钙的动态平衡中起重要作用，如富酪蛋白、富组蛋白、富脯蛋白。

2. 无机磷酸盐　无机磷酸盐浓度与唾液流速有关，唾液流速增加，无机磷酸盐降低。10%~25%的无机硫酸盐与钙离子或蛋白质结合，<10%为二聚体-焦磷酸（$H_4P_2O_7$），焦磷酸抑制钙磷沉积，影响结石形成。

唾液无机磷酸盐不仅有缓冲作用，对维持牙齿结构完整也起重要作用，并且是口腔细菌的营养成分。

3. 氟　可预防龋齿发生。食物中1/1000的氟化物经唾液腺分泌至唾液，龈沟中氟化物浓度与血浆中相似，因此，牙龈微环境的氟化物浓度与血浆相似。

牙齿刚萌出，氟离子渗透至牙釉质晶体表面，与羟基磷灰石结合，形成氟磷灰石，改善晶体结构，促进牙釉质再矿化，并且提高牙釉质抗酸能力。

4. 唾液的缓冲作用　唾液有三大主要缓冲体系：重碳酸盐（HCO_3^-），磷酸盐、蛋白质缓冲体系。这些缓冲体系最大缓冲能力的pH范围不同。重碳酸盐和磷酸盐缓冲体系pH分别为6.1~6.3和6.8~7.0。在进食和咀嚼过程中，重碳酸盐缓冲体系起主要作用，$HCO_3^-+H^- \Longleftrightarrow CO_2+2H_2O$。无刺激唾液，磷酸盐浓度与重碳酸盐浓度接近，两种缓冲体系的缓冲能力相似。刺激状态下，磷酸盐、蛋白质缓冲体系作用小，90%为重碳酸盐缓冲体系起作用。

三、唾液的有机成分及其作用

唾液中的有机成分包括蛋白质、少量脂肪和碳水化合物。唾液中的蛋白质在龋病发生中起重要作用，其中富脯蛋白、富组蛋白、富酪蛋白、糖蛋白、淀粉酶、抗菌蛋白与龋病形成密切相关。

人类唾液中大量磷酸钙处于超饱和状态，需要抑制唾液腺中及唾液中这些钙盐沉积，唾液中一些蛋白质具有此功能，如富脯蛋白和富酪蛋白。

（一）富脯蛋白

富脯蛋白（proline-rich proteins，PRPs）因其氨基酸组成中脯氨酸含量高，达25%~40%，被称为富脯蛋白。可分为酸性富脯蛋白（APRPs）、碱性富脯蛋白（BPRPs）和糖性富脯蛋白（GPRPs），富脯蛋白占唾液蛋白的70%，其中APRPs与龋病关系密切。

APRPs占唾液蛋白的25%~30%，对羟基磷灰石具有高度亲和力。APRPs与钙离子结合，吸附至羟基磷灰石表面，抑制牙釉质晶体生长，调节羟基磷灰石晶体结构。APRPs对细菌黏附至磷灰石表面有促进作用，介导变异链球菌族和黏性放线菌族细菌在牙齿表面早期黏附。

（二）富组蛋白

唾液中的富组蛋白（histidine-rich proteins，HRPs或histatins）主要来源于腮腺、下颌下腺和舌下腺。在健康成人刺激性唾液中约含1~2nmol/ml，非刺激性唾液中约含2~30nmol/ml。该组蛋白主要包括12个成员，即HRP 1~12。其中HRP 1,3,5在腮腺液中含量最多（85%~90%），称主要富组蛋白（major histatins）。

富组蛋白参与唾液获得性膜的形成，能选择性吸附在羟基磷灰石表面，是获得性膜的前体蛋白，抑制羟基磷灰石晶体的生长，有助于牙釉质表面完整性的维持，与龋病发生、发展过程的矿化和再矿化有关。

富组蛋白存在于获得性薄膜中，位于牙釉质与牙菌斑之间，可防止牙菌斑生物膜细菌的代谢产物向牙釉质内扩散，也防止了牙釉质内钙和磷酸盐向牙菌斑内扩散，还可降低酸对牙釉质的腐蚀速度，从而发挥抗龋作用。

富组蛋白可调节口腔及菌斑中pH，非刺激状态唾液的缓冲作用主要是富组蛋白和磷酸盐起作用，非刺激唾液缓冲能力与富组蛋白水平有关，主要是由于组氨酸分子中的咪唑环本身具有生理性的缓冲pH作用。

富组蛋白对革兰阳性和阴性细菌都有较强的抑制作用，在抗龋者和龋易感者唾液中含量明显不同。富组蛋白对变异链球菌有明显的抑制作用，但对血链球菌的生长无抑制作用，并且有促进作用。血链球菌有精氨酸脱氨基酶（arginine deaminase），可利用HRPs中的精氨酸作为其营养来源。一方面血链球菌代谢精氨酸产生的胺在龋病进展中起调节作用。另一方面HRPs对牙齿有高度吸附活性，在营养缺乏时能为血链球菌提供足够的营养，使菌斑致龋性降低。

（三）富酪蛋白

唾液富酪蛋白（statherin）是唾液中一组富含酪氨酸和脯氨酸的磷酸蛋白，唾液中富酪蛋白的浓度为2~6μmol/L。其分子量为5380，等电点为4.22。由43个氨基酸组成，其氨基酸组成中Tyr、Pro、Glu之和大于50%。

富酪蛋白在唾液中浓度不高，但在口腔中具有重要的生物学作用: 参与获得性薄膜的形成; 促进特定细菌对牙齿表面的黏附; 调节唾液钙磷平衡。

唾液中磷酸钙处于超饱和状态，这些磷酸钙盐不形成沉积或晶体化，主要是因为富酪蛋白起作用。富酪蛋白与早期磷酸钙盐晶核表面结合，防止晶核的继续生长，从而减少碱性磷酸钙的形成，防止自发性沉积。

（四）糖蛋白

糖蛋白（glycoprotein）是蛋白质和碳水化合物的共价复合物，几乎所有唾液中的蛋白质均是糖蛋白。根据细胞来源，唾液蛋白分为黏液性糖蛋白（mucous glycoprotein，mucins）和浆液性糖蛋白（serous glycoprotein）。

黏蛋白来源于腺泡细胞，高分子量，碳水化合物含量超过40%。总唾液蛋白中黏蛋白占16%，因为结构和功能不同，黏蛋白分为MG1和MG2。MG1分子量大于1000kDa，MG2为低分子量（200~250kDa）。MG1对人工合成的羟基磷灰石（HA）的亲和力大于MG2，MG1的主要功能是参与获得性膜形成，促进致龋菌与牙齿表面黏附，而MG2能和链球菌相互作用导致变异链球菌凝集，有利于细菌的清除。黏蛋白的主要功能是润滑作用、水和作用以及保护口腔。通过润滑，在口腔组织表面形成防止刺激物（如毒素和细菌蛋白酶）渗透的屏障。参与细菌在口腔软组织及牙齿硬组织表面生物膜形成。

浆蛋白分子量比黏蛋白小，碳水化合物含量不超过50%，其中多数属于富脯糖蛋白，由腮腺和下颌下腺分泌。

（五）淀粉酶

唾液淀粉酶为α-淀粉酶，80%的淀粉酶由腮腺合成，其余的由下颌下腺合成。根据糖基化程度，淀粉酶的分子量为54~57kDa，淀粉酶的作用是将淀粉分解为麦芽糖、麦芽三糖、糊精，麦芽糖被口腔细菌酵解。唾液淀粉酶可清除口腔食物碎片。唾液淀粉酶参与牙菌斑生物膜及口腔黏膜菌斑的形成，能选择性与口腔细菌结合，如*S. gordonii*、*S.mitis* 和 *S. oralis*。

（六）抗菌蛋白

唾液中有大量抗菌蛋白，这些蛋白可抑制致龋菌的代谢、黏附，甚至生存。表6-2为唾液中的主要抗菌蛋白。

表6-2 唾液中主要抗菌蛋白

蛋白	主要位点/功能
非免疫球蛋白类	
溶菌酶	革兰阳性菌、假丝酵母菌
乳铁蛋白	革兰阳性菌、革兰阴性菌
过氧化物酶和髓过氧化物酶	抗菌、分解H_2O_2
凝集素类蛋白	凝集/聚集口腔细菌
腮腺唾液糖蛋白	
黏蛋白	
β_2-微球蛋白	
纤维粘连素	
富组蛋白	抗细菌、抗真菌
免疫球蛋白	
SIgA	抑制黏附
IgG	增加吞噬作用
IgM	增加吞噬作用

1. 溶菌酶　溶菌酶（lysozyme，LZ）是一种无毒蛋白质，能选择性地分解微生物的细胞壁，形成溶菌现象，同时不破坏其他组织。存在于人体多种组织，分泌液中均发现溶菌酶存在。

唾液溶菌酶来源于唾液腺、龈沟液及唾液白细胞。由130个氨基酸残基组成，含有4个二硫键，分子量为14 600。溶菌酶作用于细菌细胞壁，革兰阴性菌因外部有脂多糖层，对溶菌酶的抵抗能力高于革兰阳性菌。革兰阳性菌如变异链球菌（*S.mutans*），细胞外的多糖对其也有保护作用。溶菌酶是强阳离子蛋白，对细胞也有溶解作用，破坏细菌细胞壁。

2. 乳铁蛋白　乳铁蛋白（lactoferrin）是由唾液腺浆液性腺细胞和白细胞分泌的铁离子结合糖蛋白，乳铁蛋白对Fe^{3+}有高度亲和力，使细菌失去生长所需的铁离子，从而起到杀菌作用。另一方面，乳铁蛋白通过氨基末端强阳离子结合区域，增加细菌细胞膜的通透性，使细菌的脂多糖从外膜渗出，起到直接杀菌作用。

3. 唾液过氧化物酶系统　唾液过氧化物酶系统（peroxidase system，PS）由三部分组成：过氧化物酶（peroxidase，PO）、过氧化氢（H_2O_2）和硫氰酸盐（SCN^-）离子。

口腔过氧化物酶活性由唾液过氧化物酶（salivary peroxidase，SP）和髓过氧化物酶（myeloperoxidase，MP）共同产生。SP由腮腺和下颌下腺产生，但小唾液腺无SP，MP来源于龈沟白细胞，并由龈沟进入唾液。口腔中H_2O_2主要来源于兼性厌氧的链球菌，如口腔链球菌、血链球菌、中性粒细胞以及其他宿主细胞。硫氰酸盐由血清析出。在过氧化物酶催化下，SCN^-与H_2O_2反应，形成具有抗菌作用的次硫氰酸盐（$OSCN^-$）。

$$H_2O_2+SCN^- \xrightarrow{\text{SP和/或MP}} H_2O+OSCN^-$$

唾液过氧化物酶系统有2种主要生物功能：抗菌活性；保护宿主蛋白和细胞免于H_2O_2的毒性。根据pH（低pH下更有效）及次硫氰酸盐浓度，过氧化物酶系统可有效杀死口腔多种微生物：变异链球菌属、乳酸菌、酵母菌、厌氧菌甚至病毒。过氧化物酶系统抗菌活性在龋病形成中可能有重要作用，研究表明，唾液中次硫氰酸盐浓度越高，葡萄糖刺激后牙菌斑生物膜中的酸形成越少。

4. 凝集素　唾液凝集素（salivary agglutinin，SAG）指唾液中能与细菌相互作用，使细菌凝集成团，易于被唾液及吞咽时清除。包括已前述的腮腺唾液糖蛋白、黏蛋白外，还有β-微球蛋白和纤维粘连素。

β_2-微球蛋白（β_2-microglobulin，β_2m）是一种小分子量蛋白质（12kDa），其中一段肽序列与免疫球蛋白相似，由细胞表面分泌，在所有体液中均有，唾液β_2m主要功能是能够有效地凝集链球菌。

纤维连接蛋白（fibronectin，FN）是血浆和其他体液中的糖蛋白，也是结缔组织基质中和基底膜中的结构蛋白，主要功能是凝集口腔变异链球菌属细菌，但其作用有限，唾液中细菌蛋白酶对Fn有降解作用。

5. 免疫球蛋白　唾液免疫球蛋白有IgA、IgG和IgM，IgG和IgM在唾液中含量较低，IgA的含量较高，主要是分泌型IgA（SIgA）。SIgA在黏膜的局部免疫中起主要作用，是口腔抗感染的一道重要的免疫屏障。

唾液SIgA由大、小唾液腺的浆细胞合成，非刺激唾液SIgA浓度为250μg/ml，且这一浓度与唾液流率成反比。刺激后唾液流率增加可降低唾液中IgA的浓度。

SIgA可干预病原微生物黏附于口腔组织表面。SIgA与病原微生物作用，使其不能黏附于宿主表面。SIgA与病原微生物结合后，阻断了微生物表面的特异结合点，使其丧失黏附能力。SIgA本身无直接杀菌作用，但可与溶菌酶及补体共同作用，引起细菌溶解。

大量研究表明，唾液与龋病关系密切，唾液分泌减少时，龋齿增加。唾液的缓冲能力，无机电解质及有机蛋白的成分、量均与龋病的发生、发展密切相关。

第三节　影响龋发生的全身因素

影响龋病发病率的全身因素主要作用于唾液腺，凡是破坏唾液腺结构和功能的疾病，都会影响唾液分泌的质和量，使唾液不能发挥正常的缓冲功能，引起口干。破坏唾液腺结构和功能的疾病主要是自身免疫病，如舍格伦综合征，此外，放射治疗也会破坏唾液腺。

一、舍格伦综合征

舍格伦综合征（Sjögren syndrome，SS）是一种慢性炎症性自身免疫性疾病，因舍格伦于1933年首先报告而得名，其特征为口干、干性角膜炎和全身性结缔组织病，主要是类风湿关节炎。病因尚不明确，一般认为是患者免疫功能低下激活唾液腺病毒所致。女性多见，发病年龄多为40~50岁。据统计，全球大约有100万人患这种疾病。因唾液腺发生炎症性病变基本丧失功能，出现典型的口干症状，即唾液分泌减少、口腔黏膜干燥、进食时需饮水、口渴。因失去唾液的清洁、稀释及缓冲作用，龋病的发生率明显增加，且常为猖獗龋。

二、放射性龋

头部和颈部癌症的治疗中，放射疗法比较有效，但这种疗法会造成唾液腺永久性损伤，引起口干，造成龋齿在极短时间内暴发，即猖獗龋（又称猛性龋）。

三、其他因素

引起口干症的全身性原因除上述外，还主要包括：

1. 神经精神因素　有些神经衰弱的患者，常伴有口干症，显然系受情绪、精神因素的影响，多为暂时性。平时无刺激时，唾液分泌量减少，但若用酸性药物刺激后分泌量并不减少。容易在情绪激动时加重。

2. 更年期综合征　发生在女性的更年期，除有一般更年期的症状外，常伴有口干，萎缩性舌炎，口腔黏膜糜烂以及灼痛等症状。

3. 营养障碍　维生素B缺乏可以出现口角炎，舌炎、唇炎、阴囊炎等症状外，常伴有口干症，这种患者还可以出现咽部或鼻腔干燥以及咽下困难等。

4. 发生糖尿病等全身性疾病，或应用某些药物（如阿托品等）时。

上述情况引起的口干症症状往往不严重，如能得到及时的对症治疗，一般不会引发猖獗龋。

（倪龙兴）

参考文献

1. 樊明文. 牙体牙髓病学. 第3版. 北京：人民卫生出版社，2008.
2. 陶宠美. 错牙合畸形的类型因素及矫治的统计分析. 中华口腔科杂志，1982，3（17）：149.
3. 王文辉，金有. 唾液及口腔卫生状况与乳牙龋齿的关系. 现代口腔医学杂志，2003，17（1）：68-70.
4. 王艳，唐荣银，陈强，等. 中药五倍子防龋的动物实验研究. 牙体牙髓牙周病学杂志，2001，11（3）：172-174.
5. Cheng L，Li JY，Huang S，et al.Effect of Galla chinensis on enhancing remineralization of enamel crystals. Biomed Mater. 2009 Jun;4（3）：34103.
6. Kery J，Harvey C. An assessment of the teeth of youths 12~17 years. Washington，D. C：DHEW Publication，1977（HRA）：77-1644.
7. Zhang L，Xue J，Li J，*et al.* Effects of Galla chinensis on inhibition of demineralization of regular bovine enamel or enamel disposed of organic matrix. Arch Oral Biol，2009，54（9）：817-822.
8. Pretty IA. Caries detection and diagnosis：Novel technologies. Journal of Dentistry，34（10）：727-739.
9. Hahn CL，Liewehr FR. Relationships between Caries Bacteria，Host Responses，and Clinical Signs and Symptoms of Pulpitis. Journal of Endodontics，33（3）：213-219.
10. Fejerskov O，Kidd E. Dental Caries：The Disease and Its Clinical Management. Wiley-Blackwell，2008 .
11. Kidd E. Essentials of Dental Caries：The disease and its management. Oxford University Press，2005.
12. Dodds MWJ，Johnson DA，Yeh CK. Health benefits of saliva：a review. Journal of Dentistry，2005，33（3）：223-233.
13. Schipper RG，Silletti E，Vingerhoeds MH. Saliva as research material：Biochemical，physicochemical and practical aspects. Archives of Oral Biology，2007，52（12）：1114-1135.

14. Aps JKM，Martens JC. Review: The physiology of saliva and transfer of drugs into saliva. Forensic Science International，2005，150（2-3）: 119-131.
15. Chiappin S，Antonelli G，Gatti R，et al. Saliva specimen: A new laboratory tool for diagnostic and basic investigation. Clinica Chimica Acta，2007，383（1-2）: 30-40.
16. Macgregor JDM. Smoking，saliva and salivation. Journal of Dentistry，16（1）: 14-17.

第七章　碳水化合物与龋病

碳水化合物（carbohydrate）亦称糖类化合物，是自然界中广泛分布的一种有机物质，在动物和植物体内广泛分布，葡萄糖、蔗糖、淀粉及纤维素等都属于碳水化合物。

早期的一些研究发现在自然界存在一类化合物由碳、氧、氢三种元素构成，其通式符合$C_n(H_2O)_m$形式，故认为是碳的水合物，因此把这类化合物称为碳水化合物。后来发现其中有些化合物具有碳水化合物的结构和性质，但是不符合通式$C_n(H_2O)_m$；另外，某些化合物虽然符合通式，但是结构性质与碳水化合物完全不同。所以"碳水化合物"这个名称并不确切，因使用已久，故沿用至今。

碳水化合物根据其能否水解及水解产物的情况分为三类：

1. 单糖（monosaccharide）　不能被水解成更简单的糖，一般的化学结构为多羟基醛或酮。它们是结晶固体，能溶于水，大多具有甜味，葡萄糖、果糖都属于单糖。

2. 低聚糖（oligosaccharide）　又称为寡聚糖，是由几个单糖分子脱水聚合形成。根据参与聚合糖的数目又可以分为双糖、三糖等，常见的高致龋的蔗糖就为双糖。

3. 多糖（polysaccharide）　由超过10个以上的单糖分子形成的糖类化合物。常见的多糖有淀粉、糖原、纤维素等。

食物是人类赖以生存的物质基础。碳水化合物是我国膳食中所占比重最大的食物之一。食物在龋病发生中的作用已受到人们的广泛关注。现代龋病病因学将此列为龋病发生的四因素之一。现代致龋研究中的碳水化合物主要是葡萄糖和果糖及其聚合物。

葡萄糖（glucose）是最常见的六碳单醛糖，又称右旋糖。以游离或结合的形式，广泛存在于生物界。天然的葡萄糖无论是游离的或是结合的，均属D构型，在水溶液中可以吡喃式构型和直链式构型进行转换（图7-1），并主要以吡喃式构型含氧环存在，为α和β两种构型的衡态混合物。

果糖是一种常见的六碳酮糖，以和葡萄糖结合形成蔗糖广泛存在于生物界。在水溶液中直链型、呋喃型和吡喃型果糖同时存在（图7-2）。

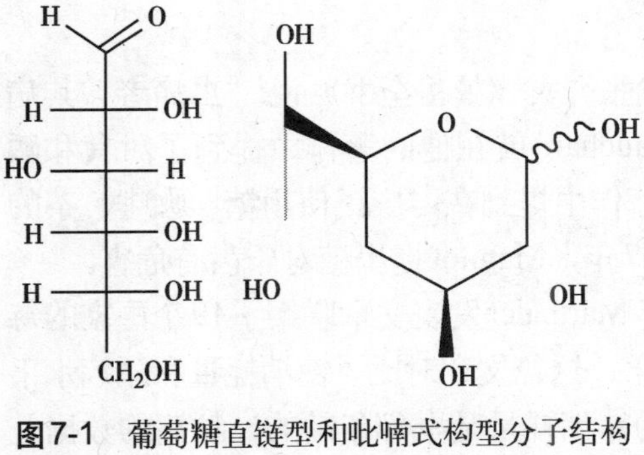

图7-1　葡萄糖直链型和吡喃式构型分子结构

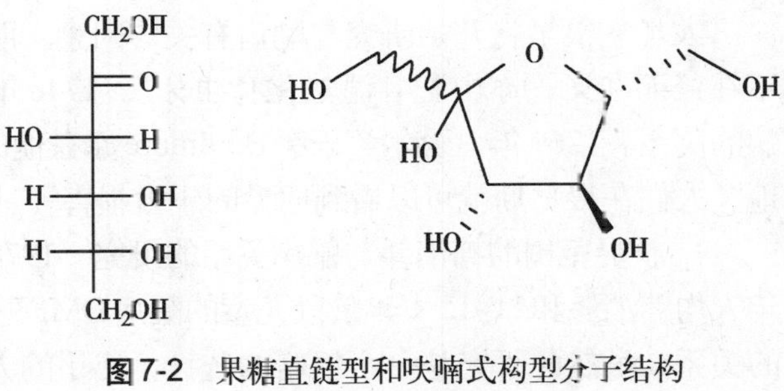

图7-2　果糖直链型和呋喃式构型分子结构

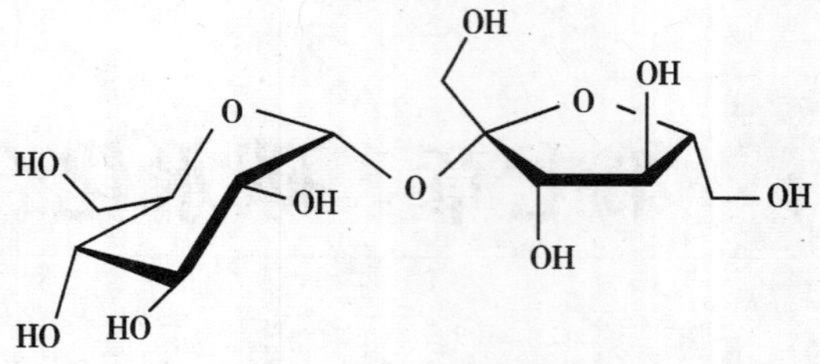

图7-3　蔗糖的分子结构

蔗糖是目前研究最多的致龋碳水化合物，蔗糖是由1分子葡萄糖和1分子果糖脱水形成(图7-3)。蔗糖不具有醛基，因此不具有还原性。蔗糖是光合作用的主要产物，广泛分布于植物体内，特别在甜菜、甘蔗和水果中含量极高。蔗糖是植物储藏、积累和运输糖分的主要形式。

淀粉是葡萄糖的高聚体。天然淀粉有直链淀粉(图7-4)和支链淀粉两类。直链淀粉含几百个葡萄糖单元，支链淀粉含几千个葡萄糖单元。在天然淀粉中直链的约占22%~26%，它是可溶性的，其余的则为支链淀粉。直链采用α-1-4糖苷键连接，支链采用β-1-6糖苷键连接。

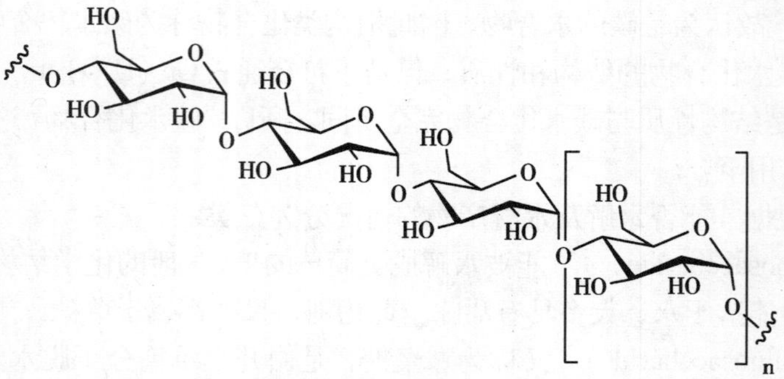

图7-4　直链淀粉分子结构

第一节　早期研究

现代龋病病因学认为食物是龋病发生的重要条件。没有食物参与，龋病就不会发生。临床试验和动物实验均有证实，食物中碳水化合物消耗量与龋病发生之间有着十分密切的关系。食物对于口腔细菌代谢的影响尤其是对于牙菌斑生物膜局部微环境的作用，对于龋病的发生均具有重要的影响。

一、对碳水化合物在龋病发生中作用的认识

食物在口腔内可以直接接触牙齿表面的釉质，通常可以作为致龋微生物的代谢底物影响致龋的过程。1890年，Miller通过一系列细菌学研究提出了解释龋病病因的化学细菌学说，至今口腔医学对于食物在龋病中的作用已经研究了百年。

（一）流行病学资料和临床研究

人类从很早就开始研究与龋齿有关的因素，明代张介宾《景岳全书》说："虫痛者，其病不在经而在牙，亦由肥甘湿热化身虫牙"。1746年Fauchard就在他的著作中提到了甜食和龋病的关系。1769年，爱尔兰牙医Berdmore亦在他的著作中提到在"广泛使用糖、咖啡、茶的地区人们在很早期就可以看到明显的牙齿损害"。1867年，Magitot提出糖对牙齿有危害。

1. 世界范围的糖消耗与龋病关系的研究　1978年Marthaler发表文章联系了19个国家的每年人均糖消耗和11~12岁年龄段儿童的龋病DMFT水平。这篇文章对比了糖消耗量和龋病水平的关系。虽然此研究是一个粗略的统计，使用的人均糖消耗量是全部年龄的，龋病的数据是

11~12岁年龄段的儿童，但是从研究中发现人均糖消耗量越多，龋病的发生越多。同年亦有学者提出超过一定的糖消耗水平会有明显的龋病水平的增长。1960年，Mansbridge对225名儿童进行了调查，发现每周摄入糖量多于227g者的DMF值高于每周摄入糖量低于227g者。1979年，日本学者Sheiham的研究数据表明，如果人均每年的糖消耗接近20kg就会出现龋病。1984年，Rugg Gunn等对405名儿童进行了为期2年的观察，发现每天摄入糖量大于163g的儿童在观察期新增的龋坏比每天摄入糖量少于78g的儿童多。2004年，Ruottinen等对6639名儿童进行了调查，发现摄入糖量占总热量超过10%的儿童DMFT明显高于摄入糖量占总热量低于10%的儿童。

2. 对于部分人群糖消耗增加前后龋病水平改变的研究　在历史上，曾有一些封闭的社会突然暴露于西方文化中，随后接受西方的高糖膳食。有一些社会在糖消耗增加之前和之后的龋病情况得到了记录。

（1）因纽特人：有一系列的研究报告了在阿拉斯加的因纽特（曾称爱斯基摩）人中的改变。一组相同的检查者在1955—1957年和1965年两次检测了阿拉斯加的Anaktaruk社区的龋病情况。同时对他们的膳食组成、碳水化合物、脂肪和蛋白质的消耗也进行了记录。因纽特人的传统食物中碳水化合物的含量是很低的，但是随着跟外界的接触逐渐发生了改变。在1955—1957年和1965年之间当地人膳食中的碳水化合物的比例增加，蛋白质的比例下降，同时龋病的情况也明显上升，特别是在年轻的年龄组中更明显。

（2）衣索比亚：1963年Littleton报道了在衣索比亚的Arussi省龋病发生率非常低，DMFT为0.3；16年后Olsson发现当地的DMFT升高到了1.61。与此同时当地的糖消耗量也增加，从1958年的人均每年1.2kg升到了1974年的4.2kg。在研究中还发现，Addis Ababa地区儿童中龋的情况两倍于来自Arussi省不发达地区儿童的龋坏情况。当地有特权的Addis Ababa地区儿童食用含糖的茶、咖啡和糖果要更多。

（3）尼日利亚：1967年Sheiham发现尼日利亚南部的龋发生率很低，但是从1966年到1975年尼日利亚的糖消耗量翻了27倍，1979年Akpata发现当地的儿童的龋病DMFT要大大高于12年前的水平。

（4）Tristan da Cunha：是南大西洋上的一个海岛，岛上环境封闭。1940年前那里的200名岛民很少食用糖，但是从1940年开设了第一家商店出售进口的糖和含糖食物。该岛1937、1952、1962、1966年4次口腔检查发现龋病发生率上升，最快的是年轻组。

3. 战时糖限制供应对于龋病发病的影响　一般在战争年代一个国家的糖供应会减少。相

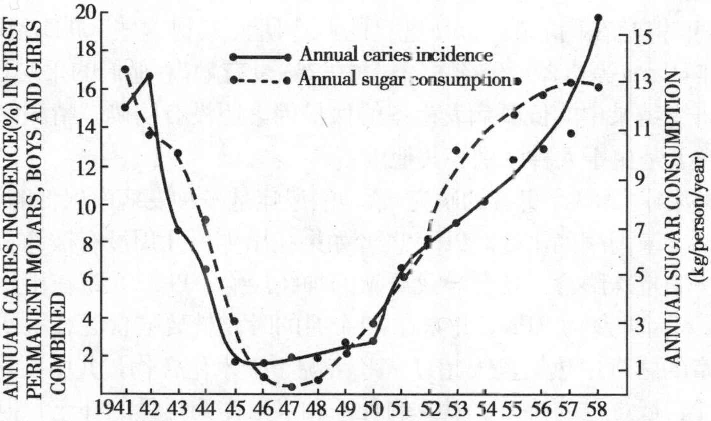

图7-5　日本二战期间糖限制供应对于龋病发病率的影响

应地，在这些国家龋病的发生也会发生改变。Sognnaes研究了包括11个欧洲国家的27次战争期间的研究发现，战争时期龋病发生率会下降，战争结束又会回升。在第二次世界大战期间日本的食糖供应改变更剧烈，从第二次世界大战前的每人每年15kg急剧改变到1946年的每人每年0.2kg，到1960年又回到战前水平。在20世纪60年代初期很多日本学者都发现了两者的关系（图7-5）。

4. 对于低糖饮食人群的研究　有不少研究都围绕低糖饮食人群和正常饮食人群进行对照。其中最有影响力的是Hoopwood House对孤儿院龋病的研究和对遗传性果糖不耐受症患者的研究。

Harris于1963年发表了他在澳大利亚的Hoopwood House孤儿院的龋病研究报告。该孤儿院位于澳大利亚新南威尔士，院内的孤儿都是出生后不久就进入孤儿院，在严密的照顾下直到12岁。孤儿院的膳食主要是乳制品和蔬菜，糖和白面粉制造的产品实际上是缺乏的。1947~1962年，每年都给儿童进行口腔检查。结果与相同年龄的州立学校的儿童进行对照。受试的儿童较院外同龄儿童的患龋率明显减少，平均DMF1.6，而同期院外儿童为10.7，在12岁46%的孤儿没有龋坏，而在州立学校的学生中只有1%。但是当这些儿童恢复吃正常食物时，患龋率又明显增加，与院外儿童没有差异。该试验表明限制致龋性食物的摄入可以抑制龋的发生，并且12岁前的膳食不能为以后提供任何的龋齿保护。

遗传性果糖不耐受症（HFI）是一种遗传性先天性糖代谢缺陷，患者缺乏1-磷酸果糖醛缩酶，造成1-磷酸果糖在细胞内堆积。HFI患者一食用含有果糖或蔗糖的食物便会出现恶心、呕吐、多汗、昏迷或者惊厥等症状，但是不含果糖或者蔗糖的食物，如淀粉就可以接受。为此，HFI病患不会食用任何含有果糖和蔗糖的食物。Marthaler（1967）和Newbrun（1978）对于从6~8岁的27名HFI患者进行了检查，显示他们的龋坏水平相当低，超过半数的人没有龋齿。

5. 对于高糖消耗人群的研究　对于高糖消耗人群的研究比较多，结果差异也比较大。结果表明，不是所有的高糖消耗人群龋齿都高于正常人群。

（1）对于糖果工业工人的龋坏研究：Israel报告在糖果工业工人中龋病的发生率高于其他行业的工人，而且随着从业时间的延长这个区别越来越大。Katayama等也同样报告了更高的龋病发生率，甚至认为龋病可以作为糖果工业的职业病。Anaise等研究发现糖果工业工人长期暴露在充满蔗糖粉尘污染的空气下，使他们接触糖很多。

（2）对习惯性咀嚼甘蔗人群的研究：一个习惯性咀嚼甘蔗的人一天可以咀嚼4~5kg甘蔗，大概含有500g蔗糖。一项在古巴的研究表明，这些人的DMFT远高于当地无此习惯的人群，DMFT为15.1~16.5；但是在南非的Bantu进行的两个研究发现这些人的DMFT大大低于在古巴的研究。1978年Harris等检查了98名成年人中37%没有龋齿，他们的平均DMFT也只有3.2。目前关于南非的研究结果中的低龋病发生率的保护因素还没有明确。猜测保护因素可能存在于粗糙的甘蔗糖或者是由于人种区别等其他因素。

（3）对苯丙酮尿症（PKU）患者的研究：苯丙酮尿症是一种发病率很低的遗传性代谢障碍。这些患者的肝脏缺乏苯丙酮羟化酶。PKU患者如果在出生后几周没有被诊断出来并接受一种含大量碳水化合物的特殊膳食，就会导致严重的神经疾病。PKU儿童在出生的早期就要一天5次喂食特殊的低苯丙酮食物。PKU儿童在20个月的时候就要喂食混合氨基酸和矿物盐的氨基酸谱。PKU儿童的膳食中热量摄入超过50%来源于碳水化合物，其中蔗糖占70%。餐间小吃一般采用水果汁、低蛋白的饼干、煮熟的种子和水果作为热量的补充，但是富含苯丙氨酸的巧克力和太妃糖是禁止的。Winter等研究了PKU儿童的龋病情况，发现与正常儿童没有明显差距。此研究说明高碳水化合物摄入不是一定导致不可限制的龋坏。

（二）实验室研究

1962年Pigman等使用人工口腔模型对各种糖的脱矿能力进行了比较。结果显示果糖、蔗糖、甘露糖对牙釉质的脱矿能力与葡萄糖相似，强于半乳糖和麦芽糖等。在实验室研究中最多见的是关于碳水化合物致龋机制的研究，这将在后面的章节中进一步详细论述。

（三）动物实验

在龋病的动物模型研究中发现，微生物的来源、宿主因素和环境中的各种因素之间的复杂关系对于龋病损害的发生和发展起到了控制的作用。碳水化合物在这个过程中起到了重要的作用，为致龋菌斑提供能量，但是这个作用并不是必需的；而且糖的致龋作用受到了很多因素的影响。在早期的研究中只有少数研究注意到了这些影响，不过在20世纪70年代以后，研究者们逐渐开始认识到为什么不同的实验室结果会出现比较大的不同，并且开始可靠性更好的研究。同时大量的动物实验的目的是比较不同糖的致龋能力，研究碳水化合物在龋病发生中的作用比较少。

Kite等发现使用胃管给小鼠进食高糖食物，就算是切除大部分唾液腺也不能产生龋坏。Haldi等给小鼠胃管进食不含糖的致龋食物，然后让小鼠食用糖或者含糖溶液能够导致龋坏，同时含糖溶液的致龋能力低于固体糖。

1955年Orland首次将无菌动物实验技术引入到龋病的研究中，通过对比无菌鼠和接种了细菌鼠的患龋情况，提出糖是龋病发生的一个影响因素，细菌才是主要的致龋因素。早期的动物模型大多采用啮齿类动物，如棉鼠、小鼠、仓鼠等，后来才逐步引入灵长类动物；这些早期的研究大多直接使用试验动物的原生菌落。

1960年Fitzgerald和Keyes指出在龋病的发生过程中有一些重要作用的细菌不是普遍存在于试验动物中。1963年Keyes提出形成一个龋坏需要三个条件：①膳食碳水化合物；②牙菌斑；③龋易感性的牙齿。从此以后才开始在试验动物中接种这些细菌。

早期的动物实验结论是淀粉的致龋性很低，单糖的致龋活力比较强。但是单糖之间比较致龋能力的时候就出现了棉鼠、小鼠的结论和仓鼠的结论不一致的情况。这种情况应该是由于它们的磨牙形态和口腔内常驻菌群的不同造成的。其磨牙和人类的磨牙进行比较，棉鼠的磨牙比较类似于人类的窝沟，而仓鼠的磨牙由于点隙比较宽，更类似于人类的光滑面。而小鼠的牙齿介于这两种之间。

实验动物的原生菌群会影响糖的致龋能力。当小鼠或者棉鼠保留原来的菌群的时候，不同单糖对于窝沟的致龋能力差异不大。以后的研究发现，不同糖的致龋能力都很强，但是对于不同的小鼠种类和龋病始发部位不同。

动物研究中使用已知细菌动物建立模型，最常见的为变异链球菌，来比较不同糖的致龋能力。这种方法适合产生细胞外基质，能够黏附于牙面的细菌。在这种控制口腔菌群试验条件下，Krass于1965年发现了在仓鼠身上，蔗糖的致龋性强于葡萄糖；以后这个结果也陆续在棉鼠和小鼠身上得到了证实。

早期的动物研究采用的都是高糖膳食，这种膳食中的糖含量远远超过正常人的日常膳食糖含量。以后的研究开始关注在人类正常膳食中糖含量的水平下糖的致龋能力。Navial比较了在5%糖含量的情况下不同糖和碳水化合物对于小鼠龋坏的影响，虽然他采用的还是实验动物的原始口腔菌群，但是得出了除了淀粉的致龋能力较低以外，其他糖的致龋能力比较接近的结论。

在实验动物模型上发现，糖和淀粉的混合物中只需要极少量的糖就可以支持接种变异链球菌的小鼠的龋的发生。最大的龋活性发现是3%蔗糖配上64%淀粉。就算是0.1%的蔗糖配合66.9%淀粉也能够观察到明显的龋病发生。这些试验都表明了如果口腔菌群具有致龋性，那么蔗糖和其他的一些单糖或者多糖配合高碳水化合物膳食在极低水平都能够导致实验动物龋坏。

由于购买和维持的费用较高，灵长类动物在研究中使用比较少，但是它们具有在龋病研究中更多的优势，比如和人类的牙齿结构、形式更接近，能够做循环性的口腔检查和收集菌斑进行分析。Coleman等于1977年报道给接种了变异链球菌的恒河猴喂食蔗糖和同等配比的果糖、葡萄糖混合物，没有发现明显的龋坏差异。1980年他又报道采用这种方法持续3年也没有看到差异。

（四）膳食淀粉与龋病的研究

早期关于碳水化合物与龋病的研究主要集中在单糖和寡聚糖上，对于膳食碳水化合物中比例最大的淀粉研究比较少。淀粉与龋病的关系是一个更为复杂的问题。从20世纪70年代以来世界各地的学者做了大量的探索。淀粉按不同的来源具有不同的结构。淀粉分子是葡萄糖的聚合物，一般不是单链形式的而是成网状或者树枝状。不同的淀粉聚合的葡萄糖单体的数目、长短、分支结构都不一样，其致龋能力也有较大差异。

讨论淀粉的致龋能力，首先需要考虑淀粉在口腔内的生物利用度。天然淀粉呈颗粒状，在食物的烹制过程中会破坏颗粒释放淀粉分子。这个过程叫淀粉的凝胶化。大体而言，淀粉分子只有在凝胶化后才能够对淀粉酶的分解敏感。也就是说，凝胶化后淀粉才能够被唾液或者细菌水解为低分子糖，如麦芽糖和麦芽三糖。不同的烹饪方法淀粉的致龋能力是不同的。Lingstrom等发现面粉的来源方式不同会导致不同的致龋性。其次是淀粉的进食次数和在牙面的滞留。牙菌斑生物膜对于致龋底物的暴露不仅与淀粉的生物利用度相关，还与进食的次数和食物在牙齿表面的滞留相关。与比较详细的食糖摄取记录相对，对于淀粉摄入次数的记录要少。发展中国家摄入淀粉主要在一日三餐，但是发达国家的淀粉摄入就很难记录了，他们除了一日三餐以外，还有大量的甜点或者含糖、淀粉的食物。有数据认为北美的人群一天接触糖类次数有5~7次。1953年Gustafsson的研究就发现黏性的食物更容易导致龋坏。但是早期的研究中大部分只考虑了食物在口腔中的滞留，包括黏附于软组织和软组织之间的部分，但是含淀粉食物在这些地方滞留对于龋病的影响是难以说清楚的。以后的研究更关注于存留在牙齿间的食物。

二、影响食物致龋的因素

糖与龋病的密切关系已经得到了证实，但是对于不同的食物的致龋能力不能简单的根据食物中的糖含量进行判断，还应该考虑其他因素的影响。大量的研究证明，同样的食物经过加工和烹调后，相对粗制的食物致龋能力强。所以研究食物的致龋性还应该考虑食物的物理性状，包括黏稠度、刺激唾液分泌、溶解性食物颗粒大小等。

（一）食物的化学成分

1948年Stephan等提出糖类的致龋能力不同，单糖、双糖的致龋能力最大，而结构复杂的多糖的致龋能力较差。食物中含糖少的致龋力差，含纤维素、淀粉多的食物不容易导致龋坏。相反，含糖多的食物致龋力则强。Barasher等利用人工口腔模型对各种糖的脱矿能力进行比较，结果显示果糖、甘露糖与蔗糖对釉质的脱矿能力较强，而半乳糖、乳糖和麦芽糖的脱矿能力比其他糖弱。一般而言，含发酵性碳水化合物，如蔗糖、果糖的食物致龋力较大，这些糖分子量较小，容易进入牙菌斑可以被细菌利用，代谢产酸，并能够被细菌利用合成胞外多糖。淀粉则因为分子量大，难以扩散入牙菌斑结构内，致龋能力较低。但是有研究发现烹制后的淀粉食物能够在牙面滞留20分钟以上，会增加食物的致龋能力。

（二）食物的物理性能

食物的物理性能包括食物的硬度、黏稠度和附着性，食物的颗粒大小、食物的形态等。不同的食物性能能够影响食物在口腔中的溶解度、停留时间和口腔的整体卫生状况。凡是容易在牙面和口腔内停留较长时间的食物致龋能力就强，如颗粒细、黏稠度大或者纤维细容易导致食物嵌塞等。

食物的物理性能和化学组成还可以影响唾液的流速。快流速的唾液比静止性的唾液pH高，且含有丰富的钙、磷，能中和细菌代谢的酸。凡是可以增加唾液分泌的食物，为致龋性较低的食物。

（三）食物的加工

在近代食品工业发展前，人类的食物来源主要是天然生产的蔬菜、谷物、肉类，这类食物含糖量较少。古代人食用这类食物患龋率很低。Hardwick等的研究认为原始人的龋坏发生率比较低，主要集中在牙齿颈部釉质骨质的结合部位，古代人的龋坏和野生灵长动物类似。Moore等的研究发现，人类的龋病发生率和发生部位从17世纪开始逐渐向现代的龋病发病率和类型改变。这些改变在19世纪上半叶加速，到19世纪后半叶龋病的发生率和类型就跟现代人很接近了。这些改变都是与食品加工业的发展分不开的。17世纪新大陆的蔗糖工业建立，人们的糖消费从0很快提升为每人每年4kg；并且磨制面粉的技术也得到了提高，出现了精制面粉，而且人们更习惯于在烤制面包的时候放糖。有研究认为，糖与淀粉的混合物由于淀粉的高黏稠性增加了糖在牙面的停留时间，使致龋能力大大提高。

在食品加工中人们会将比较粗糙的食物磨细，粗糙的食物在咀嚼过程中需要使用较大的咀嚼力，机械摩擦使牙面磨损，能快速磨除牙面的窝沟点隙等易患龋部位。这样使牙面易患龋的环境很快破坏，使龋坏停止。另外，粗糙食物中的纤维素等成分能加强牙面的自洁作用。

在食品加工过程中，一方面磨细食物破坏了天然食物中的许多保护性因子，如纤维素和粗糙的特性。另一方面，加入大量的调味剂，如蔗糖等，使加工后的食物更容易在牙齿表面滞留，食物的自洁作用降低，其中的糖更容易被细菌利用，使食物的致龋能力增强。

三、食物致龋力的测试方法

为了了解食物的致龋能力，需要对食物的致龋能力进行评估。为了评估食物的致龋能力，人们进行了各种试验，对于同一种食物可能产生不同的结果。一些试验认为淀粉没有致龋性，另外一些试验则认为淀粉具有致龋性，尤其是加糖的淀粉食物致龋力大于蔗糖。1890年Miller已经开始研究食物致龋能力的大小，他将食物与收集的人唾液混合培养，观察产酸量的多少，推测和比较食物的致龋能力。

（一）化学试验法

1. 食物含糖浓度测定　现代龋病病因学认为，如果食物不含产酸的碳水化合物，属非致龋性食物。如果食物中含糖，尤其是蔗糖，这种食物属致龋性食物。食物的含糖浓度可以通过化学分析进行测定。

2. 食物-唾液混合物产酸分析　1890年Miller将土豆淀粉与唾液进行混合培养，观察唾液中细菌分解产酸，测量产酸速度可以作为食物致龋力的判断指标。

3. 牙釉质溶解试验　将牙釉质放入待测食物和唾液物，经过发酵后测定从牙釉质中溶解释放钙，利用溶液中的钙量判断食物致龋能力。这种方法和pH测定联合使用能增加准确性。但需要注意的是，脱钙能力还与所产酸的种类有关，如黑面包的脱矿能力小于精制面粉制作的白面包。

（二）菌斑pH测定

比较食物的产酸性，比较好的试验是摄取食物后测定菌斑pH改变。在摄取食物前测定口腔中牙菌斑pH，然后摄取一定量的食物，在一定的时间检测口腔内牙菌斑pH，从而推测食物的致龋能力。这种方法重视了食物在口腔环境中的产酸能力和进食时唾液流速的变化对牙菌斑和口腔环境的改变，但是没有直接检测在这个过程中食物对于牙釉质的溶解力。

已有的研究发现，当pH在5.5以上时牙釉质在菌斑或者唾液中是不溶解的，因此当进食某种食物以后菌斑pH不降到5.5以下，可以认为这种食物是对牙齿无害的食品。

（三）动物试验

体外试验能够粗略了解食物的致龋能力，但机体是一个复杂的整体，体外试验是很难模拟体内环境的，口腔中的细菌离开了口腔环境可能就活性下降或者无法存活。因此需要引入动物试验。动物试验能够较好地掌控影响试验结果的大多数因素，能比较准确地反映食物和防龋措施在机体环境中的效果。动物试验是将待测的措施施加在动物身上，然后观察动物一段时间以后龋病的发生情况，根据结果判断食物的致龋能力。动物试验较好地模拟了机体内环境，结果比较接近人体环境，同时大部分干扰因素都能够得到较好的控制。但是动物也具有一定的能动性，人与动物的交流还是存在困难，因此某些因素还是难以控制，比如食物味道较好可能导致动物摄取变多，食物味道比较差可能动物就不怎么摄取，这样最后的结果就可能出现不可控的增强或者减弱。

（四）临床研究

临床研究是最理想的试验方法，结果可靠、真实、说服力强。但是这种试验费用高，时间长，很多试验方法涉及人道主义原则，没有翔实可靠的动物试验是不能应用在人体上的，可能会对受试者造成不可逆的损伤。同时临床试验会受到个体行为或者个体龋敏感性不同的影响，也会被患者的依从性干扰。目前常见的临床研究主要有：

1. 离体牙釉质方法　Ostram在1976年设计了一种利用离体牙釉质块在人口腔内处理来判断食物致龋性的方法。该方法是将牙釉质块放入样品和对照物中，然后安置在类似可摘义齿的装置上戴入试验者的口腔。通过测定牙釉质块硬度、空隙数目改变以及脱矿的程度来估计被测食物的致龋能力。实验时为了辅助细菌对于试验样品的黏附和定植，可以在牙釉质上覆盖纱布。这种方法测试的食物没有和被试者的牙齿直接接触，因此引起被试者牙齿损害的可能性比较小。

2. 短期临床试验　这个实验是利用龋病刚开始发展的时候首先是形成可见的白色斑块，还没有牙体的缺损，是可以通过一些方法恢复的，不会造成不可逆的损害。采用人体直接观察食物对牙体的损害。这种试验是Fehr在1920年提出的，试验时间比较短，但是需要征得受试者的同意。该试验是在试验前让受试者牙齿表面菌斑堆积，然后在以后的21天中给予特定的食物，试验到期后刮除菌斑观察牙面的白垩色情况。这种试验的白垩色可以通过再矿化的方法进行治疗。

第二节　碳水化合物对牙菌斑生物膜的影响

在致龋因素中，食物扮演着重要角色。近几十年来，众多学者致力于食物与龋病发生关系的研究。可发酵碳水化合物是龋病发生发展过程中主要的环境因素之一，在所有碳水化合物中，以蔗糖的致龋力最强。蔗糖是合成细胞外葡聚糖的唯一底物，水不溶性葡聚糖可以促进变异链球菌在平滑牙面集聚，并可通过增加牙菌斑生物膜的多孔性增强致龋性，最终导致牙齿表面酸性代谢产物增多。碳水化合物的致龋原理主要在于食用碳水化合物后，被细菌代谢产生有机酸，导致菌斑pH下降，当菌斑pH下降到5.5以下，牙齿就会轻度脱矿而龋齿形成。人类日常膳食含有越来越多的碳水化合物，包括发酵性碳水化合物和新型碳水化合物。碳水化合物消耗的数量和类型均与龋病的发生有着密切的关系。

一、碳水化合物与牙菌斑生物膜的形成

细菌在牙齿表面的黏附是牙菌斑生物膜形成的重要步骤，而蔗糖在细菌黏附中的作用一直是有争议的问题。一些学者认为，蔗糖大大促进细菌在牙齿表面的黏附，也有些学者认为蔗糖在细菌黏附中并没有发挥很大作用。

（一）碳水化合物对细菌黏附的影响

一些学者认为，蔗糖可以促进细菌之间的集聚，而不是细菌对底物的黏附，细菌利用蔗糖合成水溶性和水不溶性葡聚糖，特别是水不溶性葡聚糖在菌斑细菌的集聚中发挥了很大的作用。Rolla等指出，葡聚糖一方面可以促进细菌对牙齿表面的黏附，另一方面又为具有葡聚糖结合蛋白受体的细菌提供了受体。Scheie还指出，葡聚糖在生态膜内构成筛网状结构，为细菌黏附定植提供有利条件。

Gibbons等研究发现，蔗糖环境下原位形成的葡聚糖可促进远缘链球菌菌株6715、OMZ176、MB2R、14H和SL1在羟基磷灰石表面的吸附，但对变异链球菌菌株JBP、OMZ175、LM7和MT3的黏附却无影响。由此说明蔗糖对不同细菌的作用可能是不同的。

（二）碳水化合物对牙菌斑生物膜形成过程的影响

对牙菌斑生物膜的研究始于17世纪，Antony van Leeuwenhoek首次描述了沉积在牙齿表面的微生物薄膜，牙菌斑生物膜形成过程是一个复杂的动态过程，包括获得性膜的形成，单个细菌细胞附着，形成微生物菌落，不同的共生菌种增加，使微生物菌落生长，菌斑成熟。在牙菌斑形成过程中，受多种因素的影响，如唾液、牙齿表面生物学、理化特性、酶、饮食等。牙菌斑形成的初期是以球菌为主，而致龋力最强的是变异链球菌，当口腔内有糖存在时，变异链球菌可以利用蔗糖合成水不溶性和水溶性葡聚糖细胞外多糖，参与菌斑基质的形成；另外还可以促进细菌的黏附和异种细菌间的集聚。

蔗糖可以导致牙菌斑生物膜形成过程中生物化学和生理学上的改变，而这一改变反过来也可以增强牙菌斑生物膜的致龋性。有学者研究观察了蔗糖对人早期牙菌斑生物膜形成的影响，结果表明，含漱蔗糖溶液后4小时可见细小颗粒沉积在牙釉质表面，12小时牙釉质表面即有片块状菌膜形成，镜下见菌膜中的细菌以球菌为主，24小时内菌斑形成的速度明显增快，菌斑内的细菌被黏稠的基质所包裹，菌斑结构致密，3天时菌斑中仍以球菌为主，菌斑中开始出现丝状菌，杆菌的数量开始增多。而非蔗糖诱导形成的菌斑，24小时才出现片状细菌沉积，48小时牙菌斑内杆菌数量明显增多，3天时以丝状菌为主，细菌间的基质

较少见。

二、碳水化合物对菌斑组成成分的影响

微生物是牙菌斑生物膜的主要内容物，牙菌斑生物膜内微生物的组成是很复杂的。微生物的组成与不同个体、不同部位、菌斑不同状态及不同食物而有所不同。

（一）碳水化合物对细菌构成的影响

在牙菌斑生物膜发育过程中，细菌的构成不断发生着改变：在菌斑发育的早期以需氧菌为主，其中数量最多的是链球菌、奈瑟菌和诺卡菌，随着菌斑的成熟，兼性厌氧菌和厌氧菌增多；到1周时，又以链球菌为优势菌。

食物的种类对菌斑细菌的组成也有一定的影响。食物在口腔内停留时间短，则不足以直接影响细菌的生长和繁殖，但食物的代谢产物可直接影响菌斑细菌的组成。多年来一直认为，在牙菌斑生物膜形成早期，变异链球菌占有很大比例，但研究表明变异链球菌仅占初期链球菌菌群的2%，且与个体摄入蔗糖量的多少无关，由此可见，由蔗糖产生的葡聚糖产物并不能促进变异链球菌在牙面的定植。进食蔗糖后，菌斑细菌能够摄取蔗糖代谢产生有机酸，使菌斑pH下降，频繁的低pH状态或持续的酸性环境会促进耐酸菌的定植和生长。变异链球菌族链球菌和乳杆菌是低pH牙菌斑生物膜中常见的耐酸菌。而对酸性环境比较敏感的血链球菌和戈氏链球菌则相应减少。

原位实验表明糖可以增加牙菌斑生物膜中变异链球菌和杆菌的浓度。由于糖代谢导致的pH降低和微生物构成的转变并不是龋病病因学的唯一因素。最近有研究报道，频繁暴露在淀粉环境下，牙菌斑生物膜内乳酸杆菌的含量是暴露于糖环境下的200倍，但这个因素不足以导致釉质脱矿。相反，暴露于蔗糖环境下，可以形成同样数量的耐酸菌，可以导致牙釉质脱矿。

木糖醇可以抑制变异链球菌的生长，经常摄入含木糖醇食物的人菌斑中含有较少的变异链球菌。摄入乳糖和粗制淀粉则有利于乳杆菌的生长。

（二）碳水化合物对牙菌斑内无机盐含量的影响

无机盐占菌斑干重的5%~10%，主要以钙、磷和高浓度的氟离子为主。钙、磷、氟是维持牙齿和口腔发育重要的离子，离子浓度的下降是牙齿脱矿与再矿化过程中的重要因素。由于牙菌斑中这些无机离子的存在，可以促进再矿化，形成稳定的、不易溶解的氟磷灰石，氟离子还可抑制致龋菌的代谢。因此，牙菌斑生物膜中无机离子的含量对龋病的发生具有重要的作用。

频繁摄取糖类可以降低菌斑中钙、磷的含量，这表明牙釉质有明显的脱矿现象。由于蔗糖内有高度特异的葡糖基转移酶，代谢蔗糖后可以导致不溶性葡聚糖含量急剧升高，使得蔗糖对钙、磷的影响明显大于葡萄糖和果糖。但随着摄取糖类食物频率的增加，菌斑钙、磷的含量却没有继续减少，这可能是由于牙釉质脱矿以后释放出钙、磷得以补充。Tanaka等分析了含漱糖后菌斑内各种离子成分，表明随着菌斑pH的降低，菌斑内钙离子含量明显增加，而磷酸根离子虽有少量增加，但无显著差异。分析其原因可能是因为菌斑代谢产酸使pH下降，在酸性环境下，牙釉质溶解性增加，羟磷灰石中的磷酸钙以钙离子和磷酸根离子的形式释放出来，使得菌斑钙离子含量增高。

蔗糖对菌斑钙、磷、氟离子浓度的影响与蔗糖浓度有关。不同浓度的蔗糖对菌斑钙、磷、氟离子的浓度影响并不相同。Aires等研究表明与浓度为10%、20%和40%蔗糖处理组相比，1%蔗糖处理组牙菌斑生物膜内钙、磷、氟离子的浓度较高。摄入糖后菌斑外液中的钙磷含量先

随菌斑pH的降低而升高，随后随pH的升高而降低。

用蔗糖漱口后菌斑液中的钙离子浓度升高，菌斑液中钙离子浓度从2.8mmol/L升至9.6mmol/L。菌斑液中的钙离子主要来源于菌斑中钙离子储存库，包括无定形的磷酸钙和结合在细菌细胞壁上的钙离子，当菌斑pH下降时，结合在细胞壁上的钙离子会被释放到菌斑液中，使菌斑液钙离子浓度升高，菌斑钙离子浓度降低。

最近有研究表明，当牙菌斑生物膜处于蔗糖环境中时，菌斑液中的磷酸根离子浓度并没有发生太大的变化。这可能是因为菌斑矿物质储存库同时释放了一些磷酸根离子，而将菌斑频繁暴露于蔗糖溶液中可能会降低菌斑钙离子和磷酸根离子的浓度，这也成为了频繁摄取糖类比一次性摄取大量的糖更容易致龋的一个原因。

不仅蔗糖可以降低菌斑内矿物盐的含量，葡萄糖和果糖混合后也可降低牙菌斑生物膜内无机离子的含量，但不及单独蔗糖组菌斑内钙、磷、氟离子的含量降低得多。而且，无机离子的浓度与牙菌斑中细胞外基质的含量有关，但这个现象的确切机制还并不明确。

关于蔗糖可以降低菌斑内无机离子浓度的原因有以下几个假说:

1. 矿物质储存库的减少　由于持续的蔗糖酵解使得菌斑pH持续在很低的水平，这样会溶解矿物质储存库或是减少矿物质的储存;另外一种解释为持续的低pH会阻止矿物质的沉积。

2. 牙釉质吸收菌斑液中释放出来的离子　菌斑液中离子的减少是被牙釉质吸收的结果。持续pH降低，菌斑液相对于羟磷灰石为不饱和，而相对于氟磷灰石为过饱和，此现象解释了生物膜内氟离子浓度降低，却不能解释牙菌斑生物膜内钙、磷离子浓度的降低。

3. 细菌密度降低　由于不可溶性细胞外多糖引起的细菌密度降低可以导致结合离子的位点减少，这些多糖占牙菌斑很大体积，因此减少了细菌的数量及离子结合位点。当暴露于蔗糖的频率增加，菌斑内细胞外多糖的浓度增加，生物菌体的含量降低。这个假说可以解释菌斑内钙、氟浓度的降低，却不能解释磷离子浓度的降低。

4. 特异的离子结合蛋白浓度降低　这种假说解释了菌斑内钙、磷、氟浓度降低是由于菌斑内蛋白组成。最近的一些研究发现，在无蔗糖、葡萄糖和果糖联合及蔗糖这三种情况下形成的菌斑生物膜中提取的基质蛋白在形式上有明显的区别。

牙菌斑生物膜中有大约33%的钙离子为游离状态，17%是与磷酸盐和有机酸阴离子结合，50%是以其他形式存在。如果菌斑中的这50%的钙离子与蛋白结合，那么蛋白谱的改变会影响钙离子结合位点。这就解释了暴露于蔗糖环境下形成的牙菌斑生物膜中无机离子浓度低。从唾液或细菌中释放出来的钙结合蛋白是否可以作为牙菌斑矿物质生长的模板还需要进一步探讨。

（三）碳水化合物对菌斑内痕量元素的影响

人体内有很多痕量元素，如铁、碘、铜、锰、锌、钴等。痕量元素在牙菌斑生物膜内起到不同的作用。有些如铁、铜、钼、锌、钴、锰、碘，可以促进或抑制牙菌斑生物膜内细菌酶的活力;有些如氟、镉、锶等可以影响菌斑内的产酸代谢;锰可以促进细菌形成多糖，镧和锡可以抑制细菌吸附,减少菌斑形成。用蔗糖溶液含漱5~10分钟后,菌斑内的痕量元素如镁、铝、铁、硒、锌、铜、铅、锰、锶的含量与含漱前有所变化，以镁、铝、锶的增加最为明显。含漱蔗糖后,菌斑内pH降到5.5以下时,牙齿内的矿物质就会溶解,某些痕量元素就会释放到菌斑内。

蔗糖可以通过牙菌斑生物膜中的细菌酵解产酸，而使牙齿平滑面菌斑pH降低，这一观点是比较公认的。然而，值得注意的是，是否所有的蔗糖都同样产酸呢？蔗糖比其他单糖有更强的致龋性吗？究竟多少蔗糖会让菌斑产酸呢？

越来越多的研究表明，除了蔗糖，其他的食物或甜点都可能成为改变牙菌斑pH的重要因素。食物的黏稠度、在口内停留的时间以及消耗食物的方式（咀嚼或吮吸），这些因素都可能比食物中蔗糖的含量重要。例如，含3g蔗糖的糖水比含9g蔗糖的巧克力使菌斑pH下降更大。连续食用5块蔗糖并没有比食用一块蔗糖导致的菌斑pH下降得更多。

蔗糖并不是菌斑内酸代谢的唯一底物，葡萄糖和果糖同样可以被口腔内的细菌发酵并与蔗糖具有相似的速率，并同样可以使菌斑pH发生改变。蔗糖是日常饮食中的主要成分，并且蔗糖有助于形成产酸的牙菌斑生物膜菌群，使这些细菌产酸的比率增加。这种筛选机制可能在于蔗糖有助于这些有机物黏附，尤其是变异链球菌在牙釉质表面，还可能是由于频繁摄取蔗糖导致菌斑pH降低过程中耐酸菌群的选择。

三、碳水化合物对菌斑pH的影响

（一）碳水化合物对牙菌斑生物膜pH动态变化的影响

1. Stephan曲线　1938年，Stephan设计了菌斑pH的测试方法，用有颜色的指示剂与菌斑混合并在显微镜下观察。随后他又发明了一种可以监测不同浓度葡萄糖对菌斑pH影响的装置，用锑电极轻轻接触前牙唇面以原位测定菌斑pH。利用这种方法，Stephan发现用葡萄糖含漱以后菌斑pH由6.5下降到5.0，40分钟后pH才恢复。并描绘了pH随时间变化的曲线，于1944年提出了著名的Stephan 曲线。通过该曲线可以了解菌斑内糖代谢的活动规律。他的研究结果表明，在接触糖后数分钟内菌斑pH迅速降至5.5或更低，这是因为菌斑内乳酸大量增加所致；约1 小时乳酸缓慢地被其他有机酸所取代，乳酸的含量降低，pH恢复至摄糖前的水平。

菌斑pH的这种变化规律提示，进食后菌斑内细菌代谢产酸是一个迅速产生、堆积和缓慢清除的过程，在菌斑深处，由于缺乏氧气，细菌酵解糖，在短时间内产生大量有机酸，这些有机酸的扩散比较缓慢，需要经过相当长的时间才能扩散到外环境中。由于酸形成的速度快于向外扩散的速度，故当进食后开始的数分钟内酸堆积于菌斑内，使菌斑pH下降。当代谢底物耗尽，酸清除速度大于形成速度时，菌斑pH即回升。

Stephan指出菌斑pH下降的差异不仅与人群有关——龋活跃人群pH下降更为明显，而且还与牙位有关——上颌前牙菌斑pH比下颌前牙的高。1943年，Stephan检测了用葡萄糖含漱以后牙菌斑内氢离子强度和持续时间定量表达的变化。Stephan提出锑电极测试菌斑pH的方法，其他众多学者就开始对此方法进行修改和提高。1949年，Clement提出了一种有可能用来测定口内菌斑pH的电极装置，用玻璃电极测定口内菌斑pH是最为准确的，尽管在当时玻璃电极最小的球茎尖直径为4.25mm（这个尺寸在口内使用是不合实际的）。1953年，Brudevold和Thompson指出微锑电极和玻璃电极都能够读取有机酸的数量，但是锑电极的准确性受含氧酸、氧化及还原剂降低的影响，而且还观察到同一牙齿不同部位的菌斑pH有所不同。

2. 菌斑pH的测定方法　目前检测菌斑pH 的方法有取样法、接触法和遥测法。取样法是用器械刮取菌斑标本，经适量稀释后，放在含糖培养基内培养，在体外用微型电极直接测定菌斑pH，所用电极多为复合式玻璃pH电极或直径0.1mm的金属氧化物微pH电极，Ag-AgCl作为参比电极。此种方法简单易行，适用于大样本的调查，但这种方法破坏了菌斑的固有结构，不是口腔的具体内环境，准确性差。接触法是将pH计的电极插入人体的菌斑内进行测量，参比电极插入氯化钾溶液。用这种方法可以直接测定牙齿表面某一部位的菌斑。但由于用此种方法测定时电极接触点的微小移动会导致读数的变化，影响结果的准确性，在测量时尽量保证电极固定，并保证不影响唾液与菌斑的接触和物质交换。

遥测法是将微玻璃电极或离子场效应晶体管放入一小块釉质片或其他载体上，戴入志愿者口腔内，菌斑覆盖电极表面后，可以连续观测菌斑内碳水化合物代谢过程中pH的动态变化。遥测法可以检测菌斑内界面的pH变化，适用于观察菌斑形成过程中pH的动态变化。但此种方法电极构造复杂，技术要求高，限制了其使用范围。

3. 糖对菌斑pH动态变化的影响　菌斑pH的动态变化过程受到多种因素的影响，如碳水化合物的摄取、细菌的种类和数量、营养物质、菌斑中所含的微量元素、唾液。

菌斑pH变化有两种形式：一种是一次性的改变，在摄取糖后，pH开始下降，以后缓慢上升；另一种则是发生在频繁多次摄取糖后，菌斑pH刚开始上升，然后突然下降，反复多次下降，使菌斑pH很长时间保持在很低的水平，直到蔗糖被完全利用。

漱糖后菌斑pH迅速下降，大约在5分钟后达到最低值，随后缓慢上升，呈典型的Stephan曲线。另有学者让受试者含漱0.1kg/L蔗糖溶液和咀嚼蔗糖口香糖，菌斑pH在3~13分钟时下降到最低值，随后缓慢回升，到30~40分钟时曲线处于相对稳定水平，与Stephan曲线基本吻合。

木糖醇作为碳水化合物的一种，对菌斑pH无明显影响，分别用10%的蔗糖含漱、咀嚼含蔗糖口香糖、咀嚼含木糖醇口香糖。结果表明，含漱10%蔗糖溶液后和咀嚼含蔗糖口香糖后的菌斑pH均有所下降，咀嚼蔗糖口香糖后菌斑pH下降较小，而咀嚼木糖醇口香糖后牙菌斑的pH没有下降，在即刻、3、8、13、20分钟五个时间点的pH明显高于咀嚼蔗糖口香糖后的pH，木糖醇不但不会降低菌斑pH，还可以升高由于含漱蔗糖而带来的菌斑pH降低。

含漱蔗糖溶液后pH下降程度与摄取木糖醇的时间有一定的关系。有学者研究表明，含漱10%蔗糖溶液后即刻咀嚼无糖口香糖或含木糖醇口香糖，可使菌斑pH在各检测时间点（含漱10%蔗糖溶液后5、10、20和30分钟）均维持在稳定的pH水平，无明显下降；含漱10%蔗糖溶液后5分钟时开始咀嚼无糖口香糖则使菌斑pH从含漱蔗糖溶液后5分钟时的5.59迅速回升至10分钟时的6.98。由此可见，暴露于蔗糖环境后，无糖口香糖或含木糖醇口香糖可以升高菌斑pH，缓冲牙菌斑生物膜的酸性产物。

（二）糖对牙菌斑生物膜pH的影响

糖的致龋性主要是其被细菌代谢产酸，导致菌斑pH下降，糖的种类、糖的浓度及摄取糖的频率对菌斑pH的影响各不相同。

1. 糖的种类对菌斑pH的影响　糖包括单糖、双糖、多糖、寡糖及糖醇等。单糖和双糖分子量小，能迅速扩散至牙菌斑生物膜内被细菌利用产酸，导致菌斑和龋损内的pH迅速下降，故认为单糖和双糖是强致龋碳水化合物。葡萄糖、麦芽糖、果糖、蔗糖可使菌斑pH下降最大可至4.0或以下；乳糖和半乳糖则使菌斑pH下降到5.0；山梨糖、甘露醇则使pH下降很慢，甚至不下降。在众多糖中蔗糖的致龋性最强，使菌斑pH下降程度最大。

含漱蔗糖溶液和咀嚼蔗糖口香糖会使菌斑pH急速下降，并与时间有关，而咀嚼木糖醇口香糖不会使菌斑pH下降，甚至可以上升菌斑pH。

麦芽糖糊精作为一种新型的碳水化合物，是淀粉的水解产物，为含有单聚糖、双聚糖、三聚糖、四聚糖、五聚糖、六聚糖、七聚糖及α糊精的混合物。食用麦芽糖糊精（浓度为10%）可以降低牙菌斑pH，但其降低程度远远小于蔗糖。研究表明，用10%麦芽糖糊精溶液漱口2分钟后，菌斑pH下降到5.6。

山梨醇和木糖醇作为糖的代用品不会被细菌利用产酸，也可抑制一些致龋菌的生长和聚集，有利于牙齿健康。使用山梨醇溶液漱口或食用含有山梨醇的糖果后，菌斑pH下降很少。但也有争议认为，牙齿长期暴露于山梨醇中可能导致牙菌斑生物膜产生适应性变化，可以导致在暴露的牙根面上产生龋坏。一些研究表明，长期或高频率地暴露于山梨醇下可能导致牙菌斑生物膜的微生态环境发生改变。

木糖醇是一种无碳糖醇，对变异链球菌有抑制作用，体内和体外实验表明，木糖醇不会降低菌斑pH。但有一些研究数据是相互矛盾的，有些观点认为木糖醇对牙菌斑内基于蔗糖和葡萄糖的产酸有抑制作用，而另一些体内实验却没有发现木糖醇对产酸有直接抑制作用。

除山梨醇和木糖醇外，还有一些糖类像麦芽醇、甘露醇虽然没有山梨醇和木糖醇一样被广泛评价，但一些动物实验菌斑pH研究显示，它们仅有较低的潜在致龋性。

麦芽醇是一种12碳多羟基化合物，是由麦芽糖氢化而来的。麦芽醇不会引起动物的龋病，不会明显降低菌斑pH。即使每天食用麦芽醇4次，连续使用3个月也不会对菌斑的形成、酸的产生及牙菌斑内变异链球菌和乳酸杆菌的数目产生影响。

2. 糖的浓度对菌斑pH的影响　在研究糖的浓度与菌斑pH关系时，人们发现低浓度的糖液（10%）使菌斑pH下降大恢复又慢，而高浓度的糖液（40%、70%）使菌斑pH下降反而不大。这是由于糖液浓度过高时，不利于糖向牙菌斑生物膜深层结构中的扩散。当蔗糖浓度超过15%，浓度的升高对牙菌斑生物膜产酸是没有促进作用的。这可能是因为高浓度蔗糖覆盖牙菌斑生物膜表层后，不易扩散到牙菌斑生物膜的深层而被细菌代谢。

3. 摄糖频率对菌斑pH的影响　摄糖频率与菌斑pH的改变有密切关系。进食糖的次数与菌斑pH呈负相关性，即随着进食糖次数的增加，pH下降越明显。Gustafsson等观察受试者每餐的菌斑pH发现，每天三餐加蔗糖，菌斑pH下降到临界pH以下，持续时间为40~60分钟，而三餐间隔加餐含糖类食物，则使菌斑pH下降到临界pH以下且持续时间增加到280~420分钟。频繁摄取碳水化合物，使牙菌斑内的致龋菌，如变异链球菌成为优势菌，牙菌斑生物膜始终处于一个较低pH状态，随着菌斑pH降低，使得牙菌斑生物膜内钙、磷含量明显减少。

4. 糖对不同状态牙齿菌斑pH的影响　糖对菌斑pH的影响不仅受糖类自身的限制，还受宿主因素的影响。有些学者研究发现菌斑pH变化与个体的整体患龋状况无关，而与牙面的患龋状况有关，即健康部位与龋损部位的菌斑pH有显著差异。国内有学者观察了蔗糖溶液对老年人根面龋和健康牙根面菌斑pH的影响，研究发现含漱蔗糖溶液前，活动性龋损牙根面与健康牙根面菌斑pH无显著差异。含漱蔗糖溶液后，活动性龋损根面菌斑pH在含漱蔗糖30~40分钟时明显低于健康牙根面，而静止龋损根面菌斑pH变化与健康根面相似。

国内有学者观察了牙齿健康部位与龋损部位菌斑pH的变化，研究发现含漱蔗糖溶液后，无龋病组、普通龋病组和龋活跃组菌斑pH均有下降，在5~10分钟时下降到最低，然后缓慢上升，1小时恢复到用糖水平。龋活跃组龋洞内菌斑基线pH较健康牙面下降明显，含漱蔗糖后菌斑pH下降更为明显，且pH恢复到用糖前基线水平所用的时间亦较长。

Fejerskov等观察了蔗糖对龋活跃和不活跃儿童的菌斑pH的影响。龋活跃牙咬骀面菌斑pH下降到5.5，而正常菌斑pH为6.5，龋损处最低pH下降到4.5，然后缓慢上升，而正常牙面菌斑最低pH下降到6.0，很快回升，这一变化规律符合典型的Stephan曲线。

5. 糖对不同部位菌斑pH的影响　Weatherall等发现用糖后口腔各部位菌斑pH有所差异，在上颌从前到后，菌斑pH逐渐上升；而在下颌，从前到后，菌斑pH则逐渐下降，认为这种差异与口腔各处糖的清除率和对糖的利用率不同有关。国内有学者研究表明，含漱糖液后上、下颌菌斑pH随时间的变化同样呈先下降后上升的趋势，但上颌pH变化均较下颌明显，上下颌间无明显差异，约在5分钟左右可达最低值，随之缓慢上升，呈典型的Stephan曲线。

6. 糖对不同年龄人群菌斑pH的影响　Tahmassebi用10%蔗糖溶液和含7%碳水化合物的黑茶饮料来评估儿童和成人菌斑pH的变化情况，结果发现儿童菌斑对产酸性食物的反应能力小于成年人，儿童菌斑最低pH均较成人低。并提出在研究儿童食物和饮料的产酸能力时应以儿童为主体。Fejerskov检测了20名7岁和19名14岁儿童含漱蔗糖溶液后多个牙面的菌斑pH，在整个测试的60分钟内，两个年龄组上颌菌斑pH的变化较下颌菌斑pH的变化更为显著，且两个年龄组下颌牙菌斑pH的变化极为相似，而下颌14岁组pH下降较7岁组显著。

7. 淀粉对菌斑pH的影响　淀粉是一类大分子多糖，是葡萄糖的多聚物，过去认为淀粉不易进入菌斑内，也不能被菌斑内的细菌作为底物直接作用。过去认为淀粉是非致龋性物质。最近研究表明，淀粉具有一定的致龋性，而且还可以增强蔗糖的致龋作用。当淀粉被淀粉酶以很快的速度水解并释放出适量的发酵产物时，淀粉可以作为底物使菌斑pH下降。用电极测定局部义齿的菌斑pH，表明摄入淀粉后菌斑pH大幅下降。有学者测试淀粉对菌斑pH的影响，以5%的蔗糖为对照，结果发现在最初15分钟内淀粉处理组菌斑pH下降不及5%的蔗糖，但从第30分钟开始，淀粉与5%蔗糖使菌斑pH下降相似甚至更低。动物实验用淀粉、葡萄糖、葡萄糖与蔗糖的混合物及葡萄糖、蔗糖与淀粉的混合物作用于牙菌斑生物膜，结果表明单纯淀粉组较其他实验组的致龋性要低。实际生活中人类的许多膳食（如蛋糕）都是蔗糖与熟的淀粉共存的。大鼠实验表明，食用蔗糖与熟的淀粉的混合物较单独食用蔗糖更容易患龋，也较单独食用淀粉更容易患龋。蔗糖与淀粉混合具有较高的致龋性，可能是由于蔗糖与黏稠的淀粉混合后降低了口腔对蔗糖的清洁作用。

第三节　糖致龋机制

饮食因素是龋病四联因素中的最重要的因素之一，食物中的糖类化合物是口腔中细菌能量代谢的底物。细菌只有通过酶如α-淀粉酶、糖苷酶等作用切断多糖链上的糖苷键，将多糖转变为单糖才能进行糖的代谢。

一、无氧酵解产酸

在无氧条件下通过酶的作用分解葡萄糖产生乳酸（lactate），此过程称之为糖酵解（glycolysis）。主要化学反应可分为两个阶段：第一阶段为葡萄糖分解成丙酮酸（pyruvate）的过程，称之为酵解途径（glycolytic pathway）；第二阶段为丙酮酸在乳酸脱氢酶（lactate dehydrogenase，LDH）作用下生成乳酸的过程。

（一）葡萄糖分解成丙酮酸

1. 葡萄糖磷酸化和异构化　磷酸化是葡萄糖进入细胞后首先开始的反应，即葡萄糖磷酸化成为6-磷酸葡萄糖（glucose-6-phosphate，G-6-P），此反应由己糖激酶（hexokinase）催化。磷酸化后的葡萄糖不能自由通过细胞膜而溢出细胞膜。ATP磷酸基团转移的反应都由激酶催化，并需要Mg^{2+}的参与。磷酸化形成的6-磷酸葡萄糖由磷酸己糖异构酶（phosphohexose isomerase）催化发生异构反应转变为6-磷酸果糖（fructose-6-phosphate），此反应是可逆反应，但同时也需要Mg^{2+}的参与。

6-磷酸果糖经过糖酵解过程中的第二个酸化反应转变成1，6-双磷酸果糖（1，6-fructosebiphosphate, F-1, 6-2P)。此反应为非平衡反应，由6-磷酸果糖激酶-1（6-phosphofructokin-ase-1）催化，并需要ATP和Mg^{2+}参与，倾向于生成1, 6-双磷酸果糖。在醛缩酶（aldolase）的催化下，1, 6-双磷酸果糖裂解产生2分子丙糖，即磷酸二羟丙酮和3-磷酸甘油醛。两者之间可在磷酸丙糖异构酶（triose phosphate isomerase）的作用下相互转变。当3-磷酸甘油醛在下一步反应中被消耗以后，磷酸二羟丙酮可迅速转变为3-磷酸甘油醛，继续进行代谢。

以上反应为糖酵解途径中的耗能阶段，1分子葡萄糖代谢需要2分子的ATP，产生2分子3-磷酸甘油醛。

2. 磷酸甘油醛氧化为磷酸甘油酸　3-磷酸甘油醛由3-磷酸甘油醛脱氢酶（glyceraldehyde-3-phosphate dehydrogenase）催化使醛基氧化成羧基后磷酸化生成1, 3-二磷酸甘油酸，同时以NAD^+为辅酶接受氢和电子，生成$NADH+H^+$。3-磷酸甘油醛的醛基氧化脱氢形成羧基后与无机磷酸形成混合酸酐。此酸酐含有一高能磷酸键，水解后可将能量转移至ADP，生成ATP。

3. 甘油酸脱水产生磷酸烯醇或丙酮酸　1, 3-二磷酸甘油酸在磷酸甘油酸激酶（phosphoglycerate kinase）的催化下混合酸酐上的磷酸从羧基转移到ADP，形成ATP和3-磷酸甘油酸，此反应需要Mg^{2+}参与。这是无氧糖酵解反应过程中产生的第一个ATP，将底物的高能磷酸键直接转移给ADP生成ATP，这种ADP或其他核苷二磷酸的磷酸化作用和底物的脱氢作用直接偶联的反应过程称为底物水平磷酸化作用。3-磷酸甘油酸通过磷酸甘油变位酶的催化磷酸基从3-磷酸甘油酸的C3位转移到C2，转变为2-磷酸甘油酸，这是一个需要Mg^{2+}参与催化的可逆反应。2-磷酸甘油酸通过烯醇化酶（enolase）催化脱水生成磷酸烯醇式丙酮酸（phosphoenolpyruvate，PEP）。最后通过丙酮酸激酶（pyruvate kinase）的催化磷酸烯醇式丙酮酸将高能磷酸基转移给ADP形成ATP和丙酮酸。此反应需要K^{2+}和Mg^{2+}参与。这是糖酵解途径中的第二次底物水平磷酸化。

（二）丙酮酸转变成乳酸

丙酮酸转变成乳酸由LDH催化，反应过程中所需的氢原子由来自上述第6步反应中的3-磷酸甘油醛脱氢反应的$NADH+H^+$提供。在无氧条件下，这对氢用于还原丙酮酸生成乳酸，$NADH+H^+$重新转变成NAD^+，糖酵解反应才能继续进行。

LDH是合成乳酸的关键酶，作为细菌的重要毒力因子之一，其生物学作用是致龋的关键环节。已证实缺乏LDH活性的变异链球菌在动物模型实验中体内致龋性显著降低。自1978年 Hillman分离出LDH活性缺乏的变异链球菌株后，人们就开始注意到LDH的重要性并随之进行了一系列的研究。

乳酸脱氢酶蛋白由4个相同的亚基构成，每个亚基具备一个或多个活性结合位点。不同种属的产酸菌LDH活性中心、结构和配体作用动力学参数极为相似，有着相同激活机制并存在较强的免疫交叉反应。1, 6-双磷酸果糖与变异链球菌、乳酸杆菌、放线菌及血链球菌的LDH结合可引起分子发生变构效应，使酶隐藏结合特异多抗的位点，从而显著抑制LDH抗体对LDH的作用，说明致龋产酸菌的抗原决定区在底物结合位点高度保守。

变异链球菌菌株间存在明显的遗传多态性，个体携带变异链球菌基因型的种类数与其致龋性密切相关。在相同和不同种属之间存在同源和保守的同时，LDH蛋白和基因也具有遗传变异，涉及了原核生物、真核生物、哺乳动物和人。聚丙烯酞胺凝胶电泳观察生脓链球菌LDH的多态酶切位点，国内学者的研究表明，恒河猴LDH的基因和同工酶蛋白遗传多态性；总结了人LDH的M亚基和H亚基基因变异的多种不同类型以及对蛋白质结构和功能的影响，证实亚基基因遗传变异的多态性是表现型多样的基础，进而影响人正常组织及代谢。变异链球菌乳酸脱氢酶分子结构、核苷酸序列、生物学功能较为明确，所涉及的基因已成功克隆和表达，使从基因水平研究变异链球菌菌株间的LDH差异成为可能。

除了葡萄糖，其他己糖也可转变成磷酸己糖进行无氧糖酵解。例如果糖经己糖激酶催化可转变生成6-磷酸果糖；半乳糖经半乳糖激酶催化生成1-磷酸半乳糖后，再经过几步中间反应生成1-磷酸葡萄糖，再经变位酶的作用生成6-磷酸葡萄糖；甘露糖则可以先由己糖激酶催化其磷酸化形成6-磷酸甘露糖，再在异构酶的作用下转变成6-磷酸果糖。

无氧糖酵解的全部反应过程可归纳如图7-6。

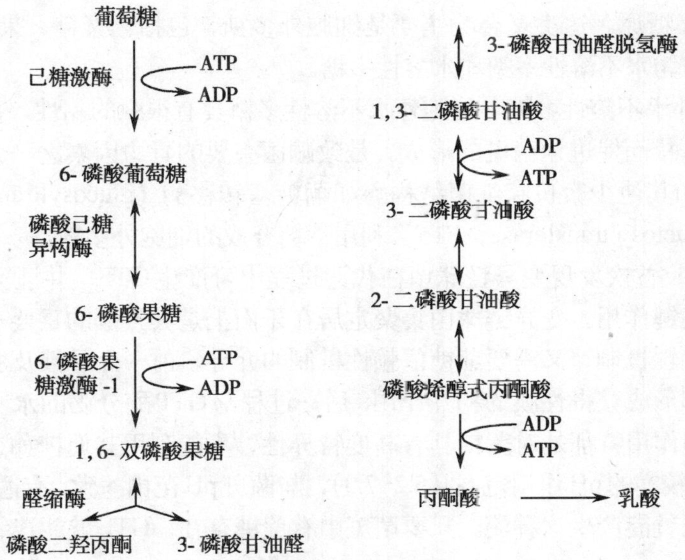

图7-6　糖酵解的代谢途径

二、合成细胞内多糖

口腔中的细菌通过无氧糖酵解分解利用糖获得能量的同时，还可利用其进行合成代谢，合成细胞内聚合物储存糖原。在外源性能源缺乏的时候，可通过分解细胞内多糖发挥作用，保持细菌对糖利用的持续性。

1. 糖原的合成代谢　葡萄糖在葡萄糖激酶的作用下磷酸化为6-磷酸葡萄糖，再转变为1-磷酸葡萄糖。1-磷酸葡萄糖与尿苷三磷酸反应生成尿苷二磷酸葡萄糖及焦磷酸。此反应是可逆的，由尿苷二磷酸葡萄糖焦磷酸化酶催化。

尿苷二磷酸葡萄糖在糖原合酶的作用下将葡萄糖基转移给糖原引物的糖链末端，形成α-1,4糖苷键。所谓糖原引物是指原有的较小的糖原分子。游离的葡萄糖不能作为尿苷二磷酸葡萄糖的葡萄糖基的接受体。上述反应可反复进行，使糖链不断延长。

在糖原酶的作用下，可使糖链不断延长，但不能形成分支。当糖链的长度达到12~18个葡萄糖基时，分支酶（branching enzyme）将一段糖链转移到邻近的糖链上，以α-1,6糖苷键相连接，从而形成分支。分支的形成可增加糖原的水溶性，同时还可以增加非还原端数目，以便磷酸化酶能迅速分解糖原。

在糖原合成过程中作为引物的第一个糖原分子从何而来，过去一直不太清楚。近来人们在糖原分子的核心发现了一种名为glycogenin的蛋白质。Glycogenin可对其自身进行共价修饰，将尿苷二磷酸-葡萄糖分子的C_1结合到其酶分子的酪氨酸残基上，从而使它糖基化。这个结合上去的葡萄糖分子即成为糖原合成时的引物。

2. 细胞内多糖是口腔致龋细菌的毒力因素之一，缺乏细胞内多糖的变异链球菌突变株在定菌鼠的沟裂和平滑面的致龋力明显降低。在口腔链球菌处于“饥饿”的状态下，即外源性能源缺乏时，细胞内糖原对维持细胞生存具有重要的作用。

三、合成细胞外多糖

口腔中的细菌通过无氧糖酵解分解糖获得能量的同时，还可利用糖进行合成代谢，合成细胞外聚合物储存糖原。这类聚合物主要是细胞外多糖，包括葡聚糖、果聚糖和杂多糖等。细胞外多糖又可分为水不溶性多糖和水溶性多糖。

1. 合成细胞外水不溶性多糖　细胞外水不溶性多糖具有很强的黏性，在细菌的黏附过程中起重要的作用，从而促进牙菌斑的形成。是致龋菌主要的毒力因素之一。葡聚糖和果聚糖是由变异链球菌和其他少数口腔细菌结构酶如葡糖基转移酶（glucosyltransferase，GTF）和果糖基转移酶（fructosyltransferase，FTF）利用蔗糖合成的细胞外多糖。

1986年Loesche首次发现变异链球菌在代谢过程中可产生GTF，并证实GTF在变异链球菌的定居中起着关键作用。变异链球菌集聚定居在牙面上是其致龋的重要一步，这一过程既依赖于蔗糖非依赖性机制，又需要蔗糖依赖性机制的介导，前一介导涉及变异链球菌表面组分，如表面蛋白和形成获得性膜的相互作用；后一过程与GTP酶分泌的水不溶性葡聚糖有着密切关系。GTF的作用特征是对蔗糖具有高度特异性，不能利用其他糖如果糖、葡萄糖、麦芽糖或乳糖；具有较宽的pH作用范围（5.2~7.0），与菌斑pH范围一致；有适宜营养物存在时，细菌不需要诱导剂就能产生这种酶。只要菌斑中有蔗糖存在，GTF就能连续利用蔗糖形成葡聚糖和果糖。

变异链球菌还有多种GTF，其中主要分为3类，即GTF-I、GTF-IS、GTF-S，分别由GTF基因gtfB、gtfC、gtfD编码合成。gtfB和gtfC基因在GS5的染色体上呈前后排列，并且这两个基因的核苷酸序列有高度同源性。序列分析表明基因不仅与排列紧密，而且有可能是经重组和突变而成GTF催化蔗糖合成葡聚糖，介导细菌的蔗糖依赖性黏附及细菌之间的集聚。Fujiwara等采用FQ-PCR技术对gtf进行定量分析，结果表明gtf的表达率同蔗糖依赖性黏附率一致，说明GTF介导变异链球菌蔗糖依赖性黏附。Hata等采用在变异链球菌GTF和果糖基转移酶编码区等位基因交换方法构建变异链球菌的突变株，计量突变株与其亲代野生株不溶水葡聚糖的产量，发现野生株的产量多于突变株，并且H^+较快地扩散。也有研究报道，变异链球菌的gefB和gefC基因缺乏株，较其亲代菌株的致龋性明显减弱。

FTF和芽胞杆菌的果聚糖蔗糖酶组成一个酶家族，包括合成左旋糖酐的左旋糖蔗糖酶和合成菊粉型果聚糖的菊粉蔗糖酶。芽胞杆菌和变异链球菌的FTF直接分泌到培养液中，而唾液链球菌的FTF最初以细胞结合的形式存在，当其底物（蔗糖）存在时，结合的FTF就会释放到培养基中。细菌FTF水解蔗糖的糖苷键，并利用其释放的能量将游离的果糖偶联至相应的受体上，这些受体包括正在延长的左旋糖酐或菊粉等果聚糖链、蔗糖和水及其他（如棉子糖）。FTF催化合成新的果聚糖分子，后者又可以作为该反应的底物受体。因此，有学者提出了多链延长机制：在该反应中，果糖残基随机加入所有的果聚糖受体分子中，不包括水的果糖基受体的性质随反应的进行而变化，合成的低分子质量的果聚糖会加速多糖的形成并增加果聚糖或游离果糖的比例；在进一步的反应中，一个果糖单位加入到一个受体分子中。FTF

的酸性基团和亲核基团为转果糖基反应的必需基团。其中，亲核基团和果糖结合形成底物-酶中间体。Steinberg等发现，变异链球菌FTF的聚合活性和寡聚活性的调节方式不同，推测其反应机制可能涉及2个活性位点。FTF由单一ftf基因编码。ftf基因的表达受环境因素影响较大。细菌的生长速率、糖源和环境pH都会影响ftf基因的表达，但其机制尚不清楚。

变异链球菌的葡糖基转移酶和果糖基转移酶能利用蔗糖水解后生成的葡聚糖和果聚糖。这两种聚合物中，葡聚糖促进变异链球菌的黏附力更为重要。变异链球菌可形成两类葡聚糖同源物，一型为水溶性，易被口腔卫生措施清除；另一型葡聚糖为变聚糖，是纤维性菌斑基质中最重要的成分，溶解性低。国内学者的实验表明变异链球菌和远缘链球菌以蔗糖为底物合成水溶性的多糖和水不溶性的多糖，研究通过酚硫酸法对两者进行测定，其结果表明，变异链球菌和远缘链球菌产生的可溶性多糖显著高于不溶性多糖，变异链球菌产生的可溶性多糖显著高于远缘链球菌，远缘链球菌产生的不溶性多糖显著高于变异链球菌。变异链球菌的黏附与不溶性多糖关系最为密切，由此可以推测，在变异链球菌对牙齿表面的黏附作用中，远缘链球菌可能更依赖于蔗糖及其产生的不溶性葡聚糖，而变异链球菌则较少依赖于葡聚糖，而可能主要依赖于唾液的介导。

Alaluusua等的研究发现龋活跃幼儿与无龋幼儿口腔中不同基因型变异链球菌合成细胞外多糖的能力不同，但细胞外多糖合成能力不同的菌株在两组中的分布差异没有统计学意义。Mattos-Graner等的研究结果则显示，变异链球菌水不溶性葡聚糖合成与乳牙龋发病率呈正相关。有国内学者采用蒽酮法进行细胞外多糖的测定研究结果显示不同细胞外多糖合成能力的菌株在高龋、无龋幼儿的分布是有差异的，高龋组幼儿定植的菌株合成水不溶性葡聚糖和水溶性葡聚糖的能力均强于无龋组。高龋组变异链球菌细胞外多糖产量高，具有比无龋组变异链球菌更强的黏附能力，有利于致龋性菌斑的形成，可能是导致该组幼儿患龋巨大差别的主要原因之一。国内学者对恒牙龋的研究显示，高龋组个体定植的合成水不溶性及水溶性葡聚糖能力强的菌株所占比例显著高于无龋组。而另外有研究则表明，变异链球菌水溶性葡聚糖合成能力强于水不溶性葡聚糖。

2. 合成细胞外水溶性多糖　水溶性多糖又称右旋糖酐（dextran），主要是通过α-1,6糖苷键将葡糖基或果糖基彼此相连形成葡聚糖或果聚糖。水溶性多糖的主要作用是作为细菌胞外能源储存库。由于水溶性多糖易溶于水，其致龋作用相对较低。水溶性多糖易被细菌利用，变异链球菌作为较早在牙面黏附的牙菌斑内优势菌，其黏附状态下可以合成大量水溶性胞外多糖的特性，为自身以及其他细菌在牙菌斑生物膜早期形成时（外源性糖供应不足）提供持续代谢的养分，有利于多菌种牙菌斑生物膜的建立和形成。

四、为致龋菌的新陈代谢活动提供能量

细菌的新陈代谢有两个突出的特点：①代谢活跃，细菌菌体微小，相对表面积很大，物质交换频繁、迅速，呈现十分活跃的代谢；②代谢类型多样化，各种细菌其营养要求、能量来源、酶系统、代谢产物各不相同，形成多种多样的代谢类型，适应复杂的外界环境。

细菌代谢所需能量，绝大多数是通过生物氧化作用而获得的。所谓生物氧化，即在酶的作用下生物细胞内所发生的系列氧化还原反应。

致龋细菌所获得能量的主要来源是糖类，通过糖的氧化或酵解释放能量，并以高能磷酸键的形式（ADP、ATP）储存能量。

细菌生物氧化的类型分为呼吸与发酵。在生物氧化过程中，糖经脱氢酶作用所脱下的氢，

需经过一系列中间递氢体（如辅酶Ⅰ、辅酶Ⅱ、黄素蛋白等）的传递转运，最后将氢交给受氢体。以无机物为受氢体的生物氧化过程，称为呼吸，其中以分子氧为受氢体的称需氧呼吸；而以无机化合物（如硝酸盐、硫酸盐）为受氢体的称厌氧呼吸。生物氧化中以各种有机物为受氢体的称为发酵。大多数致龋菌只进行发酵。

1. 需氧呼吸（Resperitory）　细菌的呼吸链位于细胞膜上，需氧呼吸伴有氧化磷酸化作用，产生大量能量并以高能磷酸键形式贮存于ATP中。1分子葡萄糖经三羧酸循环完全氧化后，可产生38个分子ATP以供细菌合成代谢和生长繁殖之用。

2. 发酵（Fermentation）　酶系统不完善的细菌，生物氧化过程不彻底，所产生的能量很低。通过无氧发酵，1分子葡萄糖只能产生2分子ATP，仅为需氧呼吸所产生能量的1/19。专性厌氧菌和兼性厌氧菌都能通过发酵获取能量。

不同类型的糖经过致龋菌的代谢所产生的能量不同，其中以蔗糖所释放的能量最高。

五、影响糖致龋力的因素

在龋病的发病过程中，饮食因素是四联因素中的重要因素之一，特别是糖类化合物的致龋作用早已被人们所认识。作为细菌代谢的底物，在代谢过程中为细菌生存提供营养，同时代谢产生各种有机酸，使牙釉质脱矿，造成牙齿结构的破坏。糖的致龋能力受到诸多因素的影响，主要包括以下几个方面。

（一）食糖量

Magitot在1867年就提出糖对牙齿的危害性问题，在此之后的很多流行病学调查和实验室的研究结果都证明，食糖量和龋病的发生有明显的正相关关系。

Mitchell、Chernausck和Helman于1951年用不同含糖量的饲料饲养田鼠，结果显示，含糖量45%的饲料产生的龋损明显多于含糖量30%及15%者。

第二次世界大战期间欧洲和日本的龋病调查都说明，战争期间由于食糖短缺而居民的患龋率明显下降，战后糖类供应恢复，而居民患龋率又上升。1960年Mansbridge对225名儿童食糖量和龋病的关系调查结果表明，每周摄入糖量多于227g者，平均DMF为10.8，低于227g者则DMF低一些。1984年Rugg-Gunn等对7所小学的405名儿童观察也表明，每天食入糖量>163g者，在为期2年的时间内产生的DMFS为5.0，每天食入糖量<78g者DMFS为3.2。在2004年Ruottinen等对6639名儿童的调查证明：摄入糖量超过总热量10%的儿童的DMFT明显高于摄入量较少者（$P<0.001$）。

1984年我国宁夏回族自治区的一篇调查报告分析了当地中小学生中食糖多的学生患龋情况比不食糖者严重。1986年国内学者在镇江的调查研究也说明食用糖多者患龋率高，尤其是有睡前吃糖习惯者，患龋率高达72%。

（二）进食频率和持续时间

在认识到糖的摄入量与龋病的关系后，人们进一步注意到摄入糖的频率的重要性。Bibby在1955年就提出摄取糖的频度在决定含糖食物的致龋力上是一个重要因素。1962年Landgqvist等列举了在Vipeholm的研究，证明糖的致龋力与摄入糖的量关系不大，主要在于糖与牙齿接触的时间、糖制品的种类和用糖的次数。Geddes等于1978年在人体的研究证明：每天用500g/L的蔗糖溶液含漱9次，每次2分钟也会使患龋情况加重。Bowen等在1986年做的研究也证明：摄入糖的频度对龋病发生的影响大于食糖量。1987年Blicks对儿童的调查研究结果表明：摄入糖的频度对儿童龋病发生有重要关系。Ruxton等在1999年也提出并强调控制摄入糖的次数在预防龋病中比控制食糖量显得尤为重要。

（三）糖的种类

不同类型的糖，由于其分子结构以及分子量大小的不同，致龋能力也有差异。Stephan在1948年就比较了各种糖类的致龋力，认为单糖、双糖的致龋力最大。单糖或多糖因分子量小，容易扩散进入牙菌斑生物膜被细菌利用产酸，使菌斑内或龋坏组织内的pH迅速下降。葡萄糖、麦芽糖、果糖、蔗糖可使菌斑pH下降到4.0甚至更低；乳糖、半乳糖产酸少一些，可使菌斑pH下降到5.0；糖醇类（山梨醇、甘露醇）则使菌斑pH下降很慢，甚至不下降。1972年Makinen在比较各种糖的致龋作用时，提出致龋力的大小依次为：蔗糖>葡萄糖>麦芽糖、乳糖、果糖>山梨糖醇>木糖醇。Pigman、Brasher和oulourides等于1962年用人工口腔模型对各种糖的脱矿能力进行了比较，结果显示果糖、甘露糖与蔗糖对牙釉质的脱矿能力与葡萄糖相似，而半乳糖、乳糖和麦芽糖的脱矿能力则比其他糖类弱。其中麦芽糖在规定实验时间内尚未显示出脱矿能力。

蔗糖是人类最常食用的糖类，其化学组成是有1分子葡萄糖和1分子果糖通过共价键连接而成的双糖，多存在于甘蔗、甜菜、水果等天然食物中。流行病学调查资料早就明确显示，蔗糖的消耗量与龋病的流行相关。澳大利亚、新西兰以及北美的土著居民，在初用欧式饮食前，他们的食物中几乎不含蔗糖，患龋率极低。随着这些地区的开发，饮食中的蔗糖量不断增加，患龋率亦随之增加。

蔗糖成为龋病发生的祸根的主要原因包括以下几个方面：①在工业比较发达的国家，居民平均日耗糖量为200g，其中66%为蔗糖；②蔗糖的分子结构中共价键具有高度水解性，容易被细菌分解利用；③糖分解代谢过程中的催化酶对蔗糖有高度特异性，如葡糖基转移酶、果糖基转移酶等。蔗糖的致龋性正是通过一些细菌分解代谢所致。只要牙菌斑生物膜中有蔗糖存在，葡糖基转移酶将连续利用蔗糖形成葡聚糖和果聚糖。果聚糖很容易被牙菌斑生物膜中的细菌通过无氧糖酵解形成丙酮酸，葡萄糖，特别是水不溶性葡萄糖，对细菌黏附和集聚有促进作用。麦芽糖、乳糖、果糖和葡萄糖能被口腔中的细菌利用合成细菌细胞壁多糖、荚膜多糖和细胞内多糖，参与细菌的结构组成和代谢活动。

葡萄糖和果糖多存在于天然水果、蜂蜜、饮料或食品中的蔗糖分解产物中。而牛奶和淀粉水解所产生的麦芽糖和分解成乳糖。淀粉是人类食物中最主要的碳水化合物，存在于植物性食物中，如大米、小麦、玉米、土豆等。在许多人类所食用的食物当中，如面包、蛋糕均为淀粉和蔗糖的混合物。动物实验研究发现，淀粉与蔗糖以1:1的比例混合时致龋性超过蔗糖，分析其原因可能是混合性食物具有更大的黏性，不易清除。

糖的致龋能力还与糖被细菌利用的速度以及所产生的代谢产物有关。Frostell于1981年开展了糖对150名儿童乳牙患龋的影响的研究。该实验将参加的儿童分为两组，一组食用含蔗糖的食物，另一组食用转化糖食物（由等量的葡萄糖和果糖混合而成）。2年后发现蔗糖组儿童患龋率明显高于转化糖食物组。尽管蔗糖是由葡萄糖和果糖构成的双糖，但葡萄糖和果糖的致龋力并不等于蔗糖。分子结构不同的糖，致龋力不同。利用人工口腔装置比较各种糖软化牙本质的能力，结果为蔗糖、葡萄糖的软化能力最强，乳糖、半乳糖较低，淀粉不能软化牙本质。这说明不同糖的代谢产物不同，软化牙本质的能力也有差异。

（四）含糖食物的物理性状和摄入方式

含糖食物的物理性状与其在口腔内停留时间长短有关，从而影响到其致龋能力。含糖溶液进入口腔后由于吞咽或者被唾液稀释，不易在口腔中停留过长时间，也不利于牙菌斑生物膜细菌对糖的利用。因此，含糖溶液的致龋作用相对较弱。半固体或者固体糖如奶糖、巧克力糖等由于其物理形式的特点能黏在牙齿表面，从而能较长时间地停留在口腔中被致龋菌所利用，故其致龋力较强。

任何一种致龋性的含糖食物必须经过口腔接触到牙齿才可能引起龋病。如果由胃管给予致龋性食物，由于食物不经过口腔而直接进入消化道，从而不会产生龋齿。这说明给糖的方式与糖的致龋力相关。同时也证明糖的致龋力是通过口腔局部起作用的，而不是通过全身作用的结果。

（五）糖的唾液清除率

人体通过口腔摄入一种物质，被新鲜分泌的唾液所稀释，接着经过食管到达胃肠，这个过程类似于体外的系列稀释。这种物质在唾液中的含量随时间的减少而不断减少的过程称为唾液清除率（saliva clearance）。糖的唾液清除率（sugar clearance in saliva）是指糖被摄入口腔后在唾液中随时间消除的比率。

1985年Sreebny等对20名22~62岁成人的研究显示：唾液将糖类物质清除口腔的时间大部分在20分钟内，起初6分钟最快，全部清除则需约1小时。1986年Wennerholm等的研究则表明，唾液的清除作用与唾液中的细菌，特别是致龋菌的数量有关。细菌量多者，清除时间长。1988年Lindfors、Dawes等的研究则表明，唾液清除速度快者，其Stephan曲线浅（即唾液pH下降度小），清除速度慢者，Stephan曲线深（即pH下降幅度大）。

不同种类和不同物理状态的糖类的唾液清除率是不同的。而糖在唾液中的清除率直接影响唾液中糖的浓度和糖在唾液和糖之间的扩散速度。研究表明葡萄糖需要21.6小时才能使其在唾液中的浓度下降1mol/L，蔗糖则需要18.9小时。龋坏牙齿、不良修复体等可以影响糖的唾液清除率。

Lundqvist在1952年就提出新鲜水果、蔬菜和各种饮料中进入口腔总的糖在5分钟内便可以被消除，而软糖、硬糖、乳脂糖、夹心糖和巧克力糖因产生更高唾液糖浓度，因而清除时间更长，需要15~40分钟。同时，唾液也能影响糖在其中的清除率：①唾液的最大刺激流速；②糖刺激后出现最大唾液流速的时间差；③吞咽前后的唾液量等。Sreebny在1985年提出了糖的唾液清除率双向曲线，即糖在唾液中的清除分两步进行，开始持续6分钟的快速清除时间，接着是缓慢清除时间约6~12分钟。这种糖清除的双向曲线的出现是由于起始阶段快速刺激唾液达到最大流速和新分泌的唾液持续稀释糖，继而被吞咽形成的。

糖的浓度不同，糖的唾液清除率也不同。Goulet在1985年测试了不同浓度葡萄糖在唾液中的清除率，含漱5%、10%、25%的葡萄糖液，相对应的唾液清除时间分别为15、17.5和21分钟。糖的浓度越大，越容易进入口腔中的隐蔽区域，如狭窄的牙间隙和窝沟等处，使糖的清除时间延长。

不同含糖食物，糖的唾液清除率也不同。比较了不同碳水化合物口腔中的清除率，进食30分钟以后，唾液中糖含量的顺序为土豆片＜甜面包＜果冻＜方糖＜葡萄干＜巧克力，120分钟后顺序明显变化为葡萄干＜甜面包＜巧克力＜方糖＜果冻＜土豆片。主要含碳氢糖的食物与主要含淀粉的食物在口腔内清除率有明显不同。含糖类食物糖量逐渐减少，而含淀粉类食物却持续不降，也就是说通常被称作“黏性”的含淀粉食物比含糖的“非黏性”食物具有更长的滞留时间。

糖的唾液清除率在口腔中不同部位也不相同。Britse于1986年比较了不同口腔部位的蔗糖唾液清除率，10名志愿者含漱0.3mol/L的蔗糖溶液，分别于10秒和5分钟测定不同部位唾液中的糖含量，下前牙区蔗糖的清除率最快，其次是上侧切牙区。研究表明在口腔的不同部位，糖是以不同的速度被消除的。

第四节　碳水化合物致龋的研究方向和发展趋势

在龋病的众多发病因素中，饮食中的碳水化合物扮演着重要的角色。其中对于糖和龋病之间的关系进行了大量的研究，Zero（2004）提出1965—2003年发表的关于糖与龋病关系的论文就达2784篇。本章就食物对龋病发生的作用、碳水化合物对牙菌斑生物膜的影响及糖致龋机制等一一展开了阐述。

碳水化合物的种类很多，从结构简单的单糖、双糖到结构复杂的多糖（糊精、淀粉），它们的致龋力也不一样，单糖和双糖容易被口腔内的细菌所利用，多糖类则分子量大，不易被细菌利用。但就糖而言，一些因素会影响研究数据的信度和效度，这些数据强行将糖的消耗与龋病的发生相联系，龋病的发生与碳水化合物的摄入是发生在两个相隔较远时间段的事件，为了观察碳水化合物对龋病的作用，在临床上检查出龋病数年前就应当评估碳水化合物的摄入频率及方式；另外一个问题是个体本身及个体之间的差异。

糖的消耗量与龋病发生相关性有一些矛盾，这些矛盾的产生往往是由于数据收集的不准确性，而非概念性问题导致的。根据已知数据得出的糖消耗量往往需要考虑以下因素：年龄、社会经济、文化、种族及糖的实际消耗量等，这些因素均能影响个体的糖消耗量。龋病发展的多因素特性与饮食和龋病本身均有相关性，但仅考虑到碳水化合物的摄入量而不考虑其他因素则太过简单，对于龋病这种多因素导致的疾病，不应忽略其他的致病因子。

糖是导致龋病发生中最重要的饮食因素，饮食中含有越来越多的发酵性碳水化合物，包括精制的淀粉及新型合成的碳水化合物等。关于淀粉的致龋性一般认为单纯的淀粉食物致龋性较弱，但淀粉中含糖时其致龋性则高于同等量的糖。另外一些研究显示，淀粉食品在导致菌斑pH下降方面有时比蔗糖更有效，菌斑pH并不是食物致龋能力的真正指标，还应与动物实验甚至临床实验相结合；新型合成的碳水化合物包括各种葡萄糖多聚体、葡萄糖低聚体、果糖等在最近的几年里大量涌现，它们在日常食品中被广泛使用，了解它们对牙齿的作用显得非常重要，然而对于新型碳水化合物认识的大多数资料来自动物实验、牙菌斑pH研究和体外实验，缺乏相应的临床实验；此外大量的非致龋性甜味剂如木糖醇、三梨糖醇等在龋病预防中发挥重要作用，例如木糖醇被认为不致龋，且能防龋，抗龋机制是木糖醇经果糖磷酸转移酶系统进入细胞，磷酸化成为5-磷酸木糖醇并在细胞中形成积累，以后又脱磷酸成为木糖醇并且被排出体外，这样形成一个无效循环（futile cycle），从而对糖酵解形成竞争抑制，抑制了细胞的生长。人们希望它们能够作为糖的代替品，这主要由于它们不易被口腔细菌发酵产酸，并且可以抑制口腔细菌发酵其他糖类，但关于它们的致龋及防龋作用及机制仍然存在争论，特别是缺乏证据确凿的临床研究，对此的研究任重道远。

近十多年来，由于分子生物学技术的引入，对致龋菌的研究已深入到分子水平，从而对糖致龋机制给予了深层次诠释。其中对于变异链球菌的研究较多，国外早有报道对其采用现代分子生物学检测方法如同步定量PCR法的研究。分子生物学技术的发展给碳水化合物对菌斑的影响及糖致龋机制的研究带来了新的方向和思路。

Aires等研究发现，与无蔗糖环境相比，在有蔗糖环境中形成的生物膜的胞外多糖含量高，

pH下降的速度较快，促进牙釉质脱矿的作用强。细胞外多糖含量可能与生物膜中无机离子如钙、磷、氟的浓度相关，在蔗糖存在环境中形成的生物膜中细胞外多糖含量高，而钙、磷、氟无机离子则呈低浓度，这些无机离子在龋的发生发展中具有重要价值。牙菌斑生物膜基质中细胞外多糖含量与无机离子浓度相关的机制多从以下几个方面着手：①细菌的低密度：由于细胞外多糖量增多在生物膜占有的体积也大，由此减少了细菌的数量及其键合部位；②释放的无机离子键合到细菌胞壁上，从而起到牙菌斑生物膜离子储库的作用；③牙釉质从生物膜体液中摄取无机离子；④矿物储库的消耗，糖发酵而出现的低pH，使无机离子从牙釉质中释出，并扩散到唾液中，形成一个有着低无机离子浓度的生物膜；⑤钙、磷、氟离子同时呈现的低浓度可能与牙菌斑生物膜的蛋白成分相关。迄今尚未能阐明生物膜细胞外多糖增多而无机离子浓度降低的确切机制，这仍然是研究的一个方向和热点。

碳水化合物是口腔微生物生长繁殖最重要的物质之一，对牙菌斑生物膜形成及pH产生影响。目前研究最多的仍然是蔗糖，且集中于研究蔗糖对菌斑pH的影响，对菌斑成分影响的研究不多见。对于蔗糖在细菌黏附过程中的作用仍然存在争议，需要作进一步的探讨。蔗糖能够影响菌斑中无机离子含量，无机离子的含量对龋病的发生具有重要作用，对于氟离子浓度的影响也存在不同的报道，仍需进一步探讨。

蛋白质组学的发展给龋病微生物病因学的研究带来了新的研究方法。对于糖致龋机制可应用双向凝胶电泳、质谱分析法和生物信息学等技术，在蛋白水平全局性监测致龋菌在不同程度糖水平上的表达，可有效鉴定与环境因素影响和遗传操纵效应下的细菌致龋性相关蛋白质，这些分子标志可成为用于疫苗防龋、生态治疗或诊断方法上有潜力的靶标。随着微生物学、生物化学的发展，对糖致龋机制的研究也逐步加深。

糖在龋病发病中占有重要地位和作用，但其中大量的研究工作是基于西方发达国家的生活饮食构成，即糖是食品中的主要部分，这一点与我国人民生活习惯并不相同。长期以来，在我国的食品组成中，糖不是主要的，我国居民不可能达到西方国家居民每人每天超过100g的摄入量，因此这个问题不能像西方国家那样去处理，但我们也不可忽视糖的问题。

龋病作为一种与微生物相关的疾病，其发病过程并不完全遵循一般的微生物致病规律。糖在龋病的发生过程中具有独特的作用，可以作为细菌产酸过程中反应的底物，也可为细菌分泌多聚糖形成菌斑基质提供原料。有学者提出，龋病是一个与饮食相关的细菌感染性疾病(a diet related infectious disease)，食物中的糖是龋病发生过程中另一不可缺少的要素。糖尤其是蔗糖是人类快速获取能量的最好食品，具有不可替代的营养作用。

（吴补领）

参考文献

1. Ribeiro CC，Tabchoury CP，Del Bel Cury AA，et al. Effect of starch on the cariogenic potential of sucrose. Br J Nutr，2005，94: 44-50.
2. Tanaka M，Margolis HC. Release of mineral ions in dental plaque following acid production. Arch Oral Biol，1999，44: 253-258.
3. Aires CP，Tabchoury CP，Del Bel Cury AA，et al. Effect of sucrose concentration on dental biofilm formed in situ and on enamel demineralization. Caries Res，2006，40: 28-32.
4. Margolis HC，Zhang YP，van Houte J. Effect of sucrose concentration on the cariogenic potential of pooled plaque fluid from caries-free and caries-positive individuals. Caries Res，1993，27: 467-473.

5. Cury JA, Rebelo MA, Del Bel Cury AA, et al. Biochemical composition and cariogenicity of dental plaque formed in the presence of sucrose or glucose and fructose. Caries Res, 2000, 34: 491-497.
6. Moynihan PJ, Gould ME, Huntley N, Thorman S. Effect of glucose polymers in water, milk and a milk substitute on plaque pH in vitro. Int J Paediatr Dent, 1996, 6: 19-24.
7. Wåler SM, Rölla G. Effect of xylitol on dental plaque in vivo during carbohydrate challenge. Scand J Dent Res, 1983, 91: 256-259.
8. Linde HA, Birchmeier RI. Effect of increasing sucrose concentrations on oral lactic acid production. Ann Nutr Metab, 2000, 44: 121-124.
9. Walter WJ. Role of Streptococcus mutans in human dental decay. Microbiol Rev, 1986, 50: 353-380.
10. Van Houte J. Role of micro-organisms in caries etiology. J Dent Res, 1994, 73: 672-681.
11. Bradshaw DJ, Marsh PD. Analysis of pH-driven disruption of oral microbial communities in vitro. Caries Res, 1998, 32: 456-462.
12. Fejerskov O, Scheie AA, Manji F. The effect of sucrose on plaque pH in the primary and permanent dentition of caries-inactive and-active Kenyan children. J Dent Res, 1992, 71: 25-31.
13. Weatherell JA, Duggal MS, Robinson C, et al. Site-specific differences in human dental plaque pH after sucrose rinsing. Arch Oral Biol, 1988, 33: 871-873.
14. Tahmassebi JF, Duggal MS. Comparison of the plaque pH response to an acidogenic challenge in children and adults. Caries Res, 1996, 30: 342-346.
15. Thurnheer T, Giertsen E, Gmür R, et al. Cariogenicity of soluble starch in oral in vitro biofilm and experimental rat caries studies: a comparison. J Appl Microbiol, 2008, 105: 29-36.
16. Stookey GK. The effect of saliva on dental caries. J Am Dent Assoc, 2008, 139: 11S-17S.
17. Hartles RL, Leach SA. Effect of diet on dental caries. Br Med Bull, 1975, 31: 137-141.
18. van Ruyven FO, Lingström P, van Houte J. Relationship among mutans streptococci, “low-pH” bacteria, and iodophilic polysaccharide-producing bacteria in dental plaque and early enamel caries in humans. J Dent Res, 2000, 79: 778-784.
19. Leme AF, Koo H, Bellalo CM. The role of sucrose in cariogenic Dental Biofilm Formation-New insight. J Dent Res, 2006, 85: 878-887.
20. Zero DT. Sugars-The Arch Criminal? Caries Res, 2004, 38: 277-285.

第八章　龋病的早期预防

龋病是一种慢性、进行性牙齿硬组织疾病，一旦造成牙体实质性病损，牙齿自身即无法修复，必须通过人工方法进行缺损部位的修复，以恢复患牙的形态和功能。由于龋病是人类的常见病和多发病，因此，龋病的早期预防是龋病防治的关键环节。目前龋病预防中应用最为广泛的是氟化物防龋，研究比较集中的主要包括氟化物防龋、免疫防龋和天然药物防龋。

第一节　氟化物防龋

对氟化物防龋的研究可以追溯到20世纪初。1909年，美国牙医Frederick McKay注意到科罗拉多斯普林斯当地居民中有许多人牙齿上有明显的棕色斑块，这类牙齿具有很强的抗龋能力。之后他在美国的其他一些地区也观察到了同样的现象。这些发现使他怀疑饮用水中的某种物质可能是导致这种具有抗龋能力的斑釉出现的原因。经过许多学者20多年的潜心研究，在1930年代初，化学家 H. V. Churchill 通过对水样的分析，确认氟化物是这种斑釉的病因，并因此而将其更名为氟牙症（dental fluorosis）。此后美国公共卫生服务学家 H. Trendley Dean 为了验证患龋率的降低与饮用水中氟化物浓度增加相关，进行了一系列流行病学调查。这两者的反比关系经过在科罗拉多州、伊利诺伊州、印第安纳州和俄亥俄州的调查得到了确认。此外他还观察到，饮水中氟化物含量不超过1ppm时，氟牙症的发生率较低（10%~12%），并且多数为轻度氟牙症。而当氟化物含量超过这一浓度时，氟牙症的发生率和严重程度就有明显增加。这一研究结果为此后氟化物防龋的广泛应用起到了积极的推动作用。

一、氟的全身应用

随着对氟化物防龋效果研究的逐步深入，氟化物的应用方式也有了较大的拓展，目前氟化物防龋应用方式主要分为全身应用和局部应用。全身应用包括饮水氟化、食盐氟化、牛奶氟化、氟片、氟滴剂等；局部应用有含氟牙膏、含氟漱口水、含氟凝胶、氟化泡沫和氟化物涂料等方法。

（一）饮水氟化

饮水氟化（water fluoridation）是指为达到预防龋病的目的而在公共供水系统加入严格控制的定量氟化物，使其既能预防龋病，又不会导致氟牙症。加入氟化物的浓度依据当地的气温和饮水量而有所不同，范围在0.7~1.2ppm之间。1945年1月25日，美国的密西根州大急流城成为世界上第一个将公共供水系统的氟化物含量调整至1ppm 水平的城市。同年奥罗拉（饮用水中氟化物的天然含量为1.4ppm）和马斯基根两城作为对照一同入选了一项有关饮水氟化防龋效果的临床研究。经过6年的观察，生活在大急流城的儿童在饮水氟化期间患龋率较马斯基根的儿童下降了近一半，而与奥罗拉相近。在观察13~15年后，发现饮水氟化地区的儿童患龋率下降了50%~70%。

饮水氟化已得到全球150多个科学和卫生组织如世界卫生组织（World Health Organization，WHO）、国际牙科联盟（Federation Dental International，FDI）、国际牙科研究会（International Association for Dental Research，IADR）等的认可。美国疾病预防控制中心（the Centers for Disease Control and Prevention，CDC）还将饮水氟化列入20世纪公共卫生十大成就之一。饮水氟化是迄今世界上最公平、最有效、最经济、最易行的公共卫生措施之一。目前全球有39个国家的约3亿人口生活在饮水氟化地区。在美国超过1.7亿人（占人口的67%）目前受益于人工饮水氟化，除美国外，采用公共饮水系统加氟防龋的还包括加拿大、巴西、阿根廷、哥伦比亚、智利、澳大利亚、新西兰、马来西亚、以色列、爱尔兰（覆盖了71%的人口）、英国和西班牙（仅覆盖了10%的人口）等国家以及新加坡和我国香港等城市。

我国香港地区于1961年开始实施饮水氟化，儿童乳牙患龋率从实施前的97%下降到1987年的67%。1965年我国在广州芳村试点实施饮水氟化，半年后全市推广应用，获得了较好的防龋效果，8~11岁儿童恒牙和乳牙龋齿均减少了40%~60%。但由于当时的管理问题，出现氟牙症流行，1976~1979年中断加氟，停止加氟后龋病的患病率出现回升，自此使饮水氟化成为我国预防医学界长期争论的一个焦点。

在过去的60年中，饮水氟化被认为是龋病预防的一个里程碑，20世纪主要的公共卫生措施之一。但是目前认为氟化物防龋作用主要是发生在牙齿萌出之后，而且，由于自20世纪70年代开始含氟牙膏等氟化物的局部应用不断普及，在过去的30多年中，龋齿量的减少直接由饮水氟化所贡献的比例已有所降低，而同时在饮水氟化地区氟斑牙也成为了一个正在出现的问题。一些对饮水氟化和未氟化地区的研究结果提示，饮水氟化这一给氟方式或许是不必要的防龋方式，尤其是在工业化国家，这些国家居民的患龋率已经比较低，采用氟化物局部应用可能是最佳的防龋方式。尽管如此，饮水氟化对于那些口腔卫生条件差，由于生活习惯而导致高的龋病发生率，以及缺乏良好的口腔医疗保健系统的人群仍是一种可行的公共卫生措施。

伴随着饮水氟化的实施，反对这一措施的声音就一直没有停止过，反对的理由主要是基于氟化物对人体健康潜在的危害和个人的自由选择权。由于一些国家饮水氟化所使用的氟硅酸盐是未经许可的药用物质，并且氟硅酸盐的大范围使用没有经过大众的知情同意，也缺乏必要的医学监管，加之近些年饮水氟化地区氟牙症有逐渐增多的趋势，部分国家（尤其是在欧洲）已中断或不再采用饮水氟化措施。

（二）食盐氟化

食盐氟化是以食盐为载体，加入严格控制的定量氟化物以达到预防龋病的目的。应用食盐氟化预防龋病最早可以追溯到1946年。此后部分国家进行了食盐氟化防龋的应用研究，取得了与饮水氟化相似的防龋效果。先后有20多个国家采用了食盐氟化防龋。研究表明，食盐氟化是一项可供选择的社会性防龋措施。我国武汉大学口腔医学院曾在幼儿园进行了氟化食盐防龋的相关临床研究，实施3年后，乳牙新生龋均降低了52.40%，第一恒磨牙龋均也有明显下降，说明氟化食盐在低氟区是一种可行的防龋方法。尽管氟化食盐制备方法简单，生产成本较低，也便于大规模供应，可以覆盖大范围人群，但是由于不同地区、不同人群之间食盐摄取量差异很大，加之各地区饮水中含氟量不一致，无法精确控制个体的耗盐量。此外，由于食盐的销售范围很难严格控制，一旦氟化食盐流入高氟或适氟地区将会造成一定的危害。因此氟化食盐防龋方法的广泛应用尚存在许多目前难以解决的问题。

（三）牛奶氟化

牛奶氟化是将严格控制的定量氟化物添加到牛奶中以达到预防龋病的目的。氟化牛奶可以是液体奶或奶粉的形式。牛奶氟化防龋最初由瑞士儿科专家Ziegler在20世纪50年代提出，美国学者Russoff 于1960 年首次报道了氟化牛奶的临床研究效果，1986年WHO与牛奶加氟基金会共同开展了国际牛奶氟化防龋试验项目，并开展了一系列的研究。北京大学口腔医学院于20世纪90年代研究牛奶氟化，结果显示氟化牛奶可降低乳牙龋龋均约30%。大量的研究表明，牛奶氟化是一种可行的防龋方式，但是，由于牛奶氟化在加工、销售、分发、使用等方面涉及食品安全的诸多因素，加之牛奶及其奶制品跨地区销售的范围越来越广，数量也越来越大，因此牛奶氟化的推广应用还有很多问题有待解决。

（四）氟片和氟滴

饮水低氟区还可以通过口服氟制剂的方法补充氟。常用的氟制剂为片剂或液体，主要活性成分为氟化钠，主要针对饮用水中含氟浓度低而又是龋病高危人群的儿童，为了使氟化物最大限度地发挥局部作用，通常要求在吞服之前咀嚼或吮吸1~2分钟。氟片和氟滴兼有全身和局部用氟的双重作用。美国、奥地利、澳大利亚、日本等国都曾采用过此方法预防龋病。Kinder 等总结了18 个氟片剂口服防龋效果的研究，发现氟片可使患龋减少39%~80%。四川大学华西口腔医学院于20世纪90年代的研究表明，幼儿园儿童使用氟滴剂3年，试验组较对照组患龋率降低41.05%。7~8岁儿童使用氟片剂5年，试验组较对照组患龋率、龋均、龋面均降低率分别为41.76%、57.14%、54.12%。氟片、氟滴必须由医生指导下使用。对于年龄在6岁以下的儿童，用药前医生必须首先评估其不使用氟片或氟滴时患龋的风险、药物可能提供的防龋效果以及是否可能出现氟牙症。还要考虑其他可能的氟化物来源，特别是饮用水。我国目前除用于研究外，还未批准氟片和氟滴制剂上市，目前国际上也有减少使用的趋势。

（五）氟全身应用在龋病预防中的地位

全身用氟在龋病预防中的作用一直是口腔医学领域的一个争论焦点。数十年来，人们一直认为氟化物主要是在牙齿萌出前通过与羟磷灰石结合，在釉质中形成不易溶解的氟磷灰石而发挥防龋作用。但是经过过去30多年的研究，这一观念已发生了改变。大量的研究显示，低氟区和高氟区人口恒牙表层釉质中氟化物含量的差异非常小，而且也未发现含氟量与患龋率的反比关系。也有研究证实，唾液和菌斑液中低浓度的氟化物（0.03ppm）即可降低釉质在龋坏过程中的脱矿，促进早期龋损部位的再矿化。经全身用氟而与牙釉质结合的氟化物水平在防龋和逆转龋坏过程方面并不会发挥重要作用。通过对早期和近年来有关饮水氟化的临床和流行病学调查的再次整理结果也支持目前的观念，也就是氟化物的防龋效果几乎完全是在萌出后发挥作用的，其机制就是局部作用。生活在饮水氟化地区的人们，其唾液和菌斑液中氟化物的浓度在一天之中可以数次达到约0.04ppm的水平，氟化物可以通过阻碍酸的产生而影响口腔菌斑内的细菌。频繁的低浓度氟化物的作用是预防和控制龋病发生最重要的因素，而经全身用氟摄入的氟化物的防龋效果是很小的。

饮水氟化是最有效、公正和效率最高的单一防龋手段，由于含氟牙膏、瓶装水、食物等产品的广泛使用，人们开始担心儿童中出现越来越多的轻度氟牙症。尽管轻度氟牙症不会明显影响美观，但它却是过量摄入氟化物的证据。近年来，呼吁采用更合理的氟化物应用方式的建议得到了包括公共卫生组织、牙科协会等越来越多的支持。也有学者提出饮水氟化的浓度应该降低到0.6~0.8ppm，根据2002年召开的世界饮水氟化论坛的报告，如果采用这一措施，将会有效降低氟牙症的风险，同时又不会明显影响防龋效果。

在过去的数十年中，许多学者对停止进行饮水氟化地区人口的患龋率变化进行了研究，发现在这些地区，在饮水氟化期间患龋率有明显降低，但是在中断饮水氟化后，患龋率并未升高，仍保持在相同的水平，甚至还有所降低。这些发现说明，中断饮水氟化不会对患龋率产生负面影响。一些流行病学调查也显示，在过去的数十年中，龋齿量的减少直接由饮水氟化所贡献的比例已有所降低。在美国，20世纪80年代中期生活在饮水氟化地区儿童恒牙的患龋率仅比非饮水氟化地区儿童低18%，而同期在美国的青少年中，由于饮水氟化所产生的患龋率降幅为8%~37%，平均为26.5%。

最新的研究发现，在饮水氟化地区和非饮水氟化地区患龋率的差异比过去更小。而且在大部分欧洲国家，虽然从未进行过饮水氟化，但是在过去的数十年中，患龋率有了大幅下降。工业化国家患龋率下降的主要原因被认为是自20世纪70年代起广泛使用了含氟牙膏以及其他含氟产品，包括漱口水、凝胶、涂料等。氟化物的局部应用使患龋率在饮水氟化的基础上进一步降低。事实上，使用这些产品时唾液和牙菌斑生物膜内的氟化物可以在2~6小时内维持一定的浓度，并对釉质的脱矿和再矿化发挥重要的作用。研究显示，含氟牙膏和漱口水可以降低患龋率达24%~26%，而目前饮水氟化仅降低15%。含氟凝胶和泡沫可使患龋率降低26%~28%，而含氟涂料的降幅可达46%。

二、氟的局部应用

（一）含氟牙膏

使用含氟牙膏刷牙是有效预防龋病的自我口腔保健措施之一。含氟牙膏的防龋机制主要是增加牙釉质及牙本质的抗酸能力，抑制脱矿，增强再矿化，高浓度的氟还可以抑制致龋细菌。大量研究显示，含氟牙膏的广泛使用为全球龋病发病率的下降发挥了重要作用，并且含氟牙膏的防龋效果与氟离子浓度、刷牙次数及刷牙后的漱口习惯有关。低氟牙膏（<600ppm）的防龋效果明显弱于常规含氟牙膏（1000ppm）和高氟牙膏（1500ppm），主要适应于龋病低危儿童。我国国家标准要求含氟牙膏总氟浓度为400~1500mg/L。目前，我国市场上的含氟牙膏有单氟磷酸钠牙膏和氟化钠牙膏。只要含氟牙膏中的氟化物与摩擦剂相容性好，不同种类含氟牙膏的防龋效果基本相似。

根据成人的氟安全耐受剂量，无论低氟区、适氟区，还是高氟区，成人使用含氟牙膏刷牙都是安全的。刷牙次数通常建议每日2次，并且应避免刷牙后使用大量清水漱口。氟牙症主要是由于在牙齿发育过程中摄入过量氟化物所致，6岁及以下儿童牙齿正处于发育期，并且由于吞咽功能发育不完善，容易在刷牙过程中出现误吞现象，因此应在家长或监护人监管下刷牙，避免吞服牙膏，应尽可能使用少量牙膏（黄豆大小），刷牙后应清水漱口，吐净。经过半个多世纪的大量科学研究和数十亿人的长期日常使用，已经充分证明，使用含氟牙膏刷牙是预防龋病的一项安全、有效的措施。

（二）含氟漱口水

含氟漱口水是一种浓缩液体，主要成分为氟化钠，根据浓度不同可分为日用和周用含氟漱口水，通常浓度为0.05%（230ppm）的漱口液是为年龄在6岁以上的儿童每天漱口使用，而浓度为0.20%（920 ppm）的漱口液主要是在校学生在老师监管下每周漱口使用，目前市场上也有其他浓度的多种含氟漱口水。含氟漱口水主要针对龋病高危人群和不常规使用含氟牙膏的人群，年龄小于6岁的一般不建议使用。氟水漱口是一种有效的局部氟防龋方法，实践证明，该方法使用方便、安全，适合于低氟区及适氟区。研究表明，每天或每周使用氟化钠溶液漱口可以明显降低患龋率，一般认为应用时间越长，效果越好。

（三）含氟凝胶

含氟凝胶一般分为2类，含氟浓度较高的需在医院或牙科诊所由专业人员使用；含氟浓度较低的可以根据说明在家庭使用。由于此类产品使用频率较低，通常要间隔3~12个月，因此几乎不会导致氟牙症。含氟凝胶主要针对有活动龋的高危人群，经头颈部放射治疗的患者及老年人的根面龋，也适合口干症患者预防龋病，但是常规使用对非龋病高危人群的防龋效果不明显，尤其是对饮用氟化水和使用含氟牙膏的人群。

（四）含氟涂料

含氟涂料的使用始于20世纪60年代，大量的研究证实，该方法具有良好的防龋效果。含氟涂料的氟化钠浓度通常在0.1%（1000ppm）~2.26%（22 600ppm）之间，由于浓度较高，一般由专业人员直接涂于牙面，含氟涂料在牙面上只能维持数小时，并不能永久性地粘在牙面上，因此一般每年至少要涂2次才能起效。虽然含氟涂料氟浓度高，由于涂料使用剂量小（涂布全口约需0.3~0.5ml），用后可快速凝固黏附于牙齿，减少了吞咽危险，儿童接受的氟离子总量低于中毒剂量，因此安全性较好，适合在幼儿园儿童中推广使用。研究显示其防龋效果与含氟凝胶相似。

第二节　免疫防龋

预防龋病的方法有许多种，目前广泛采用的包括上述的氟化物局部和全身运用，以及牙齿清洁、窝沟封闭、含糖饮食控制等，但是这些防龋方法尚不能完全根除人类的龋病，急需寻找更加安全、有效的防龋途径。近40年来，许多学者对致龋微生物进行了比较系统的免疫学研究，虽然尚缺乏大规模的人类防龋效果数据，但是大量动物实验结果显示，采用免疫防龋方式可以有效降低实验动物的患龋率，这为人类的龋病预防提供了一条新的思路。

一、免疫防龋的理论基础

大量流行病学和病因学研究显示，变异链球菌（*S.mutans*）、远缘链球菌（*S.sobrinus*）是人类主要的致龋微生物，它们能够黏附于牙齿表面，具有产酸和耐酸的致龋特性，其在口腔中的定植与龋病的发生密切相关。变异链球菌的表面蛋白抗原Ag Ⅰ/Ⅱ（PAc，P1）、远缘链球菌的细胞表面蛋白抗原SpaA（Pag）、葡糖基转移酶（glucosyltransferase，GTF）和葡聚糖结合蛋白（glucan-binding proteins，GBP）参与细菌在牙齿的定植过程，是重要的毒力因子，也是目前防龋疫苗中主要的候选抗原。

人类唾液中IgG、IgA和IgM的浓度分别为14、194和2μg/ml，而血清中的含量分别为12.5、2.2和0.8mg/ml，说明IgA是唾液中最重要的特异性免疫成分，对防龋起主要作用。由于龈沟液与血清成分相近，因此IgG是龈沟液中最主要的免疫球蛋白。研究显示，唾液IgA抗体可以干扰致龋菌对牙齿表面的蔗糖非依赖性和蔗糖依赖性黏附，干扰细菌在牙齿的聚集并抑制细菌的代谢活动。此外，龈沟液抗体、补体和粒细胞不断进入口腔，这些成分也可能对牙颈部产生适度的保护作用。

对致龋菌定植的研究发现，婴儿出生后18~32个月是变异链球菌定植的高峰期，称为"感染窗口期"，一旦稳定定植，则很难再彻底清除。如果儿童在3岁左右仍未感染变异链球菌，此后几年时间可能不会再感染或者只有少量定植，直到恒牙萌出，新的定植机会才可能再次出现。因此在致龋菌稳定定植前通过免疫方式提高体内的特异性抗体水平，特别是唾液SIgA抗体水平，干扰甚至阻断变异链球菌或远缘链球菌的定植，有可能产生较长期的保护作用。

研究显示，经变异链球菌抗原免疫后，唾液和龈沟液中产生的特异性抗体可以使变异链球菌集聚，从而减少其在牙齿表面附着。由于抗原抗体的结合也可以刺激局部多形核白细胞的吞噬和杀伤作用。抗体在细菌表面的吸附也会影响到细菌表面的理化特性，间接影响细菌在牙齿表面的黏附。

二、免疫防龋方法

（一）主动免疫

是指用人工接种的方法给机体输入抗原性物质，刺激机体的免疫系统产生免疫应答，从而提高机体的抗病能力。用于主动免疫的预防生物制品称为疫苗。由于变异链球菌全菌疫苗可能产生与心肌细胞发生交叉反应的抗体，因此目前研究的防龋疫苗主要是分子量较小的亚单位疫苗、合成肽疫苗、细菌载体疫苗和DNA疫苗等。

亚单位疫苗是以生物化学和物理方法提取纯化致龋菌的毒力因子，如PAc、GTFs等特异性抗原，或利用基因重组技术将特异性抗原的基因片段通过原核表达，而后提取纯化制成的疫苗。

合成肽疫苗是根据致病菌毒力因子的重要免疫原性和功能区的氨基酸序列，人工合成的十到数十个氨基酸残基的短肽疫苗。通常合成肽疫苗的免疫原性较差，在体内滞留时间短，需要佐剂或载体增强其免疫效果。合成包含数个串联表位的短肽，增加T、B细胞抗原决定簇，是增强合成肽免疫效果的另一手段。

细菌载体疫苗是将毒力因子等抗原的基因克隆到原核表达质粒中，然后将质粒克隆到载体菌中，由载体菌在体内携带和表达。常用的载体菌有减毒沙门菌和乳链球菌。

DNA疫苗是20世纪90年代初出现的一种新型疫苗，通过将携带抗原基因的真核表达载体直接导入宿主细胞内，诱导宿主免疫系统对抗原基因所表达的蛋白发生免疫反应，达到预防疾病的目的。我国学者在防龋DNA疫苗的研究中做了大量的工作，并取得了显著的成绩。DNA疫苗具有免疫原性强、可激发全面持久的免疫应答、可制备成多价疫苗、制备简单等优点，具有良好的应用前景。但是DNA疫苗在广泛应用之前，尚有许多问题需要进一步深入研究，包括：注射疫苗后究竟哪些细胞会摄取DNA，哪些细胞会表达该DNA，表达持续多久；DNA在这些细胞中的转归如何，DNA是否进入细胞核，是否复制，如果进入细胞核是处于整合状态还是以附加体形式存在？

龋病免疫途径有多种，目前的研究中采用较多的主要包括口腔免疫、鼻腔免疫、皮下注射免疫和局部免疫等。鼻腔免疫由于对抗原的降解作用小，所需要的抗原少；易于操作；诱导位点（鼻腔）和效应位点（口腔）距离近，并且可以同时诱导黏膜和系统免疫，因而受到越来越多的关注。

（二）被动免疫

被动免疫是直接应用特异性抗体来中和和对抗病原体。近年来用于被动免疫防龋研究的特异性抗体来源主要包括在牛奶或鸡蛋黄中产生的针对变异链球菌的抗体、鼠单克隆抗体，以及利用基因工程技术在植物体内产生的类似于人的S-Ig抗体。被动免疫避免了主动免疫可能存在的安全隐患，具有一定的潜在优势。缺点是因为不刺激机体的免疫系统，所以不能诱导免疫记忆。

以灭活变异链球菌制备的蛋黄IgY抗体可以明显降低大鼠的龋病发生率和唾液及牙菌斑生物膜中变异链球菌所占链球菌的比例，牛奶抗Pac抗体局部应用也可以明显降低人唾液及牙菌斑生物膜中变异链球菌所占链球菌的比例。在猕猴局部应用抗Ag Ⅰ/Ⅱ的鼠单克隆抗体，可以明显抑制变异链球菌在牙齿平滑面和窝沟的定植和龋齿发生，抑制作用可持续超过1年的时间。在一项成人研究中，局部应用的转基因植物分泌的Ag Ⅰ/Ⅱ特异性抗体可以在口腔内存留3天，但是对变异链球菌再次定植的抑制作用可以达到4个月之久。目前还不明确短期接触抗体却能产生长时间抑制作用的原因。

三、免疫防龋中尚待解决的问题

任何疫苗在正式应用于人体之前都必须首先进行临床研究，以证实其在人体中使用的安全性和有效性。主动免疫防龋虽然在动物实验中已经证实可以有效降低动物的龋病发生率，但是相关的临床研究很少。由于龋病不是危及生命的疾病，而防龋疫苗主要针对的人群又是婴幼儿，因此安全、高效是至关重要的。防龋疫苗尚缺乏这方面的研究资料，目前还需要较大规模、设计科学的临床研究进一步证实。通过转基因植物、鸡蛋或牛奶等产生的变异链球菌抗原特异性抗体的被动免疫在一定程度上可以避开主动免疫存在的安全性问题，或许是未来可选的一种防龋方式。

由于目前的防龋疫苗主要是针对致龋菌在牙面的定植，而“感染窗口期”后致龋菌是否会在牙面再定植，影响因素如何，这些都需要进一步的流行病学调查来证实。这对于确立或改进免疫防龋的思路是十分重要的。

第三节 天然药物防龋

随着对龋病认识的不断深入，口腔生态平衡与龋病发生的关系逐渐受到人们的重视，寻找既无毒副作用，又有防龋功能的天然物质进行生态防龋成为龋病预防的一个重要的研究方向。20世纪80年代以来，国内外学者，尤其是国内学者在相关领域进行了大量研究，取得了一些可喜的成绩。

一、防龋天然药物的筛选

根据天然药物原药或粗提物对致龋菌生长、牙齿表面黏附、牙齿脱矿和再矿化及产酸产糖等的影响，人们对大量天然药物进行了防龋能力筛选，包括：茶多酚、川芎嗪、植酸、黄芪、黄芩、大黄、黄连、厚朴、连翘、金银花、五倍子、蜂房、血藤、三七、丁香、桔梗、甘草、可可、罗汉果等。其中研究比较深入的有厚朴、五倍子、茶、蜂房等。

研究显示，蜂房、黄连和五倍子均有明显的抑菌作用，黄连和五倍子对变异链球菌有较强的抑菌作用，对远缘链球菌抑菌作用次之，而对乳杆菌无抑菌作用；大黄、槟榔、川芎、儿茶、茶多酚、五倍子、黄芩和三七等对变异链球菌在唾液获得性膜的黏附均有一定的抑制作用，而白芷对变异链球菌的黏附无明显影响。三七还可明显抑制黏性放线菌对唾液获得性膜的黏附；五倍子具有抑制牙釉质脱矿的作用，并且随着五倍子浓度的增加，抑制牙釉质脱矿作用相应加强。研究发现，500g/L五倍子浸液对龋发生过程中的脱钙具有显著的抑制作用，可以减少钙、磷溶出量及总脱矿量，使脱矿量减少。

对致龋菌代谢作用的研究结果显示，五倍子、蜂房、三七均可以明显抑制多种口腔细菌代谢酸的产生；五倍子、蜂房、血藤、川芎、大黄、儿茶和三七均能抑制变异链球菌胞外水不溶性多糖的生成；黄芩和蜂房能抑制血链球菌产糖；槟榔、白芷可减少细胞外水不溶性多糖的合成，增加细胞外水溶性多糖的合成；五倍子、黄芩对黏性放线菌的产糖也有一定的抑制作用；儿茶能促进细胞外水溶性多糖的产生；川芎能抑制细胞外水不溶性多糖的产生。

过去的20多年中，学者们对上百种天然药物进行了大量的筛选和深入研究，还有学者根据天然药物对口腔细菌、牙菌斑生物膜和牙齿矿化的影响，构建了综合评价天然药物防龋药效的数学模型，这些研究为候选防龋天然药物的确定和未来的临床应用奠定了良好的基础。

二、天然药物防龋活性成分分析

随着对天然药物防龋作用研究的深入，防龋活性成分的分离及其防龋作用研究成为近年来的研究热点。下面主要介绍几种研究比较集中的药物。

（一）厚朴

厚朴分为根朴、川朴和筒朴，其有效成分为厚朴酚（magnolol）与和厚朴酚（honokiol）。研究显示，从厚朴叶中提取的多酚类化合物通过抑制变异链球菌葡糖基转移酶的活性而阻断不溶性葡聚糖的形成，同时在低浓度情况下明显抑制变异链球菌和远缘链球菌的黏附性；厚朴酚与和厚朴酚对悬液中及吸附在实验性牙菌斑生物膜的变异链球菌的生长均有较强的抑制作用；在10~15mg/L浓度时就能抑制变异链球菌和乳杆菌的生长；厚朴酚能够可逆地非竞争性抑制葡糖基转移酶催化反应的不同阶段，并且对唾液α-淀粉酶和α-葡糖苷酶也有较强的抑制作用。

（二）五倍子

五倍子，别名文蛤、百虫仓、木附子等，传统医学常用五倍子含漱和外敷治疗牙痛。气相色谱分析显示，五倍子乙醇提取液具有典型的鞣酸特性，进一步的分析证实，五倍子总鞣质及其没食子酸、没食子酸甲酯是其主要的防龋活性成分。周学东等研究发现，五倍子的活性成分具有良好的抑制致龋菌毒力因子的作用，在生物膜模型中表现了抑制生物膜生长及其胞外基质合成的能力，可抑制变异链球菌、黏性放线菌、唾液链球菌等多种细菌生长，降低菌斑的集聚，抑制葡糖基转移酶活性，影响致龋菌生长代谢，并且对牙釉质早期龋的生物矿化有明显的促进作用。

（三）茶

茶叶中主要含有酶、糖、多酚类物质、蛋白质、氨基酸、生物碱、内脂类物质、维生素、矿物质（如氟等）和芳香物质，主要防龋活性成分是茶多酚，特别是从绿茶中提取的多酚类化合物，约占茶干重的25%，有抗氧化和清除自由基的功能，具有广谱而强效的抗菌作用及用药浓度低等优点。

茶多酚通过抑制致龋菌的生长和不溶性葡聚糖的合成而减少细菌的集聚、黏附，控制菌斑形成。茶多酚浓度为1.25%时，可完全抑制变异链球菌、黏性放线菌的生长，浓度为0.025%~0.10%时，可减少变异链球菌的黏附并明显抑制变异链球菌葡糖基转移酶的活性。茶多酚与氟协同作用还可以促进钙盐沉积，提高牙釉质的抗酸能力。

（四）蜂房

蜂房的化学成分复杂，主要含有蜂蜡、树脂及蜂房油等。主要防龋活性成分是β-谷甾醇、β-胡萝卜苷、蜂房组分3、蜂房组分4和蜂房组分5。研究显示，蜂房可明显抑制变异链球菌的生长和黏附，通过对牙菌斑生物膜结构的改变，调整其内部的细菌组成并抑制细菌生物膜中变异链球菌葡糖基转移酶活性而发挥防龋作用。蜂房的有效成分蜂房组分3、蜂房组分4、蜂房组分5、β-谷甾醇和β-胡萝卜苷能有效抑制细菌产酸、产胞外多糖和早期黏附等毒力因子，但蜂房无促进矿化作用。

（五）大黄

大黄的化学成分有蒽苷、鞣苷等，抗菌有效成分是大黄酸、大黄素和芦荟大黄素，其中以大黄酸抗菌活性最强。大黄中的鞣质多酚化合物也具有抗菌活性，可抑制口腔中变异链球菌、黏性放线菌、唾液链球菌等多种细菌的生长，降低牙菌斑的集聚。大黄水煎剂能显著抑制变异链球菌胞外水不溶性多糖的生成和葡糖基转移酶的活性，对变异链球菌在唾液获得性膜的黏附有一定的抑制作用。

三、天然药物防龋尚待解决的问题

近20年来对防龋天然药物已进行了大量研究，但多数研究主要集中在药物对致龋菌的作用方面，由于龋病发生是包括致龋菌、宿主和饮食等多因素共同作用的结果，因此，更加深入和全面地了解天然药物在预防龋病方面的作用和作用机制是其进入临床应用前必须解决的问题。

天然药物所含成分比较复杂，目前的研究中虽然明确了一些药物的有效防龋成分，但是各成分之间是否存在协同作用，作用机制如何目前还不清楚，仍有待深入研究。

多数天然药物具有特殊的味道，如厚朴味苦，五倍子有口涩感等，单独应用难以被人群接受。即使采用如牙膏、口香糖等作为有效防龋成分的载体，由于牙膏中强氧化剂的存在，对药物的防龋活性也可能会造成明显的影响。因此采用何种载体、以何种方式用药以达到安全、经济、便捷和高效的防龋效果也是临床应用前有待解决的问题。

（赵守亮）

参考文献

1. Pizzo G，Piscopo MR，Pizzo I，et al. Community water fluoridation and caries prevention: a critical review. Clin Oral Invest，2007，11: 189-193.
2. Castionia N，Baehnia PC，Gurnyb R. Current status in oral fluoride pharmacokinetics and implications for the prophylaxis against dental caries. European Journal of Pharmaceutics and Biopharmaceutics，1998，45: 101-111.
3. 胡德渝. 氟化物在预防龋病中的作用. 中华口腔医学杂志，2007，42（8）: 449-452.
4. Sun JH，Yang XH，Xu QA，et al. Protective efficacy of two new anti-caries DNA vaccines. Vaccine，2009，27: 7459-7466.
5. 樊明文. 关于免疫防龋. 中华口腔医学杂志，2006，41（5）: 279-281.

6. 刘正. 中药与防龋. 中华口腔医学杂志，2006，41（5）: 282-284.
7. 黄正蔚，李继遥，周学东. 中药蜂房对口腔常驻菌形成人工致龋生物膜影响的实验研究. 华西口腔医学杂志，2003，21: 304-307.
8. 谢倩，李继遥，左渝陵. 天然药物五倍子提取物对致龋菌生长的影响. 华西口腔医学杂志，2005，23（1）: 82-84.
9. 李伟丽，唐荣银，陈强. 五倍子对实验性釉质龋形成过程中钙、磷溶出的影响. 牙体牙髓牙周病学杂志，2004，14（6）: 326-329.

第九章　龋病易感性评估与风险预测

第一节　流行病学研究

龋病是人类一种常见的口腔疾病，目前在世界各地都有着较高的发病率。考古学研究发现，龋病也是伴随人类的一种很古老的疾病，早在25万年前的罗得西亚人头骨化石上就发现已有龋齿。但是古代人们牙齿的患龋情况似乎并不严重，在巴勒斯坦发掘出来的旧石器时代的55个头颅化石上，仅发现1颗龋齿。在英国发掘出的新石器时代的头颅上，只有2%的头颅见到龋齿。在我国出土的原始人类化石也显示出较现代为低的龋患率，在江苏省邳县大墩子出土的保存于下颌骨上的牙齿共计有1035个，其中龋齿66个，占6.4%。

随着人类社会经济的发展和人类自身机体的不断进化，龋病的发病率也不断上升。1960年Hardwick根据资料统计，在铁器时代（距今2000~3000年）前龋病发病率不超过2%~4%，但到了近代，17~18世纪欧洲人的患龋率普遍上升至70%~80%，甚至更高。根据Naujoks的报道，20世纪60年代欧洲和北美的患龋率高达90%。由于世界各地地理环境、社会经济发展和文化背景的差异，龋病在世界各地的发病率各不相同，根据世界卫生组织公布的资料，70年代以前工业化国家龋病的患病率普遍较高，但随着人们对疾病认识的不断提高，以及防治措施和口腔保健的不断加强，现在欧洲和北美的龋病流行情况已大有改观，患病率出现一定程度的下降。在美国，专家们普遍认为氟化饮水的广泛使用对龋病起到了很好的预防作用；而欧洲的一些资料则显示，即使不使用氟化饮水而采取其他一些预防措施，也同样可以在某种程度上降低龋病的发生。与此相反，从20世纪80年代开始，由于食糖在发展中国家的消耗量不断增加，而相应的口腔预防保健措施却没有跟上，所以龋病的患病率迅速增加（图9-1）。根据

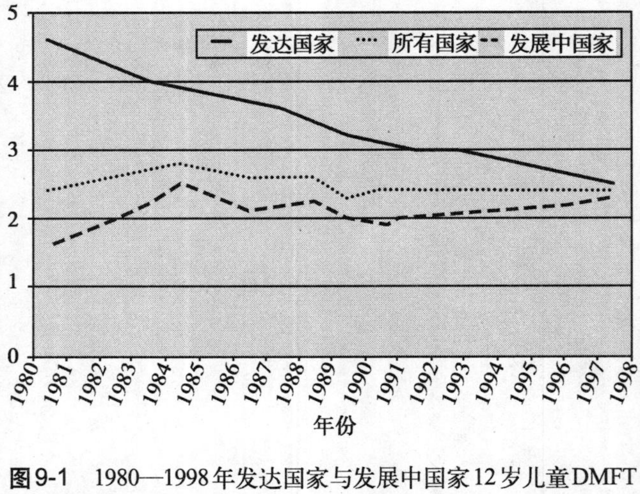

图9-1　1980—1998年发达国家与发展中国家12岁儿童DMFT的变化情况与比较

WHO 2000年公布的统计数据表明，世界各国12岁儿童的龋均排名前10位的都是发展中国家（表9-1）。WHO 2004年的流行病学研究数据表明，由于经济、文化、地区等的差异，龋病发病率和患病程度在世界各国及不同地区的情况是不均衡的。以12岁儿童为调查对象，在美洲，DMFT=3.0，欧洲地区DMFT=2.6，而在非洲DMFT=1.7。近年来，发展中国家的儿童患龋率仍低于各国的平均水平，但已出现上升趋势。

表9-1　世界各国12岁儿童的龋均

国家	调查年份	龋均	国家	调查年份	龋均
美国	1991	1.4	洪都拉斯	1987	6.4~8.3
英国	1996	1.4~1.5	秘鲁	1990	7.0
法国	1998	1.9	智利	1995	6.7
德国	1993—1994	2.6	马提尼克	1988	6.3
日本	1993	3.6	菲律宾	1992	6.1
意大利	1995	2.2	伯利兹	1989	6.0
西班牙	1998	1.2	多米尼加共和国	1986	6.0
加拿大	1994—1995	1.9	巴拉圭	1983	5.9
澳大利亚	1993	1.1	尼加拉瓜	1988	5.9
丹麦	1995	1.2	拉脱维亚	1998	5.7

在我国由于人口地域分布广泛，地理环境、气候条件、民族文化等有着很大的差异，各地的患龋情况各不相同。根据第三次全国口腔健康流行病学调查报告的结果显示，在过去的10年中，我国5岁和12岁儿童年龄组的患龋率水平呈现下降的趋势，其中5岁儿童乳牙的患龋率从76.6%下降至66.0%，龋均从4.48降至3.50。12岁儿童恒牙的患龋率从45.8%降至28.9%，龋均从1.03降至0.54。而35~44岁中年人和65~74岁老年人患龋水平都有不同程度的上升（表9-2）。

表9-2　1995—2005年各年龄组龋病患病状况

	患病率（%）		龋　均	
	1995年	2005年	1995年	2005年
5岁	76.6	66.0	4.48	3.50
12岁	45.8	28.9	1.03	0.54
35~44岁	63.0	64.2	2.11	2.42
65~74岁	64.8	71.8	2.49	3.22

随着乳牙的萌出和脱落，以及乳恒牙的交替和进入老年后牙周组织的退缩，龋病的发生也呈现出规律性的变化。在儿童，乳中切牙萌出后不久即可患龋，随着年龄的增长，乳牙数目的增多，龋患率升高；一般1岁左右起即呈直线上升，至7岁左右达到最高峰，以后随着恒牙的萌出，乳恒牙的替换，乳牙逐渐脱落患龋率下降。儿童乳牙龋病的发病率和严重程度与多种因素有关，其中，乳牙的釉质及牙本质结构、幼儿的饮食与喂养、口腔卫生

习惯与保健等与之直接相关。6岁左右第一恒磨牙开始萌出，恒牙列开始形成，恒牙的龋坏开始出现，11~15岁之间龋病活动最为活跃，龋患率开始上升，此时后牙咬合面对龋损最为敏感，25岁以后趋于稳定。成年人几乎所有的牙面都可以患龋。进入老年以后，随着牙龈的萎缩，牙根暴露，根面常有菌斑和牙石的堆积，根面龋的患病增多，患龋率可能有所上升。

多数调查显示乳牙患龋率男性稍高于女性，而恒牙的患龋率女性略高于男性。我国第三次全国口腔健康流行病学调查报告表明，我国5岁儿童乳牙的患龋率男性与女性分别是66.4%和65.6%，非常接近，没有显著性的差别。而12岁年龄组和35~44岁年龄组的男、女性患龋率则分别为25.4%、32.6%和84.9%、91.3%，均显示男性患龋率低于女性。对于此种情况的解释，一般认为有三方面的原因：第一，女孩牙齿萌出早于男孩，因此，暴露于致龋的口腔环境的时间女性长于男性；其次，由于两性的社会角色和劳动分工的不同，使妇女更易于接近食物，如妇女是日常食物的主要准备者，且常有吃零食的习惯等；第三是妇女要经历怀孕和激素变化等生理方面的影响。

自20世纪90年代，研究发现，两性间生理的差异以及妊娠对口腔的生态环境和牙齿的健康有重要的影响，女性有较高的龋患率在当代牙科研究中有较多的报道，这一现象模式非常普遍，但并非是通用的。一些研究报告说患龋率在性别之间没有差异，还有一些报告称，有时男性高于女性，这反映出龋病影响因素的复杂性，以及生理、行为和环境因素影响的动态性和它们之间对龋病影响的协同作用。

不同的国家之间以及同一国家内部有着不同的民族，这些民族的习俗、文化、饮食以及地理环境都有着很大的差异，其龋病发病情况也不尽相同。1983年全国中、小学生龋病、牙周病调查资料表明，彝族在我多少数民族中患龋率最高，回族最低。同一区域（省）内，汉族的龋均低于朝鲜族、苗族、彝族，而高于回族、维吾尔族和哈萨克族。美国的成人口腔健康调查资料表明，1985—1986年18~64岁美国人的平均龋均，白人是10.32，黑人是6.84。

第二节　风险预测模型

一、决定人群龋病易感程度的因素

流行病学研究显示，龋活跃性在总体人群中的分布并非处于平均态势，少部分龋活性高的人群拥有总人群的大部分龋齿，60%以上的龋齿只发生于20%人的口腔中。这些人群就是龋病的易感人群，他们存在着共同的易感因素。

（一）年龄

1976年，Newbrun在Keyes（1962）提出的龋病三联因素理论上增加了一个时间因素，这个时间因素不光包括龋病形成过程所需的时间，还应包括年龄因素对龋病的影响。不同年龄段龋病的发病率不同，好发部位也存在着明显的差异。乳牙龋病好发于殆面和邻面，青少年患者以殆面龋多见，而老年患者以根面龋和邻面龋多见。

流行病学研究显示，乳牙的患龋率从1岁左右出现上升，3岁左右上升较快，6~8岁达到高峰。婴幼儿龋病好发于上切牙唇面，会影响婴幼儿的面部发育，治疗较困难。大量研究显示，婴幼儿龋病的危险因素有一百多种，包括喂养方式、母亲受教育程度、口腔卫生习惯等，其中若是婴幼儿在早期就接触到了变异链球菌，则更易于患龋病。婴幼儿龋病是饮食和口腔卫生状况相互作用的结果，若致龋性饮食习惯占优势则易于发生龋病，若良好的口腔卫生状况占优势则龋病发生少。

儿童乳牙的患龋率高，龋病发病早、多发、进展快，这与乳牙的牙釉质及牙本质薄、矿化度低、抗酸力弱有关。而且儿童的饮食多为软质食物，含糖量高，黏稠性大，易在牙齿上黏附。且儿童常有睡前及夜间进甜食的习惯，这也增加了患龋机会。加之许多儿童自理能力较差，没能养成良好的口腔卫生习惯，不刷牙或并非每天刷牙，尤其晚餐后或睡前不刷牙，或刷牙方法不正确，这使得食物软垢易滞留在牙面上，致使龋病发生。另外，一些家长对儿童龋齿的危害性及乳牙早期保健的重要性认识不足，认为儿童乳牙迟早会替换而不予重视，导致儿童乳牙龋病发病率升高。6岁左右由于乳、恒牙的替换，新生恒牙的陆续萌出，乳牙的患龋率逐渐下降。

但随着恒牙的萌出，恒牙患龋率或龋失补指数呈上升趋势，并出现一个患龋的高峰期。在我国，随着年龄的增长，恒牙患龋率和龋均逐渐增加，其中5~12岁时恒牙龋病增长迅速，12岁时已有近一半的人口患龋病。青少年时期恒牙殆面龋、颊面龋患病率较高，这与该年龄段恒牙刚萌出，矿化程度较低，点、沟、裂、隙较深有关。下颌第一恒磨牙是萌出最早的恒牙，患龋率最高。

成年后，龋病发病率趋于稳定，但老年人龋病发病率又趋于回升。由于经济发展，人的寿命延长，牙齿发生龋齿的机会也大大增加。整个社会老年人增多，人口老龄化现象的增加，使老年人所占比例增大。同过去相比，老年人余留牙数量明显的上升，使牙齿发生疾病的危险性也随之增加，导致患有冠龋和充填的牙面数处于更高的水平。老年人龋病发病率增高与老年人口腔结构和功能的改变也有关系。老年人多有牙龈退缩，牙根面牙骨质暴露，菌斑易于在牙根面附着，使根面龋的患病率大大升高。多数老年人出现食物嵌塞现象，且牙邻面常得不到仔细彻底的清洁，使邻面菌斑堆积形成龋坏。且老年人唾液腺分泌功能减退，唾液的量和质发生了改变，缓冲作用降低，造成龋病易感性的增加。多数老年人口腔保健知识缺乏，口腔保健能力下降，也使龋病的发病率上升。

（二）性别

大多数研究认为，女性的患龋率略高于男性。我国除5岁年龄组患龋率和龋均无性别差异外，其他各年龄组患龋率和龋均女性都高于男性。这可能是因为女性生理发育早于男性，乳牙脱落和恒牙萌出均比男性早，女性恒牙接触口腔环境的时间较早，可能受到更多龋病的侵蚀；另一方面，女性更爱吃零食，并偏重于酸甜味道的零食，这也增加了患龋的风险。

（三）种族

多数学者认为，龋病的种族差异是存在的，不同人种之间患龋率有差别，同一人种不同民族的患龋率也有不同，但并不是所有民族的患龋率都不相同。这种差异是由多种因素共同作用所造成的，其中包括牙齿结构、气候、土壤、水源、饮食习惯、生活方式、社会经济状况等。在我国有些民族之间的患龋率有差别，主要受饮食习惯、经济状况的影响，另外，由于一些民族所处地域闭塞、经济教育落后，对口腔保健知识了解甚少，导致这些民族患龋率偏高。例如我国的摩梭民族地处偏远，其龋均4.9，明显高于我国估测龋均1.5。摩梭民族对龋病相关的口腔保健知识了解得非常少，几乎没有刷牙习惯，有些家庭存在着几代人共用一把牙刷的现象。

（四）口腔健康行为

口腔科医生常将龋病归咎于糖果、食物和饮料这些易引发龋病的饮食，将它们比作“推人下水的坏蛋”，责备患者不应该吃那么多甜食。而忽视了影响龋病发生的其他因素，如健康教育和氟化物的应用等。实际上，授人以鱼，不如授人以渔，帮助人们建立良好的口腔健康理念和养成良好的口腔保健习惯将会使人受用终身。

龋病是可以防控的，良好的口腔健康理念和口腔保健行为可以保护牙齿，预防龋病的发生。口腔健康行为包括：①口腔卫生行为（刷牙行为、使用漱口液、牙线、牙签等行为）；②自我口腔保健行为（自我诊断行为、自我预防行为和自我治疗行为等）；③选用预防保健措施的行为（选用氟化物、窝沟封闭行为等）；④口腔服务设施利用行为（定期口腔健康检查、求医行为等）。这些口腔健康行为的宗旨就是使患者提高对龋病的重视程度，做到早发现、早诊断、早治疗。

对这些口腔健康行为的理解和实施程度影响着龋病的发病情况。其中刷牙行为是最基本的口腔保健行为，也是最简单、最有效的保健行为。不刷牙者患龋率明显高于刷牙者；刷牙的次数、方法与龋病密切相关，没有认真正确刷牙的人龋病发病率明显高于认真正确刷牙的人；早、晚各一次者患龋率明显低于早晨或晚上只刷一次牙的人；研究证明刷牙习惯和龋病的发病率明显相关，刷牙对降低儿童龋患率有积极作用。每天能进行高质高量的刷牙，就相当于口腔保健工作完成了一大半。

口腔健康行为与龋病成负相关，是牙齿的保护因素。应该帮助人们建立良好的口腔健康理念，教会人们正确的口腔保健方法，促使人们主动采取有利于口腔健康的行为，控制一些可以控制的致龋因素的影响，以达到维护口腔健康的目的。

（五）生活水平

生活水平从多个方面影响龋病的患病率和严重程度。生活水平受诸多因素影响，如受教育程度、经济收入、营养状况、生活方式等。

蔗糖和龋病有着密切的关系，蔗糖在龋病发病中起了重要的作用，但在有正确口腔卫生措施和良好生活习惯存在的情况下，蔗糖对龋病的影响较小。当生活水平较低时，家庭蔗糖摄取的量和频率较低，龋病的危险性也较低；当生活水平上升时，首先体现在蔗糖消耗量的增加，而口腔卫生状况、预防保健措施并不一定同时得到了改善，此时龋病的危险性升高；随着生活水平的进一步提高，人们更趋向于健康的生活饮食习惯，提高了对口腔健康的关注，对口腔保健和治疗更加重视，使龋病的患病率有所下降。

受教育程度对口腔健康产生了较大的影响。受教育程度高的人口腔保健知识较多，口腔保健意识也较强；受教育水平影响人们将知识与实际相结合的能力，知识水平高的人口腔清洁工作做得相对要好；受过高等教育的人更多采用健康的生活方式，多食用蔬菜、水果等有益于健康的食品，而较少食用含糖和淀粉多的食品；并能定期进行专业的口腔保健，主动求医，积极治疗，保证了牙齿的健康。这些因素共同作用使受教育程度高的人龋病患病率较低。

家长受教育的程度影响着儿童的患龋率，家长受教育程度越高，儿童患龋率越低。家长受到的教育越多，所具备的口腔健康知识也相对较多，同时对口腔健康的关注、参与更积极主动，在早期便开始了儿童的口腔防护行动。儿童与家长生活接触时间最长，家长是他们主要的模仿对象，很多方面都受到家长潜移默化的影响。父母是儿童获得口腔健康知识的最主要途径之一，儿童可以从家长那里学到正确的刷牙方式、良好的口腔保健习惯和健康的生活方式，来降低龋病的发病风险。

在发达国家，口腔保健治疗费用占公共健康支出的5%~10%，而在发展中国家，口腔健康方面的投资相对较低。对个人来说，无论是在发达国家还是在发展中国家，治疗牙齿疾病的费用都是比较高的，个人的社会-经济状况和龋病密切相关。社会-经济状况决定口腔保健和就诊情况，包括日常口腔保健方面投资、就医的次数和主动性、不同医疗条件医院的选择、就诊时采用的治疗等，这些都影响着龋病的发病。医疗保障制度是社会-经济状况的一个重要组成成分，有医疗保险的人群就诊的主动性明显要高于自费治疗的人群。我国家庭成员的口腔卫生服务利用取决于多种因素，医疗费用支付方式是影响中国居民牙科就诊概率的主要因素。

生活水平影响了营养状况，营养状况和龋病密切相关。营养状况好，则牙齿发育正常，身体各方面功能正常，不易患龋病；而营养不良可引起牙齿发育缺陷，身体对各种龋病易感因素防御功能的减退，龋病的发病率高。如维生素A、D、B_6、烟酸等缺乏会造成牙齿发育障碍，使牙齿易于患龋。幼儿时期蛋白质-能量不足、营养不良会造成釉质发育不全、唾液腺功能减退、唾液成分和牙齿萌出时间的改变，从而增加了龋病的患病风险。

随着经济的发展，人们的生活方式发生了许多改变，含糖量高、加工精细的食品所占比例增高，人们把碳酸饮料、咖啡、啤酒当白开水饮用，长时间使用电脑，运动量减少等，这些都增加了患龋的危险性。所以应提倡健康的饮食和生活方式，减少这些龋病相关因素的作用。

（六）地域特点

不同国家患龋情况不同，同一国家不同地区患龋情况也不相同，这是由于饮食习惯、地理、人文环境等不同造成的。

发达国家患龋率较稳定，略有下降趋势，这归因于这些国家口腔预防保健工作的成功，尤其是氟化物的大规模推广使用，还包括了居住条件的改善、生活方式的改变及自我保健措施的加强；而发展中国家龋病患病率仍呈上升趋势，这可能是由于经济发展使蔗糖消耗量增加，而口腔保健预防措施没有同步发展造成的。

发展中国家，城市居民患龋率一般高于农村。这与城市经济条件和生活环境均优于乡村有关，城市居民普遍有吃精细食物和吃零食的习惯，而乡村学生吃蔬菜和含纤维的食品较多，又很少吃糖类。近年来发现，随着社会医疗卫生的发展，城市居民通过各种媒体、科教等渠道提高了对口腔保健的认识，口腔卫生习惯逐渐建立，患龋率呈下降趋势。而在农村，居民生活水平提高，但人们的口腔保健意识并未同步增强，加之农村的医疗条件和技术水平有限，这使农村患龋率逐年增高，并有赶超城市的趋势。

患龋率与水氟浓度密切相关，水氟浓度在0.8~1.0mg/L时，龋均和患龋率最低。发达国家通过饮水氟化，控制饮水中氟的浓度，使患龋率降低；我国土地面积广大，各地区水氟浓度不同，引起了各地患龋率的差异。

不同的地域有着不同的主要民族和文化，种族文化的不同引起了饮食习惯、口腔健康观念等差别，这些共同作用引起了患龋率的变化。

我国各个省市患龋情况也不相同：全国11个省市12岁儿童恒牙龋均由高到低依次为广东省、浙江省、辽宁省、天津市、北京市、上海市、云南省、甘肃省、山东省、湖北省、四川省，5岁儿童乳牙龋均由高到低分别为辽宁省、浙江省、广东省、上海市、甘肃省、北京市、云南省、山东省、天津市、湖北省和四川省。

二、特殊群体龋病易感性

（一）妊娠期龋病易感性

妊娠是育龄妇女所经历的一个特殊的生理时期，此时的妇女与未怀孕时相比，生理上出现了许多变化，这些变化有可能影响到身体的每个部位和器官，这其中也包括口腔及其卫生健康状况。中外古今都流传有这样一种说法："生一次小孩，掉一颗牙"。可见妇女的妊娠怀孕与口腔的牙齿健康有着密切的关系。以前人们对这种现象的解释归结为"产妇耗竭综合征"的表现，但后来人们发现，孕妇可以通过适当的饮食，良好的口腔卫生，并适当使用氟化物来保持其口腔健康，避免此种情况的发生；并进一步探索了妊娠与口腔健康之间的联系。

有临床证据显示，妇女在妊娠期龋病的发生率高于非妊娠期妇女，并且妊娠可加重龋病。研究发现，妊娠改变了唾液的生物化学组成，导致其缓冲能力的下降，有助于口腔内细菌的生长繁殖。例如，Salvolini等的研究发现，孕期妇女10~21周时唾液的成分发生改变，其中总蛋白含量、α-淀粉酶活性、唾液酸的含量增加而钙、磷的浓度减小。

Vadiakas 和 Lianos（1988）也研究了龋病和妊娠的关系，并且观察到四个因素在妊娠时与龋病的关系似乎特别重要：口腔菌群和唾液的变化，呕吐，口腔卫生和营养的变化；并且认为四个因素应同时考虑在内。Villagran等（1999）研究了孕期妇女的口腔菌群变化，以及与龋患率的关系；他们的研究发现与非孕妇女相比，174名孕妇口腔中变异链球菌的水平显著升高，而相比唾液的缓冲能力却下降了，这两个因素都能导致龋病发生率的升高。也有人认为妇女怀孕致其饮食习惯改变，可能导致其经常吃糖果或其他致龋性食物，从而增加龋齿的危险性。还有人认为有些孕妇频繁地呕吐，以及由于激素改变而致的唾液pH下降（牙龈炎症和出血），也给牙齿带来一定的损害，有利于龋病的发生。

由此可见，妊娠时全身激素水平的改变（如雌性激素、孕激素水平的升高）、妊娠时的呕吐、唾液和口腔菌群的变化、被忽视的口腔卫生以及营养模式的改变等，都是促进龋病发生的重要因素。这些因素的综合作用可造成妊娠期妇女龋病的易感性；但是通过健康的饮食习惯、良好的口腔卫生，以及适当地使用氟化物仍能使口腔保持其健康的状态。

（二）肿瘤患者龋病易感性

癌症是一个严重威胁着人们生命健康的疾病，近年来其在世界范围内的发病率有逐年升高的趋势；但随着癌症治疗方法和手段的不断创新和提高，一些癌症患者的生存率也得到大幅度的提升，随之而来的抗癌治疗对患者的后期影响和远期后果也逐渐地显现出来，并可能影响着癌症幸存者以后的生活质量。其中一些癌症治疗，如化疗和放疗给口腔和牙齿所带来的后遗症是不可避免的。

放射性龋是头颈部恶性肿瘤接受放射治疗后常见的一种并发症，是多种因素共同作用的结果。放疗作为癌症治疗中有效和必不可少的手段，在治疗癌症的同时也对牙齿、唾液腺以及口腔环境均可造成不利的影响。其中唾液腺在头颈部的放射治疗中极易受到损害，其受损程度与受照的剂量和面积有关，唾液腺受到损伤后，势必导致唾液分泌量下降、缓冲能力的降低、某些防御成分的减少而导致口腔菌群的失调，使链球菌和乳酸菌等致龋菌增多，对放射性龋的发生起着重要的作用。唾液正常的pH是6.6~7.1，放疗后可降至6.0~6.5，甚或更低，这也是菌群失调和致龋菌滋生的重要原因。此外，还有人研究发现，正常牙齿受一定剂量的放射线照射后，牙釉质出现脱矿现象，且抗酸能力降低。这些因素都促使了放射性龋的发生。

Aysun Avşar 等调查了化疗对儿童癌症患者（childhood cancer survivors，CCS）口腔健康和牙齿发育的长期影响。他们选取了96名CCS患者，平均年龄为10.8岁，和96名相同年龄的健康儿童，性别组成相同、社会背景相似作为对照组。他们选取了龋齿、菌斑、牙龈状况、刺激唾液流率、唾液缓冲能力、口腔中变异链球菌和乳酸杆菌的数量以及牙釉质脱矿和牙齿发育作为测量指标。结果发现CCS儿童中的龋病状况、变异链球菌和乳酸杆菌的定植情况都显著高于健康儿童（$P<0.05$）。

癌症治疗对口腔颌面和牙齿的影响是多方面的，化疗在试图破坏和消灭肿瘤细胞时，也不可避免地对正常细胞造成伤害，与放射治疗只会损伤和影响其照射范围内的细胞和组织不同的是，化疗的影响是全身性的。因此，化疗会使发育中的牙源性细胞功能受损，从而影响到牙齿的发育，由于化疗药物的半衰期比较短，因此，对牙齿的这种影响是局限性的。这种影响可以包括牙釉质钙化不全、牙釉质发育不全等，并可影响到牙根的发育。在儿童癌症幸存者中较常见到成釉细胞受干扰而形成的牙釉质浑浊不透明、牙釉质发育不全，与健康儿童相比这些现象在CCS儿童中显著增多。

由此可见，肿瘤治疗对龋齿的影响主要是通过对唾液腺以及口腔内菌群的影响而实现的。化疗药物对腺泡的损害以及由于化疗所致的唾液腺分泌功能的改变，可致唾液流量显著下降及其缓冲能力降低，头颈部或全身放射治疗也可破坏唾液腺的分泌功能，这些都可改变口腔中定植菌的种类，有利于致龋微生物的生长，有许多研究已证明了这一点。以上这些基于临床调查的研究发现，经过治疗的癌症患者其牙齿更容易受到龋损的影响。

（三）残疾人龋病易感性

残疾人因为残疾的性质不同，生理结构和功能不同，生活自理能力有大小，导致龋病的易感性也不相同。关于残疾标准，根据残疾的性质与程度不同，分类标准也不相同；各国因经济和社会发展水平不同，掌握的尺度不一。WHO编制了《国际功能、残疾和健康分类》，将残疾分为3个水平即身心功能和身体结构、活动与参与。我国的残疾分类法将残疾人分为：视力残疾、听力言语残疾、肢体残疾、智力残疾、精神残疾、多重残疾和其他残疾。

从龋病的病因来看，残疾人和健全人一样，有着许多基本相同的因素。但是一些残疾人由于残疾的类别和生活环境的影响，某些致病因素的作用就更明显。例如瘫痪的患者生活自理能力降低甚至丧失，使其不能保证基本的口腔保健；一些有发育缺陷的患者牙齿出现异常，更易于受龋病的侵蚀。在这些残疾人身上，某系龋病致病因素的致龋能力得到了增强，使得残疾人的患龋率要高于健全人，口腔健康较差。对自贡市531名残疾人进行调查，恒牙患龋率为68.36%，盲、弱智儿童患龋率为56.52%，远高于全国同年龄段的平均水平。

躯体残疾：躯体上有缺陷的残疾人口腔结构可能与健全人无差异，理解和思维能力正常，这些残疾人若能进行良好的口腔保健，其龋病的患病率与正常人大体相同。例如一些聋哑人通过特殊语言对他们进行口腔卫生知识指导，他们是可以掌握口腔卫生保健知识和技能的。肢体残疾人理解和思维能力正常，但同其他类型的残疾人相比，其龋病的患病率并不是最低的，这可能是因为肢体的残疾造成了口腔保健能力的下降。许多躯体残疾人，如上肢残疾人，生活部分不能自理，无法进行常规的口腔保健，导致口腔卫生状况较差，其龋病的患病率则明显升高。这就需要采用其他的口腔清洁方法（如漱口水、氟化物）进行口腔保健，或为他们装上假臂，设计出更多更便捷的口腔清洁工具。而那些完全不能自理的残疾人，如偏瘫、高位截瘫等，无法自己进行口腔清洁，这就需要看护者帮助患者通过刷牙等方式进行口腔保健。一些躯体残疾人需要长期卧床或行动减少，他们的饮食习惯也发生了改变，常吃高能量、高碳水化合物的食物，而这些食物是不利于牙齿健康的，应该多吃蔬菜、水果、粗粮等食物。

有些残疾人原发或继发的出现口腔结构和功能上的异常，如唇、腭裂儿童的牙齿排列不齐，外伤造成的面部缺损，先天发育不足和唾液腺功能障碍等，这些残疾人龋病的易感性也较高。他们除了需要进行以上必要的常规保健外，还应进行颌面部组织结构修复，改善功能状态，并根据残疾的不同采用相应的保健方法。

精神障碍、智力障碍、精神病患者认知度低，自主行为较差，龋病的患病率较高。正常人群通过正规教育容易获取或掌握一定的口腔卫生知识，具有初步的口腔保健意识。智力障碍的残疾人因不能进入正规教育领域，获取或掌握口腔保健知识较困难，缺乏良好的口腔习惯，无法进行常规的口腔保健，这就需要看护者耐心的教导或帮助完成口腔清洁工作。精神病患者，尤其是新发病患者，意志活动受损，生活自理能力减退，多趋于懒散，口腔卫生难以保证。这些患者常需要服用较大剂量的抗精神病药或其他精神药物，使患者自主活动减少，且这些药物多数都有不同程度的抗胆碱能作用，致使唾液分泌减少，导致菌斑不能清除或清除不彻底。一些精神病药物还会引起咀嚼肌张力的增加，使肌肉长期处于痉挛状态，上下颌牙摩擦导致牙体硬组织的磨耗，暴露出更易患龋病的牙本质，更加增加了龋病的易感性。

精神障碍患者的看护人员对口腔保健知识了解不足，对患者的口腔状况重视程度较低，常不能监督或帮助患者进行口腔保健措施，使患者龋病的患病率增高。这些残疾人的自我表达能力较差，患了龋病也不一定能及时发现，多不能自觉地及时就医，精神病患者未治疗的龋病情况与患者的就医次数有关。即使能就医常常也无法配合治疗，从而延误了治疗时机，使龋病进展加快，造成了不可挽回的牙体组织损失。

还有一些其他因素也影响残疾人龋病的患病情况：①残疾人的经济状况：残疾人在经济、行为能力等方面多处于弱势，缺乏足够支付口腔保健和医疗的费用，导致残疾人口腔预防、保健、治疗水平较低。调查发现，农村残疾人，以及敬老院、社会福利院的残疾老年人的口腔健康状况明显低于城市社区残疾人。②残疾人对专业保健的态度：残疾人对专业的口腔保健方法，如定期口腔检查、窝沟封闭、洁治等，认知度较低，而实际上如能进行上述保健会使患龋率大大降低。③医生的治疗：同健全人相比，有些残疾人牙齿结构异常，临床体征不典型，对于一些检查测试结果又无法完全相信，这给诊断治疗工作带来了困难。大多数残疾人由于行动不便、与医生配合能力差，无法耐受更多痛苦和繁琐的治疗程序。许多残疾人患者不能忍受治疗中的疼痛，需要更多的进行麻醉。但一些残疾人常常伴发许多其他疾病，麻醉可能会出现意外或并发症，这就需要对残疾人的治疗更加慎重。医生尽量采用简单的方法对患者进行治疗，有时只是对症的止痛治疗，甚至有一些医生对残疾人存在着歧视或怕担风险等观念，使患者并不能得到完善的龋病治疗。

残疾人是社会中的弱势群体，多种原因造成了他们龋病发病率高于正常人，应提高对残疾人口腔健康的关注度，帮助改善他们的口腔卫生状况。

第三节 预 防 策 略

一、饮 食

（一）控制蔗糖摄入

大量研究显示，蔗糖的摄入在龋病的发生中起着重要的作用。所以要想控制龋病，人们就自然地想到要限制蔗糖的摄入量，不过经过进一步的研究，人们注意到龋病的发生和进展不完全取决于摄入含糖食品的数量，更重要的是每天摄入含糖食品或进食的次数。在有正确口腔卫生措施和良好生活习惯存在的情况下，蔗糖对龋病产生的影响较小。尽管如此，蔗糖作为龋病病因之一，对龋病的作用仍是肯定的。由于人们（尤其是儿童）对蔗糖等甜食的天然爱好，所以食糖在世界各地的摄入量较大，尤其是欧美等地区。而并非人人都拥有良好的口腔卫生习惯，因此，开发一种低致龋性或非致龋性的甜味剂——糖代用品，就显得有十分重要的现实意义。这些甜味剂品种很多，并且有越来越多的应用到糖果糕点和软饮料中去。蔗糖代用品有两类：一类为高甜度代用品，如天冬苯丙二肽酯（阿斯巴甜）、苯甲酰亚胺、环拉酸盐、甜叶菊糖，这些替代品的甜度是蔗糖的20~400倍，且有抑菌作用。另一类为低甜度代用品，如木糖醇、山梨醇、甘露醇、麦芽糖、异麦芽酮糖醇等。

近30年来，对木糖醇的广泛研究表明，木糖醇可通过改变代谢途径而降低口腔中变异链球菌的水平，同时可以促进牙齿的再矿化和阻止牙本质龋。

Reiner研究证实变异链球菌的非特异性果糖磷酸转移酶系统可以将木糖醇转运至细胞内，导致磷酸化的代谢产物堆积，进而抑制变异链球菌的生长。临床上的应用也发现，短期使用木糖醇可以使牙菌斑和唾液中变异链球菌的水平明显下降，而长期应用木糖醇则可以特异性地影响变异链球菌在牙面的吸附。木糖醇还能够影响糖代谢，抑制细菌产酸。在葡萄糖、甘露糖、乳糖等作为变异链球菌能量来源的条件下，首先，木糖醇可以通过竞争性抑制变异链球菌的磷酸烯醇式丙酮酸依赖性磷酸转化酶系统（PEP-PTS）而抑制对葡萄糖的吸收、转运。其次，由于牙菌斑中的大部分细菌不能利用木糖醇作为其代谢底物，细菌可以通过PEP-木糖醇-PTS系统将木糖醇转运至细胞内部，在细胞内木糖醇被磷酸化形成五木糖醇磷酸盐（x5P）和五木酮糖磷酸盐（Xy5P），它们能够抑制糖代谢所需酶的活性，主要是磷酸烯醇丙酮酸异构酶（PGI）和磷酸果糖激酶（PFK），使得6-磷酸葡萄糖（G6P）和6-磷酸果糖（F6P）不能转变为1，6-二磷酸果糖（FBP），而后者是糖代谢产物丙酮酸被乳酸脱氢酶（LDH）作用生成乳酸所必需的活化因子，进而使变异链球菌的产酸力下降。再次，Assev等在实验中发现细胞内的五木酮糖磷酸盐是由五木糖醇磷酸盐经过脱氢后形成的，在脱氢的过程中，辅酶Ⅰ（NAD^+）被还原成还原型辅酶Ⅰ（NADH），使得糖酵解的其他环节可利用的NAD^+减少，进而使糖酵解能力下降，产酸减少。

木糖醇的溶解性比蔗糖高，溶解速度快，溶解时吸收热量，产生清凉感，因此可以刺激唾液的分泌，进而间接起到防龋的作用。

国外研究发现，长期食用木糖醇的个体，脱矿牙釉质可以发生再矿化。其机制可能为木糖醇与Ca^{2+}在口腔内形成Ca^{2+}-糖醇联合体，这种联合体与再矿化过程有关。同时，这种物质在唾液中起到钙、磷储库的作用。

Sokangas（2000）、Soderling（2000）等均在母子对群体的研究中发现，母亲在生产后即开始或产后3个月开始咀嚼木糖醇口香糖，其子代口腔内的MS会长时间受到抑制。

由于木糖醇具有防龋特性，且甜度、口味和理化性质与蔗糖相似，而其热量仅是蔗糖的60%，故人们将其作为一种理想的糖的代替品加入食品中。我国于1985年，正式将木糖醇列入食品添加剂的使用范围，这样既满足了人们日常生活对甜味的需要，又克服了蔗糖潜在的致龋性。现在木糖醇主要应用于口香糖、牙膏、漱口水以及一些食品中。关于它们各自的效用情况也都进行了一些研究，但木糖醇的确切抑菌机制还不是十分清楚，有待于人们进一步的研究和探讨。

（二）通过改变饮食结构防龋

在我们的日常生活中，有很多食物有防龋作用，能促进抗菌，如果我们改变饮食结构或者饮食习惯，更多地倾向于此类食物，就很可能会达到一定的防龋效果。下面列举对几种食物的研究。

茶是一种人类生活中普遍使用的饮料。根据现在的研究，茶的防龋作用主要有两个方面:一是茶叶中含氟，二是茶中茶多酚的作用。茶多酚的实验室研究表明，茶具有明显的抑制龋病发生的作用。茶多酚能够抑制葡糖基转移酶（glucosyl transferase，GTF）的活性，减少葡聚糖的合成，影响致龋菌在牙面的黏附集聚，可抑制口腔变异链球菌、黏性放线菌、血链球菌和乳酸杆菌等多种致龋菌的生长和产酸，茶多酚对牙体硬组织的影响目前尚未取得一致性结论。

奶酪中酪蛋白磷酸肽能够促进脱矿牙体组织再矿化。酪蛋白磷酸肽钙磷复合体（casein phosphopeptide-amorphic calcium phosphate，CPP-ACP）对变异链球菌生长及产酸均有抑制作用。Paobao、Kashket（1985）报道脱脂可可豆提取物有抑制MS 的GTF 活性的作用。Ooshima 等（2000）用可可豆粗提取物的实验证明它具有降低MS细胞表面疏水性、抑制细菌的蔗糖依赖性黏附、降低细菌合成水不溶性多糖、降低动物牙面细菌的堆积和降低动物的龋发生率的作用。Osawa等（2001）在可可豆荚中发现两种有效的防龋物质，一是多聚表儿茶酚，具有强力抗GTF活性能力，一是不饱和脂肪酸，也就是油酸和亚油酸。杨富生等（1993）用几种方法处理大蒜，检验其对变异链球菌生长和黏附性的影响，发现只有用过滤法处理的大蒜才对变异链球菌MT 8148和远缘链球菌6715的GTF活性和黏附力有明显抑制作用。

食物中脂肪酸的防龋作用早已引起人们的注意,其中壬酸更是引人注目。Griffiths(1979)、Hayes（1981）、Williams（1982）、Hayes、Stobert（1990）等均曾报道壬酸有抑制细菌产酸和防龋效力。Schuster（1980）、Kate等（1982）曾对多种脂肪酸与龋病的关系作了研究，在动物身上的试验表明月桂酸、亚油酸与油酸能抑制牙面生态膜的形成，亚油酸和棕榈油酸能抑制变异链球菌产酸。在饲料中加入甘油月桂酸酯（monolaurin）有明显抑制鼠患龋的作用。

二、有效利用氟化物防龋

氟化物的抗龋作用主要表现在对牙齿、唾液界面上发生的脱矿和再矿化作用的影响上。唾液中低浓度的氟就足以使引发龋齿的脱矿过程向再矿化过程转变，而再矿化过程的发生主要是由于氟化物增强了磷酸钙的沉积及牙釉质中氟磷灰石的形成，极微量的氟化物即具有抗龋作用，并且处于不影响人体健康的安全范围内，正确使用不会造成公众健康问题。

以前人们认为氟化物的使用主要有益于儿童，现在意识到对于所有年龄组的人群，氟化物都能提高牙齿的抗龋能力，主要是因为氟有抑制致龋菌生长，减少菌斑内酸的产生，降低牙齿酸溶解度和促进再矿化等作用。应用方式有：

（一）氟化饮水用于防龋

社区饮水氟化是既实用又经济的防龋方法；在社区饮水无法氟化的地区，饮食中添加氟化物和学校饮水氟化可以作为全身用氟的选择方式。在许多国家，食盐氟化是一种普遍使用的方法。但要注意摄入氟过多会引起诸如氟骨症、氟斑牙等问题。

（二）局部用氟

为了避免在全身用氟的过程中出现氟牙症及其他氟中毒现象，许多学者提倡局部用氟。局部用氟适合于大多数人群，尤其多用于儿童和青少年。个人局部用氟主要是含氟牙膏和氟水含漱。专业局部用氟包括局部涂氟、氟化物凝胶、氟保护漆、氟化泡沫等。临床功效、安全性、适用性均较好，但成本较高。在对儿童使用时，同样应注意安全性问题。此外，还有口内氟素释放装置。利用一种氟素控释系统，附于双侧上颌磨牙或义齿基板上，能长期使唾液氟浓度升高，而无不良反应。对于老年人群有着更为重要的意义。

氟化物缓释材料临床上多用于牙齿美观修复，保护特殊部位以防止继发龋。

三、在人群中开展对易感牙齿或牙面防龋防护

（一）易感牙及患龋率

根据多数调查资料，龋病的好发牙位依次是下颌第一磨牙>下颌第二磨牙>上颌第一、二磨牙>前磨牙>第三磨牙>上前牙。患龋最少的是下颌前牙。

在乳牙列中，下颌第二乳磨牙>上颌第二乳磨牙>第一乳磨牙>乳上前牙。

龋损的好发牙面以咬合面居首位，其次是邻面，再次是颈面。

我们应从龋损好发的牙殆部位着手，针对这些敏感区采取防龋措施。譬如用窝沟封闭剂预防儿童龋齿，重点应放在第一、二磨牙的中央点隙上。

（二）预防方法

首先要重视个人口腔卫生，养成早晚刷牙、饭后漱口的习惯，保持牙齿清洁；常吃粗糙有纤维的食物，临睡前不吃糖果、饼干等零食；补充适当的氟，促进牙齿的矿化程度或再矿化；定期检查，早期发现，及时治疗等。

1. 减少或消除病原刺激物　减少或消除菌斑，改变口腔环境，创造清洁条件是防龋的重要环节，最实际有效的办法是刷牙和漱口，应该加强宣传教育。

2. 氟化物防龋　是目前世界上应用最广泛、最有效的防龋手段，包括含氟牙膏、含氟凝胶、氟保护漆以及氟化泡沫的应用等。但需要注意的是，6岁以下儿童吞咽及吸收的牙膏比成人多，可能会引起氟牙症，因此要在成人监督下用含氟量低的牙膏，或3岁以下儿童不要用含氟牙膏。氟化泡沫和含氟凝胶的使用发现，虽然氟化泡沫在唾液中的氟浓度低于含氟凝胶，但它们对提高釉质中氟离子含量的效果却是相近的。氟保护漆的临床功效、安全性及适用性均较好，但成本较高，操作相对复杂，可推荐用于龋病高发危险的地区、患龋率高的儿童和青少年，但不作为患龋率低的地区的首选，对高危龋病和中高龋发病率的儿童和青年推荐使用。氟化泡沫有明确的防龋效果，安全性、适用性比含氟凝胶强，但比氟保护漆稍差，成本低于含氟凝胶与氟保护漆，适合于低氟地区群体防治，但对6岁以下的儿童应由专业人员操作，严格限制其用量。

3. 窝沟封闭　窝沟封闭的发明是基于Buonocore对牙釉质酸蚀作用的研究（1955），经磷

酸酸蚀后的牙釉质将增加树脂材料的粘结性和改善边缘封闭性。阻止食物及微生物进入窝沟点隙处，从而阻断了窝沟龋发生的链条。这是预防窝沟龋最有效的方法。

理想的窝沟封闭手术应做3次，即3~4岁时乳磨牙做1次，6岁左右第一恒磨牙做1次，12岁左右再做第二恒磨牙。也有封闭前磨牙的，一般在前磨牙萌出后的4年内。做封闭手术3个月后要到医院复查,看是否有脱落现象。如果有脱落,还应在医生检查后确定是否需要补做。

4. 预防性充填　1977年，Simonsen提出对小的窝沟龋或窝沟可疑龋进行预防性树脂充填（preventive resin restoration），为窝沟龋的治疗提供了一种新方法，预防性树脂充填方法仅去除窝沟处的牙釉质或牙本质，根据龋损的大小，采取酸蚀技术与树脂材料充填早期窝沟龋，并在咬合面上涂一层封闭剂，这是一种窝沟封闭与窝沟龋充填相结合的预防性措施。预防性树脂充填的优点是使用复合树脂和玻璃离子材料作为充填剂与牙釉质机械或理化性地结合，再与封闭剂化学性结合，减少了漏隙产生的可能性。

5. 非创伤性修复治疗（atraumatic restorative treatment，ART）　指使用手用器械清除龋坏组织，然后用有粘结性、耐压和耐磨性能较好的新型玻璃离子材料将龋洞充填的一种方法，适用于一些医疗条件相对落后的区域。

四、对特殊群体采取特别的防龋措施

（一）妊娠期妇女的龋病预防

妊娠期妇女的生活规律改变，进食的次数增多，爱吃零食又偏爱酸甜食物，且常忽略口腔卫生保健。因此孕前本来没有龋病的妇女在妊娠期可患龋病，孕前已有龋病者在孕后龋病可加重或龋齿数增多。此外,孕妇由于内分泌的改变,若不注意口腔卫生容易患妊娠期牙龈炎。孕前已患牙龈炎者，牙龈炎症状可加重。妊娠不直接影响对龋病的易感性，而与口腔卫生状况关系密切，口腔卫生状况良好者，龋病的发生率显著降低。因此针对妊娠期妇女应采取以下防龋措施:

1. 怀孕前口腔检查与治疗　孕前应到正规医院进行全面的口腔检查和保健治疗，以恢复口腔健康。包括治疗龋坏的牙齿、牙周病等，必要时必须彻底洁牙。要除掉不能保留的牙齿，无保留价值的残根、残冠，以及反复发炎的阻生牙，拆除不良修复体并重新进行修复、修复缺失牙等。

2. 坚持口腔健康教育　提高妊娠期妇女的口腔保健意识，并指导她们掌握正确的口腔保健方法，有效刷牙，彻底清除菌斑，特别应加强进餐后的口腔卫生保健，如有需要可在医生指导下局部用氟。

3. 日常口腔护理　坚持早晚刷牙、饭后漱口。定期使用牙线清洁邻面牙菌斑。妊娠期的妇女因口腔组织敏感性增高，刷牙时要选用刷头小、刷毛软、磨毛的保健牙刷。选用含氟牙膏刷牙。注意平衡膳食，选择有利于身体健康和非致龋性食物并遵循科学的进糖原则，少吃甜食，减少零食。

4. 定期口腔健康检查　早期发现口腔疾病并适时处理，重点做好妊娠期龈炎的防治，促进孕妇口腔健康。建立良好的生活习惯，使用药物宜慎重，避免有害因素侵袭，影响胎儿正常生长发育。

（二）肿瘤患者龋齿预防

1. 治疗前尽可能地治疗所有龋坏牙齿，并给予口腔卫生指导。

2. 治疗期间对患者的处理　放疗期间可以预防应用氯己定及维生素E、维生素B_{12}。局部应用氟化物预防放射龋，多采用局部涂氟，氟化物溶液漱口，含氟牙膏刷牙，含氟凝胶等方式。局部用氟的关键是氟与牙齿接触的时间，提高氟的渗入量和深度，以及在牙齿组织内停留的时间。对于放疗后牙本质过敏采用氟保护剂治疗也可取得较好疗效。

3. 放化疗或手术后患者的处理　继续局部应用含氟制剂，对于已经出现的龋齿应积极进行治疗。

（三）残疾人及生活不能自理者龋病的预防

口腔健康是残疾人及生活不能自理者（包括肿瘤术后患者或因其他疾病长期卧床者）最基本的生存及生活需求之一。因为此类人群的生活不能完全自理，需要他人帮助，他们的口腔卫生更需要家庭、医疗保健机构，以至社会的同情、关心及照顾。

预防措施主要为：

1. 早期口腔卫生指导　为了使患儿能较好地维护口腔健康和今后参加社会性活动，早期开始功能训练和教育是十分重要的。

2. 口腔保健用品选择　主要根据残疾的程度和患儿的能力，选择清洁口腔的适宜方法，如牙刷、牙线、牙线夹持器、牙签、开口器等。若有电动牙刷或水冲洗装置也可应用。

3. 特殊口腔护理　对于缺乏生活自理能力的残疾人，至少应帮助其每天彻底刷牙或用牙线洁牙1次，有效地去除牙菌斑，可使用电动牙刷。注意在帮助残疾人时应根据残疾人的具体情况选择一种比较容易操作的舒适的体位与姿势。

4. 氟化物的适当应用　在可能的条件下，最好选用一种全身用氟法，尤其对于残疾儿童，如饮用氟化自来水，氟化食盐；或口服氟片，或每天喝一定量氟化牛奶，并配合一种局部用氟方法，如每天使用含氟牙膏，或用含氟漱口液，或者由专业人员使用含氟凝胶等，将会有明显的防龋作用。

5. 窝沟封闭　窝沟封闭剂用于发育性儿童预防龋病效果满意。应用原则与其他儿童相同，使用橡皮障隔离唾液十分重要。一旦牙萌出后应尽快进行封闭。

6. 减少糖与甜食的摄取　严格限制蔗糖和淀粉类食物的摄取，除三餐时间补充的膳食，尽量不食用含有糖和精制碳水化合物的食物，以减少酸的形成而导致对牙釉质侵蚀的可能性，从而达到防龋的效果。对残疾人可适当使用甜味剂，如木糖醇、巴拉金糖等。

7. 定期口腔健康检查　生活不能自理患者口腔保健的另一个方面是由口腔专业人员定期为残疾人提供检查、洁治、局部用氟、健康教育与适当治疗等服务。至少每半年到1年检查1次，发现问题一定要及时处理。

（姜广水）

参考文献

1. 樊明文. 牙体牙髓病学. 第3版. 北京：人民卫生出版社，2008.
2. 张举之. 口腔内科学. 第3版. 北京：人民卫生出版社，1993.
3. 周大成. 中国口腔医学史考. 北京：人民卫生出版社，1991
4. 卞金有. 预防口腔医学. 第5版. 北京：人民卫生出版社，2008.
5. Avşar A，Elli M，Darka O，Pinarli G. Long-term effects of chemotherapy on caries formation，dental development，and salivary factors in childhood cancer survivors. Oral Surg Oral Med Oral Pathol Oral Radiol Endod，2007，104: 781-789.
6. Kupeli S，Varan A，Ozyar E，et al. Treatment results of 84 patients with nasopharyngeal carcinoma in

childhood. Pediatr Blood Cancer，2006，46: 454-458.

7. Huber M A，Terezhalmy G T. The head and neck radiation oncology patient. Quintessence Int，2003，34（9）: 693-717.
8. Vuotila T，Likontiola L，Sorsa T，et al. The relationship between MMPs and pH in whole saliva of radiated head and neck cancer patients. J Oral Pathol Med，2002，31（6）: 329-338.
9. Hu JY，Li YQ，Smales RJ，et al. Restoration of teeth with more viscous glass ionomer cements following radiation-induced caries. Int Dent J，2002，52（6）: 445-444.
10. Harris R，Nicoll AD，Adair PM，et al. Risk factors for dental caries in young children: a systematic review of the literature. Community Dent Health，2004，21（1 Suppl）: 71-85.
11. Stecksen-Blicks C，Sunnegardh K，Borssen E. Caries experience and background factors in 4-year-old children: time trends 1967-2002. Caries Res，2004，38（2）: 149-155.
12. Sabbah W，Tsakos G，Sheiham A，et al. The effects of income and education on ethnic differences in oral health: a study in US adults. J Epidemiol Community Health，2009，63（7）: 516-520.
13. Donaldson AN，Everitt B，Newton T，et al. The effects of social class and dental attendance on oral health. J Dent Res，2008，87（1）: 60-64.
14. Psoter WJ，Reid BC，Katz RV. Malnutrition and dental caries: a review of the literature. Caries Res，2005，39（6）: 441-447.
15. Petersen PE，Bourgeois D，Ogawa H，et al. The global burden of oral diseases and risks to oral health. Bull World Health Organ，2005，83（9）: 661-669.
16. Pezzementi ML，Fisher MA. Oral health status of people with intellectual disabilities in the southeastern United States. J Am Dent Assoc，2005，136（7）: 903-912.
17. Hasslof P，Twetman S. Caries prevalence in children with cleft lip and palate--a systematic review of case-control studies. Int J Paediatr Dent，2007，17（5）: 313-319.
18. Pradhan A，Slade GD，Spencer AJ. Factors influencing caries experience among adults with physical and intellectual disabilities. Community Dent Oral Epidemiol，2009，37（2）: 143-154.

第十章　龋病的诊断

龋病造成牙齿硬组织肉眼可见的破坏后不会自行修复，只能通过治疗才能终止病变、消除症状、恢复形态和功能。而龋病治疗方案的确定和实施之前，必须有明确的诊断，包括是否患龋、哪个牙、什么位置、程度如何等；龋病一旦发生后，如不干预，将从浅龋朝着中龋、深龋、牙髓炎、尖周炎的方向发展，这是其自然转归。任何一个阶段得到正确的诊断和有效的治疗，就是对龋病下一个阶段的预防。因此，龋病诊断（caries diagnosis）非常重要。

第一节　龋病的诊断标准

诊断离不开标准，而同一个疾病常会有不同的标准。各种标准都有其优点和不足，各有其适用范围，龋病也是如此。下面介绍几类有代表性的龋病诊断标准。

一、临 床 标 准

因看问题的角度不同，仅临床诊断标准就有多种。如按龋损与充填修复的关系可分为原发龋（primary caries）、继发龋（secondary caries）、余留龋（residual caries），按解剖部位可分为点隙裂沟（沟窝）龋、光滑面龋、根面龋；按龋坏累及的牙面数分为单面龋（simple caries）、复面龋（compound caries）和复杂龋（complex caries），按照发展中的形态变化分为开放性龋（open caries）和潜行龋（undermined caries），还有线性牙釉质龋（linear enamel caries）等。目前普遍认为，按龋损深度和活跃性进行诊断的相关标准最为实用。

（一）按深度诊断

按深度可将龋病分为浅、中、深3类（表10-1），这个标准之所以在临床上受欢迎，是因为该标准与症状、体征、危害以及治疗方案关系密切。我国的本科教材中重点介绍的也是这种分类。

表10-1　龋病诊断的临床诊断标准（深度）

诊断	范围	症状	体征
浅龋	牙釉质和（或）牙骨质	无	色变（垩，黄，褐） 形变（粗糙）
中龋	牙釉质和（或）牙骨质 牙本质表1/3~中1/3	可有激发痛	色变（黄，褐，黑） 形变（洞） 质变（软）
深龋	牙釉质和（或）牙骨质 牙本质的髓1/3	激发痛明显	同中龋，但更明显

1. 浅龋　是发生在牙齿硬组织浅层的龋损。浅龋发生在牙冠时局限在牙釉质；发生在牙

根时局限在牙骨质。少数情况下，因牙齿的颈部既无牙釉质也无牙骨质，龋损一开始就发生在牙本质。浅龋患者一般没有症状，其体征主要是牙色的改变，如透光度下降，变成白垩色(chalky)；形态和质地几乎没有变化，用探针或牙线仔细检查可有粗糙感。浅龋容易漏诊，也容易与牙釉质发育不全等疾病相混淆。

2. 中龋　是发生在牙齿硬组织中层的龋损。范围在牙本质的表面1/3与中1/3之间。中龋患者常因酸、甜、冷、热等刺激敏感而就医，一般能指出患牙的位置；检查中能看到色、形、质的变化，如龋损处黄褐色，有龋洞，洞内有食物残渣等。对患牙给予刺激，如冷水、冷气时会出现一过性的激发痛，洞底探诊也会出现疼痛。除了后牙的远中邻面等不能直视的部位外，中龋的诊断是不困难的。

3. 深龋　当龋病发展到牙本质的髓1/3时，就是深龋。与中龋相比，深龋更容易被发现，但要注意与慢性牙髓炎等相鉴别。

按深度诊断龋病主要靠检查者的肉眼、简单的工具和经验，明显的龋损能够诊断，对于早期龋的诊断很难做到准确。

对于牙釉质龋细化临床检查标准（表10-2），要求被查牙齿表面干净、干燥；光照强度适中，没有环境干扰色。

表10-2　牙釉质龋诊断的临床标准

分值	内　容
0	长时间吹干（长于5秒），牙釉质的半透明性无改变或仅有轻度改变
1	潮湿情况下不明显，但空气吹干后可见不透明或变色
2	不用空气吹干即可见不透明或变色
3	可见牙釉质局部有不透明或变色，还可能看见来自牙本质的灰色
4	在变色的牙釉质上出现缺损，牙本质暴露

（二）按活跃性诊断

按龋损的发展速度和状态可将龋病分为急性龋（acute caries）、慢性龋（chronic caries）和静止龋（arrested caries）等。这与近年来提出的“龋病的活跃性诊断”基本对应。

非创伤性修复治疗（atraumatic restorative treatment，ART）的理念正在被广泛接受，而ART治疗方案的选择与龋病是否活跃有关，龋病的活跃性诊断也因此受到关注。根据ART的原则，活跃性龋（active lesion）应在能够阻止龋病发展的前提下，采用破坏性最小的方法，如化学方法辅之以简单的手用器械去除龋坏组织，再用黏性的材料予以修复；对于发展很慢的非活跃性龋（inactive lesion）可用再矿化法（remineralized therapy）改善局部的脱矿状态；而静止龋，可以采用暂不处理，密切观察。

表10-3显示的是静止龋和活跃龋两种典型状态的诊断标准。

表10-3　龋病诊断的临床标准（活跃性）

诊断	两次检查比较	光泽	质地	光滑	干湿度	色	菌斑/龈炎
活跃性龋	变化大	无	软	否	湿	浅	有
非活跃性龋	变化小	有	硬	是	干	深	无

龋病的活跃性诊断是与以往检查的结果相比较得出的，故对于能够规律复诊的患者才能

实现。检查中遇到的情况有时不典型,所以这个诊断标准是相对的,大部分符合时即可下结论,但仍然要密切关注病变的发展。目前，龋病活跃性的诊断在我国还没有普遍开展。

二、流调标准

龋病的临床流行病学调查（流调）属于横断面研究（cross-sectional study），是龋病病因学研究的基础。对于掌握龋病的患病率和发病率,发现高危人群,评价某些干预措施的效果等,有积极意义。流调的对象多（人群），检查时间短，常因标准掌握不严而出现假阳性。为了使普查结果可靠，结果间有可比性，世界卫生组织（World Health Organization，WHO）制定了龋病诊断的流调标准（表10-4）。是定性标准。

表10-4　龋病诊断的流调标准（WHO，1997）

诊断	检查所见
非龋	无充填体，无需充填治疗的完整牙
可疑龋	白色或白垩色斑点，着色或粗糙的斑点，牙釉质上有能卡住探针的点隙或窝沟并有色素沉着，但底部无软化、牙釉质无损害或洞壁无软化现象
龋	窝沟或光滑面的病损有底部发软，牙釉质有潜在的损害或沟窝壁软化

这个标准的特点是：在龋病的“色、形、质”三方面的变化中，以质变为准。可疑龋不认为是龋。这有利于降低假阳性率（误诊率），但会提高假阴性率（漏诊率）。换句话说，按此标准查出来的龋齿是确定的，但一些浅龋可能漏掉了。

值得关注的是：在WHO制定的《口腔调查基本方法》第4版（1997）中，对探针有了新的规定，将过去规定的尖端直径约0.2mm的5号探针改为了尖端直径约0.5mm的CPI探针。即探针的尖端变粗了。目的也是降低假阳性率。

WHO的龋齿流调标准是迄今为止最具权威性的龋病诊断标准，牙防工作者和口腔医师都应掌握。

三、X线片诊断标准

因计算机等技术的迅速发展，X线片的清晰度不断提高，在龋病诊断中发挥的作用越来越大。也有了独立的诊断标准。表10-5介绍的标准针对的是窝沟龋，对其他部位也有参考作用。

表10-5　龋病诊断的X线片标准（窝沟龋）

分值	内容
0	无透光的证据（没有透射区）
1	牙釉质上可见透射区
2	牙本质上可见透射区，但局限在牙本质的表面1/3内
3	牙本质上的透射区，达到牙本质的中1/3
4	牙本质上的透射区，达到牙本质的髓2/3

四、组织学标准

采用脱钙、切片、染色和镜下观察等组织学方法，能够清楚地观察到龋损及其与牙齿各层的关系，因而也就有了龋病的组织学的诊断标准（表10-6）。该标准主要针对的是窝沟龋。这个标准最大的不足是只适用于离体牙，没有临床意义，因而应用范围很窄。

表10-6　龋病诊断的组织学标准（窝沟龋）

分值	内　容
0	牙釉质无脱钙，没有狭长的浑浊区
1	牙釉质脱钙局限在表面1/2
2	脱钙范围在牙釉质表面1/2和牙本质表面1/3之间
3	脱钙范围在牙本质中1/3
4	脱钙范围已达到牙本质的髓方1/3

第二节　龋病的诊断方法

根据临床上常用与否，本章将现有的龋病诊断方法归纳为常规法和非常规法两种。

一、常　规　法

龋病诊断的常规方法（以下称常规法）是指借助口镜（mouth mirror）、探针（explorer）和镊子（pliers）等工具（有时需要X线片），通过视诊、探诊等手段，结合被检查者的感觉对龋病进行诊断的方法。常规法由来已久，应用普遍，行之有效。龋损的范围和深度达到一定程度时多能做出正确诊断。常规法的诊断过程可分解为问诊、视诊、探诊等环节，但操作起来没有截然界限。

（一）诊断步骤

1. 问诊（inquisition）　是通过询问，搜集与疾病相关的主观信息的过程。问诊时要特别注意其发生的时间、部位、疼痛特点等，但不能诱导。问诊所用语言应通俗易懂，结束后应择其要点，按照主诉（chief complaint）和现病史（present history）等格式记录在病历上。病历书写是理清思路，分清主次，排查证据的过程，有重要的医学意义，也是法律的要求。要客观准确、格式规范、文理通顺、字迹工整。

2. 视诊（inspection）　即用肉眼（naked eye）观察判断疾病的过程。镊子和口镜在视诊中发挥重要的辅助作用。镊子可夹持小棉球将牙面上的唾液等擦掉；口镜用以拉开口角，使视野更清晰。还可通过镜像看到前牙的舌面，牙弓尽头牙齿的远中面等处。中度和深度的龋损，只要能看到就基本能确定（图10-1~图10-4），再通过探诊即可确诊。早期龋坏的判断可根据表10-2的标准进行。但实际上，因早期龋就诊的患者很少，即便确诊，愿接受治疗者也不多。故龋病早发现、早治疗目标的实现还有待于社会、心理、经济等多方面的进步。

3. 探诊（exploration probing）　是用探针伸到狭小的缝隙进行探查，根据检查者手感和被检者疼痛感等线索进行诊断的过程。常需探诊的部位有𬌗面窝沟、邻面接触点以下等部位。探诊中要注意牙面是否粗糙，质地是否变软。还要注意患者的表情、动作等对疼痛的反馈信息。探诊是基本的龋病检查方法，用于检查窝沟龋的历史已逾百年。传统观点认为尖锐探针的作用很大，但近年来有学者认为锐利的探针对于发现龋齿没有多大帮助，还可能破坏白斑区，或破坏窝沟封闭剂而造成新的损害。从而提出："发现沟窝龋应当靠锐利的

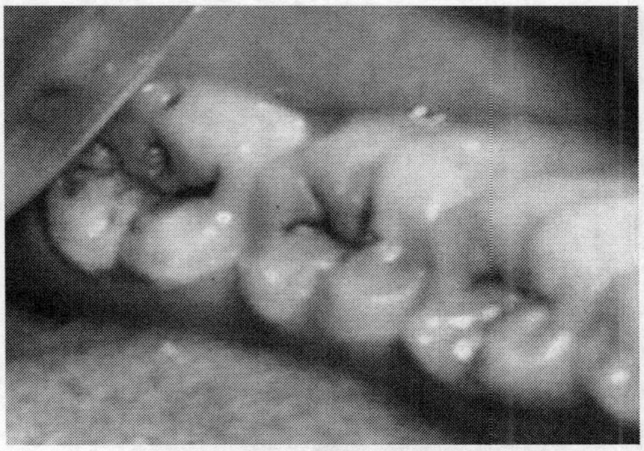

图10-1 磨牙𬌗面龋

视诊：36，37，38𬌗面中深度龋

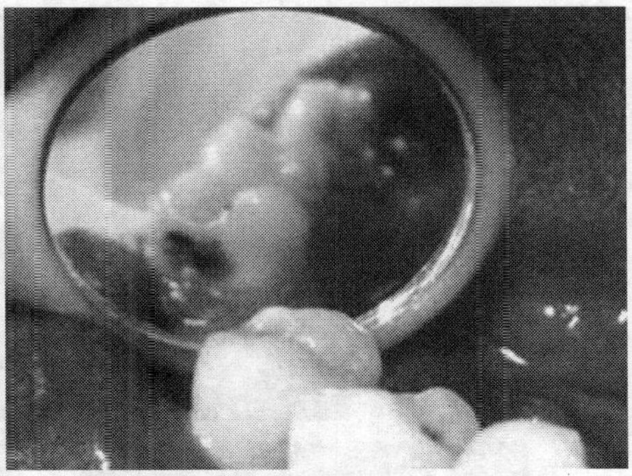

图10-2 前磨牙邻面龋

口镜视诊：45远中邻面中度龋(46缺失)

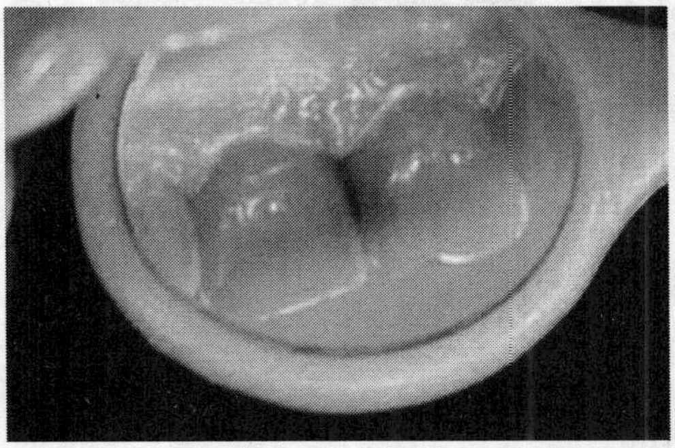

图10-3 前牙邻面龋

口镜视诊：11，21近中面中、深度龋

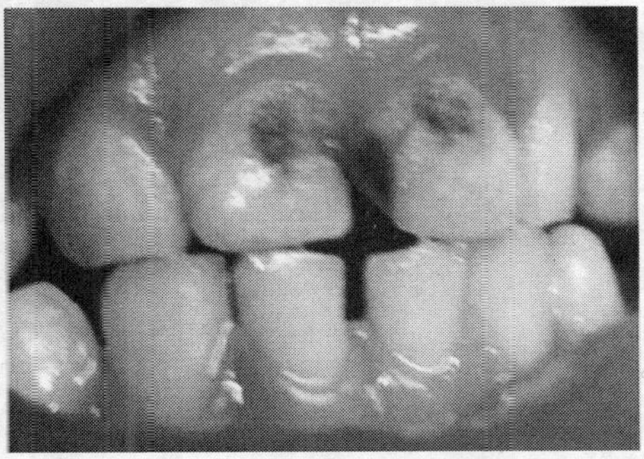

图10-4 乳前牙唇、邻面龋

视诊：51，61唇面颈1/2和近中邻面中度龋

眼睛而不是锐利的探针”。WHO 1987年起规定将检查用探针的尖端由0.2mm改为0.5mm，也与此有关。

4. X线（X-ray）片 X线片的投照技术通过不断改进，清晰度增加，辐射量降低，出结果的时间变短，资料容易保存，价格也能为普通人群接受，在非直视部位的龋病诊断中应用越来越多。故已可将其视为常规方法了。Hopcraft等对879个17~30岁的新兵分别采用咬翼片（bitewing radiography）的盲评和常规的视探诊（visual and tactile）法进行检出结果的比较，视探诊的𬌗面龋检出率高于咬翼片（75.9%~82.9%，33.1%~42.6%）；而咬翼片的邻面龋检出率高于视探诊（93.1%~97.1%，22.9%~32.9%），说明X线片更容易发现邻面龋齿。大片（全景片）与小片（根尖片或咬翼片）相比，因片子与牙齿间的距离较大而有一定的失真，但在多数牙齿的龋齿检查中有优越性。图10-5显示的是一个典型病例，患者女，45岁，双侧牙齿遇冷、热、酸、甜等刺激时有明显的酸痛感2个月余。初步检查没有发现明显异常。但在全景X线片的提示下，针对性检查后证实有多个牙齿邻面中度或深度龋坏，治疗后效果良好。

5. 理化测试 当龋损到达牙本质后，牙齿对于理、化学刺激的耐受阈下降。化学刺激，如甜酸等是否敏感一般是通过问诊获得；而物理性刺激是否敏感，除了问诊之外，还可进行临床检查，如用探针刮擦，用无水乙醇、冰条等冷源，加热牙胶、金属等热源接触牙面等。物理检查方法中最简单的方法是将三用枪喷出的冷气、冷水作为冷刺激源，以同名牙为对照进行的测试。

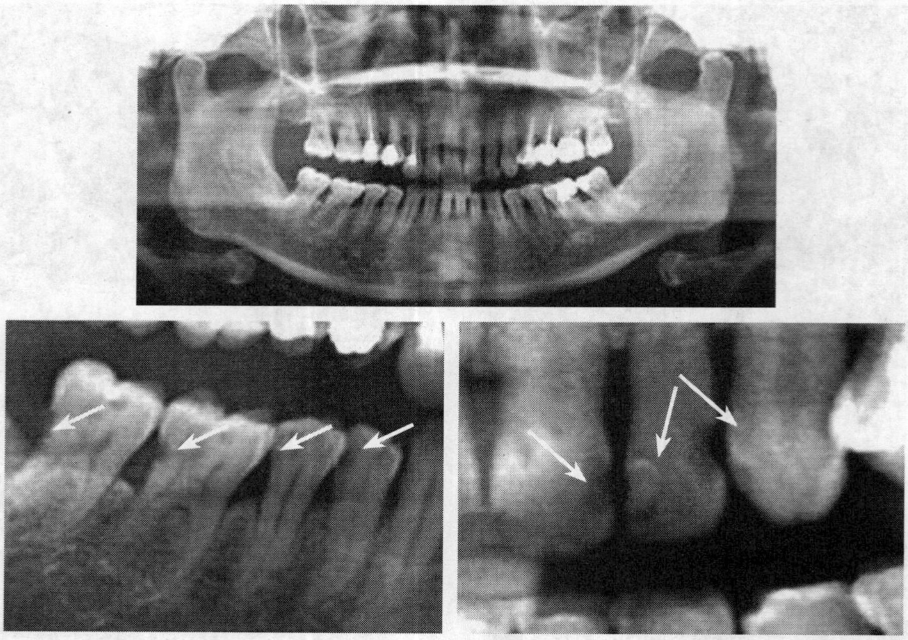

图10-5　全景片检查龋病
21，22，23邻面，44，45，46，47远中邻面发现可疑龋

（二）鉴别诊断

1. 浅龋　有些牙体硬组织病在色、形等方面的表现常与浅龋相似，应注意鉴别。

（1）氟牙症　也称斑釉症（mottled enamel），轻度的氟斑症患牙也可表现为牙釉质白垩色、黄褐色，与浅龋类似，如果患者在6岁前有在高氟区居住史，检查发现患牙数目多，并有对称性，提示氟斑牙的可能性较大。

（2）牙釉质发育不全（enamel hypoplasia）　也可表现为牙釉质上的白垩色、黄褐色，与浅龋类似。但由于该病是在发育的某一时期牙釉质受到损害所致，因此病变有对称性，斑点处探诊往往硬而光滑，没有质地变软的感觉。

浅龋与氟牙症和牙釉质发育不全的不同点可以概况为表10-7。

表10-7　浅龋、氟牙症、牙釉质发育不全的比较

	浅龋	氟牙症	牙釉质发育不全
累及牙齿数	单个	多个	多个
对称性	无	有	有
好发部位	有	无	无
探诊	软	硬	硬
高氟区居住史	可无	有	可无

2. 中龋　中龋患者常因激发痛或发现牙齿的色、形发生变化而就诊。临床检查时可见典型的色、形、质的变化，因而容易诊断，一般不会与其他疾病混淆。

3. 深龋　与中龋相比，深龋患者的主观感觉和体征更明显，不会遗漏。但须确定牙髓是否受累。因为深龋发展为牙髓炎的几率很高，一旦发展为牙髓炎，就应诊断为牙髓炎而不是

龋病了，治疗方案也完全不同。因而深龋的相关鉴别诊断很重要。

（1）可复性牙髓炎（reversible pulpitis）：是牙髓组织处于初期炎症的阶段，以血管扩张、充血为特征。如果去除病源刺激，牙髓有望得到恢复。因而称为可复性牙髓炎。从组织学上看与深龋有一定差别，因为深龋没有血管扩张、充血等病理表现；但在临床上很难鉴别，因为两者的深度都在牙本质深层，都没有穿髓孔，也都没有自发痛。理论上说，两者遇冷、热等刺激时，疼痛持续的时间长短不同，深龋短些，可复性牙髓炎稍长，而这种主观性指标显然不可靠。更因为两者的治疗原则相同，故不必刻意鉴别。不能确定时，可进行安抚，通常采用氧化锌丁香油粘固粉将已去除龋坏组织的窝洞封闭，1~2周后复诊，如果症状消失，可按深龋治疗；如果仍有激发痛可继续安抚；如果出现了自发痛可诊断为牙髓炎，作相应治疗。

（2）不可复性牙髓炎（irreversible pulpitis）：是一种严重的牙髓病变。以目前的医疗水平还不能使这种发炎的牙髓恢复正常。不可复性牙髓炎中的慢性牙髓炎最为常见。慢性牙髓炎症状不典型时与深龋很难鉴别，而两者的治疗方法截然不同，深龋应保存牙髓，慢性牙髓炎则应去除牙髓。诊断要点是有无自发痛和穿髓孔，这两项中任何一项阳性时即可诊断为牙髓炎。无把握时，最好安抚观察。采用氧化锌丁香油粘固粉将已去除龋坏组织的窝洞封闭1~2周，复诊时如果没有任何不适者可诊断为深龋，如出现了激发痛加剧，甚至出现自发痛者可诊断为慢性牙髓炎。深龋和慢性牙髓炎的鉴别要点见表10-8。

表10-8　深龋和慢性牙髓炎的比较

	深龋	慢性牙髓炎
冷热刺激痛程度	轻	重
冷热刺激痛持续时间	短	较长
自发痛	无	有
穿髓孔	无	有
叩痛	无	可有
楔缺、牙周袋等	可无	可有
治疗原则	保牙保髓	保牙去髓

龋病的检查、诊断和鉴别诊断可以概括为一个流程图（图10-6）。

二、非常规法

龋病的诊断、探查和筛查在概念上有所不同。

诊断（diagnosis）是根据患者的症状和检查中发现的实质性损害（体征），确定龋病是否存在的过程，信息来源于患者和检查者两方面，结果相对准确，是治疗方案确定的依据。

探查（detection）是在尚无症状的情况下，检查者根据经验，对已经存在或将要出现的龋病做出判断的过程。探查的信息来源于检查，不一定准确，是早期治疗的依据。

筛查（screen）则是在既无症状又无体征的情况下，凭借某种指标，对龋病发生可能性做出估计的过程。属于预防的范畴。筛查的信息有赖于特殊的技术设备，旨在确定高危人群，有一定的预防意义。三者的区别见图10-7。

常规法只能诊断出中度和深度龋齿，这种状态显然需要改进。几十年来，学者们试图在

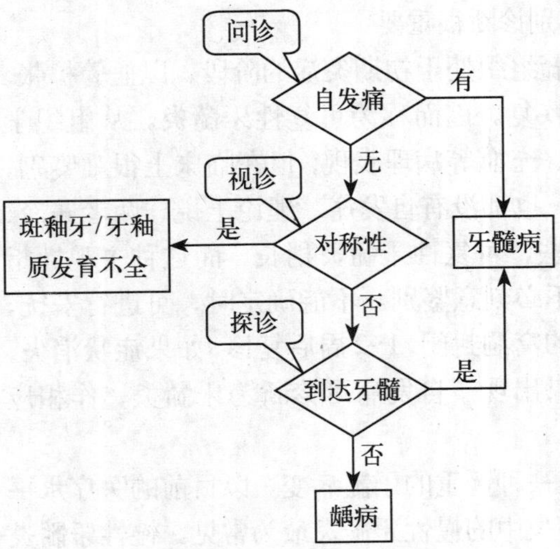

图10-6 龋病检查诊断流程图

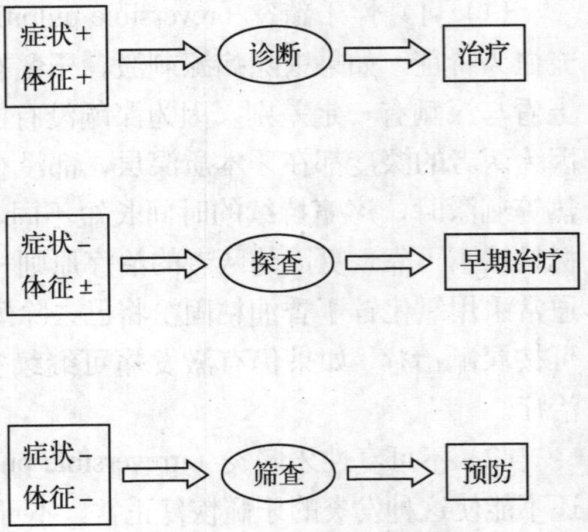

图10-7 诊断、探查与筛查的区别

龋病的探查和筛查方面有所作为，因而出现了许多方法。这些方法中，有的新，有的已经不新了；许多是设备特殊、操作复杂，价格昂贵；更有些方法的准确性还没能确定。将这些方法冠以“新”、“现代”等皆不妥。这是本章将其概括为“非常规法”的原因。也能够与常规法区别开来。非常规法涉及许多领域，如光学、电学、生物学等，相关的仪器更多。现择其有代表性的介绍如下：

（一）物理方法

1. 电阻抗法（electronic resistance methods，electical conductance，ER） 是采用某种仪器，对牙齿表面的电阻值进行测量，与正常值比较后，判断是否患龋的方法。仪器有Vanguard、caries Meter L 和ECM等多种。仪器由电源，探针（电极），回流电极和显示器等构成。正常牙釉质结构致密，晶体结构间的孔隙很小（半径2~6nm），是电的不良导体。因为龋病脱钙后，牙釉质间的空隙变大，间隙中的唾液增多，而唾液因含有多种离子是能够导电的。龋坏越重，脱钙就越多，牙釉质的电导率就越高，电阻率就越低，采用低频率（如21.3Hz）低电流（如0.3μA）的交流电测出的电阻值，可量化反映牙齿的脱矿程度。

目前认为，该法仅能用于𬌗面龋的诊断。先将牙面吹干，隔湿，将生理盐水或一定浓度的导电液滴到𬌗面，使之扩散，然后将探针电极密切接触待测牙面，同时接触滴入的液体，回流电极置于备检者手腕或唇颊部。读出电阻数值，与正常值对照后给出判断。

由于生理盐水在牙面上的扩散面积，导电液体的浓度，探头与牙齿的接触面积等诸多因素影响，操作有一定难度，费时间，重复性不好，假阳性率较高。

2. 光导纤维透照技术（fibreoptic transillumination，FOTI） 是用光导纤维照亮被测牙齿通过牙齿透光率不同对是否患龋进行判断的方法。原理是：龋坏部位的牙体组织对光的散射和吸收较正常牙齿多，透过的光较正常牙齿少。仪器由电源，光源和光纤工作头等部分组成。操作中要注意清洁被检牙齿，将光导纤维的工作头放在牙齿邻面触点以下，使光线从颊舌向或舌颊向透过牙齿，从𬌗面观察被照亮的牙齿颜色的变化，并据之进行判断。牙釉质龋时在光透下表现为灰色，牙本质龋时表现为褐色或橘黄色。该技术操作简便，对检查者和被检查者无损害，对于邻面龋的诊断有帮助。然而该法对检查人员的要求高，如果不经统一培训会出现较大的测量偏倚。目前认为，FOTI仅能作为辅助方法，不能取代X线片等方法。

3. 定量光导荧光技术（quantitative light fluorescence，QLF） 是利用不同矿化物体受到某种光照后产生不同强度的荧光而检查釉质龋的方法。与FOTI技术一样，也是利用散射光原理，即不同程度的矿化组织受到一定波长光的照射后，会产生不同波长和强度的荧光，脱矿越重，荧光强度越低，看起来越暗。有学者用CO_2激光、氩激光照射牙齿以检查早期龋。仪器的组成、优缺点等都与FOTI技术类似。目前认为，QLF法对于光滑面早期龋的诊断有一定帮助。

4. 弹性模具分离技术（elastomeric separating modules） 用物理方法使紧密相邻的牙齿暂时分开，以帮助检查牙齿邻面是否患龋的方法。方法是用以专用钳子将橡皮圈放进并留在牙齿间的接触区，1周后两牙齿间出现的缝隙（0.5~1.0mm）可以进行邻面的直视检查。检查完毕将橡皮圈去除，一般缝隙可在2天后自行关闭。比起X线片和光透照法等方法结果更可靠。缺点是需要增加1周多的时间，更对牙龈有一定的伤害，患者有不适感。因此这个方法不可能普及。

5. 染料渗透法（penetration of dyes） 用某种染料（荧光或非荧光的）对被测牙齿进行染色，通过颜色深浅对牙齿是否患龋进行判断的方法。龋坏的牙齿硬组织因孔隙较多，能够滞留更多的染料。常用的染料有0.5%碱性品红和1%酸红。用氯化烃染料将可疑部位染色后，用紫外光进行照射，通过明显的荧光有助于诊断。目前认为，该法对于殆面早期龋坏的发现有帮助，有将此法用于临床教学方面的报道；但在邻面龋的检查中未显示出优越性。待测牙齿需要反复干燥，工作时间长。该法会受到牙齿表面光洁度等因素的影响，重复性不好。

6. 内镜（endoscope） 用光照放大的技术使检查牙齿是否患龋的方法。该法可使局部得到5~10倍的放大，利于肉眼分辨。仪器由放大系统、光源和光纤组成。该法无害无创，但工作时间长。该法会因为牙齿需要反复擦拭干燥。

7. 其他　通过不同学科的交叉和技术的融合，工艺的改进，新的技术、仪器和方法不断出现。如超声波技术（ultrasound）、紫外光照技术（ultraviolet illumination）、激光诱导荧光法（laser-induced fluorescence）、激光自发荧光（laser auto-fluorescence）、光散射技术（light-scattering）、放射减影技术（subtraction radiography）、纵向显微放射法（longitudinal microradiography）、放射屏幕影像仪（radiovisiography）、数码减除放射照相仪（digital subtraction radiography）、电荷耦联设计的电子感应装置（electronic sensor）、三相磁共振光谱仪（magnetic resonance spectrometer）、白光内镜技术（white light endoscopy）、不可见光影像技术（non-visible light imaging technique）、频率域红外线光热辐射测量（frequency-domain infra-red photothermal radiometry）与频率域荧光（frequency domain luminescence）合并法、计算机辅助密度影像分析法（computer assisted densitometric image analysis）等，不胜枚举。

（二）生物学方法

近年来，通过细菌学和分子生物学等手段，能将那些没有症状、体征，但局部微环境已经发生变化的可疑龋齿或易感个体找出来，希望通过预防性的干预，将龋病对社会造成的疾病负担降到最低程度。从某种角度说，这代表着龋病诊断未来的发展方向，作为研究生，应有所了解。

1. 微生物技术　龋病是感染性牙齿疾病，因有证据表明，没有细菌就没有龋病。但另一方面，有细菌不一定就会患龋。不刷牙者无龋，口腔卫生很好者多龋，这些极端的例子生活中也能遇到，对于这类人群单用微生物培养技术进行龋病罹患趋势的判断就不适合。微生物培养技术相关研究的工作量、技术难度都很大，环节又多，影响细菌生存、生长的因素无处不在，故研究结果间的重复性不好。从已有的结果看，不同部位的龋损之间并没有显示出细菌的特异性（表10-9）。加之该法的成本高、技术要求高、费时间等因素，其在临床中的应用尚不可行。

表10-9　人类龋损中的微生物

	主　要	其　他
牙釉质龋	变异链球菌　乳杆菌	放线菌　酵母菌　血链球菌
牙本质龋	乳杆菌	蛛网菌　双歧杆菌　真杆菌　韦荣菌　放线菌
牙骨质龋	黏性放线菌	放线菌　变异链球菌　血链球菌　乳杆菌

2. 分子生物技术　采用分子生物学手段，对可疑部位取到的菌斑做快速的分类鉴别，用计算机技术对致龋菌在细菌总数中的比例，测算细菌毒力，判断其生活状态等。从而对是否已患龋，是否将要患龋做出估计。

这类方法是以龋病存在特异性细菌的假说为基础的，是龋病病因学研究的延续。目前的研究集中于变异链球菌，主要技术是分子生物学。如快速生化鉴定，PCR检测，DNARNA芯片检测技术，原位杂交技术等，具体方法有限制性内切酶法、聚合酶链扩增检测法和荧光原位杂交技术等。相关的假说是：在龋病造成实质性损害之前，必然有局部微环境的变化，如致龋菌在菌斑中的比例提高，细菌从静止状态变为活跃状态，细菌毒力从低变高，细菌的产酸能力增强，唾液的缓冲能力发生变化等。发现了这些变化，就能对刚刚发生的龋病做出诊断，对即将发生的龋病做出预测。有学者将这类方法称为：“龋病的分子诊断法”。并认为，临床上分子生物学技术一旦在龋病诊断中取得成功，对于重点人群监控、有效防治，乃至人类龋病患病率的实质性降低，意义重大。但由于前面提到的原因，距临床应用尚有距离。

第三节　有关问题

随着社会，经济、科技飞速发展和学科交叉，龋病诊断的新方法不断出现。相关的评价文章也不少，而研究中存在一些问题，概括如下：

一、研究有待规范

诊断性试验（diagnostic test）是以标准诊断方法（标准法）的结果为对照，对新方法的科学性进行评估的研究。也就是同一批患牙既用标准法，也用新方法分别进行诊断，然后进行比较，从而对新方法的准确性做出评价。新方法与标准法的诊断结果之间会出现的4种情况（表10-10）。诊断试验正是根据这4个基本数据为基础进行计算和分析的（表10-11）。

表10-10　两种诊断方法所得结果

新方法诊断	标准法诊断		小计
	有病	无病	
“有病”	a	b	a+b
“无病”	c	d	c+d
	a+c	b+d	a+b+c+d

表10-11　诊断试验中常用的指标

指标	意义	算法
敏感性（真阳性率）	有病，诊断为有病	a/(a+c)
特异性（真阴性率）	无病，诊断为无病	d/(b+d)
准确度	正确的诊断率	(a+d)/(a+b+c+d)
误诊率（假阳性率）	无病，诊断为有病	b/(b+d)
漏诊率（假阴性率）	有病，诊断为无病	c/(a+c)

诊断试验中常用到的指标有：敏感性（sensitive）和特异性（specificity）、准确度（accuracy）等。另外还有阳性预测值（positive predictive value）、阴性预测值（negative predictive value）、患病率（prevalence）、阳性似然比（positive likelihood ratio）、阴性似然比（negative likelihood ratio）等。

因早期龋病迄今没有标准诊断，因此得不到这4个基本数据，其他所有指标都无从得到。故一些研究结论只能说两种方法的一致性怎样，不能说哪个可靠。

二、评价有待全面

任何事情的评价都不能根据一个或几个指标就下结论，对于新的诊断方法更是要全面的考察，以下9条是国际通用的对诊断性试验的评价标准，来自Dr. Sackett（2000）。

1. 是否采用盲法将诊断试验（待评标准）与标准法（金标准）做过对比研究？
2. 被检查的病例是否包括各型病例（轻，重，治疗，未治疗），以及易于混淆的病例？
3. 无论诊断性试验的结果如何，参考标准是否仍可照常使用？
4. 如将该试验应用于另一组病例，是否也有同样的真实性？
5. 是否作了敏感度、特异度及阳性似然比的计算，或提供了运算数据？
6. 是否作了分层似然比的计算？
7. 该试验在本单位是否可以开展，并能够正确地进行检测？
8. 对患者的验前概率，在临床上是否能够合理估算？
9. 得到的验后概率是否有助于对患者的处理？

1~4条针对的是真实性，也就是科学性；5~9条针对的是实用性。这个标准很严格。显然，多数文献都没能全部具备。另外，卫生经济学分析也是很重要的。没有全面的评价，就是难以推广。

第四节　展　　望

提高非直视部位和早期龋病的诊断正确率是学者的追求，时代的要求。要实现这一目标，需在以下3个方面有重大进步。

一、建立标准诊断方法

迄今为止，所有的研究都没有发现龋病的特异指标，因而，对于早期龋病还没有标准的诊断方法，即没有金标准（gold standard）。没有金标准，就无法进行诊断试验，也就不能对新方法给出令人信服的结论，这就是细菌培养法、分子生物学法等新方法的科学性迄今未得到证实的主要原因。因此，找到特异指标，才可能建立龋病的标准诊断方法。

二、寻找理想动物模型

可疑龋如果能够进行长时间追踪，常规法即可证实。这种长期追踪方法理论上可行，但实际操作中困难很多。因为龋病通过乳牙釉质全层的时间约为2年，恒牙更长。在这么长的时间内，患者的口腔卫生、饮食结构、用药等习惯可能发生变化；还会因搬迁、疾病、死亡等原因丢失许多病例。而病例的丢失率高于30%时结论就不可靠了；明知可疑牙暴露在危险因素中，却因研究而不去干预，这与医学伦理学的原则相悖，患者不会接受，伦理委员会也不会批准。由于以上原因的存在，至今鲜见在龋病诊断试验中采用2年以上自然转归的追踪的报道。

采用理化手段建立的人工龋（artificial caries）与人类口腔环境的状态差别太大。因此，动物模型相对理想。鼠、兔、猪、狗和猴等都有研究者用到，但尚未确定在食性、体型、对各种致龋因素的反应等与人类最接近的动物龋病模型。无论哪种动物，长期饲养都会遇到很多困难。而理想动物模型一旦建立，就会推动早期龋病的诊断研究。

三、医生参与研究

近年来，转化医学（translational medicine）受到关注。面对患者，医生会不断提出新问题，这是基础研究的起点；而基础研究的成果最终应当是通过医生用于临床。显然，从床边到工作台（beside-to-bench）和从工作台到床边（bench-to-beside）的相互转化中,医生是主角、是桥梁。

牙科医生有知识和经验，他们要面对患者实施诊治，他们对新方法的可行性最有发言权。因此，从事基础研究的科学家和仪器设备的发明和制造者须不断地与牙科医生沟通，才能得到灵感，并不断改进，提高仪器、设备和方法的实用性。只有这样，结果准确、价格低廉、操作方便的龋病早期诊断方法才有望出现，从根本上降低龋病对人类的危害。

（吴友农）

参考文献

1. 岳松龄. 现代龋病学. 北京：科学出版社，2009：160-164，244-247，278-285.
2. 王林. 口腔疾病诊断流程与治疗策略. 北京：科学出版社，2008：9-17.
3. 周学东. 实用口腔微生物学与技术. 北京：人民卫生出版社，2009：209-239.
4. 史宗道. 循证口腔医学. 第2版. 北京：人民卫生出版社，2008：48-55.
5. 樊明文. 牙体牙髓病学. 第3版. 北京：人民卫生出版社，2008：50-57.
6. 史俊南. 现代口腔内科学. 北京：高等教育出版社，2000：85-183.
7. 王家良. 临床流行病学. 北京：人民卫生出版社，2000：65-76.
8. 王伟建，王佐敏，俞艳平. WHO两种龋病诊断标准的临床应用研究. 现代口腔医学杂志，2002，16（1）：46-47.
9. 冯希平. 我国龋病流行趋势及对策. 中华口腔医学杂志，2009，44（2）：69-71.
10. 曹采方. 浅谈用转化医学的理念指导牙周病的防与治. 中华口腔医学杂志，2009，44（6）：321-323.
11. Hopcraft MS，Morgan MV. Comparison of radiographic and clinical diagnosis of approximal and occlusal dental caries in young adult population. Community Dental Oral Epidemiol，2005，33：212-218.

12. Nyvad B. Diagnosis versus detection of caries. Caries Res，2004，38：192-198.
13. Keene H，Shklair I. Relationship of Streptococcus mutans carrier status to the development of caries lesions in initially caries free recruits. J Dent Res，1974，53：1295-1299.
14. Loesche W. Dental Caries：A Treatable Infection. Springfedld，IL：Thomas，1982.
15. James B Summitt，J William Robbins，Richard SSchwartz. Fundamentals of Operative Dentistry. a contemporary approach. 2nd ed.Chicago，Quintessence Publishing Co，Inc. 2001：70-90.
16. Graham J. Mount，W.R.Hume. Preservation and Restoration of Tooth Structure. 2nd ed. Knowledge Books and Software.Australia：Rob Watts，2005：61-82.

第十一章　龋病治疗的理论与技术

龋病是人类口腔最常见、最多发的牙齿硬组织疾病。在本科教材中，龋病、非龋性牙齿硬组织疾病，如牙齿发育性疾病、牙齿外伤等疾病与牙髓根尖周病联合写入“牙体牙髓病学”，对这些疾病的病因、发病机制、诊断和治疗进行了系统的阐述。但是，按照西方的分类，龋病治疗是独立于“龋病学（cariology）”之外的，形成了由阐述牙齿硬组织疾病（主要是龋病，也包括非龋性牙体硬组织疾病）治疗的理论与技术的完整学科体系，即“牙体修复学（operative dentistry）”。经过百年的变迁，龋病的治疗学理论向着更加保守、强调美观、重视预防的方向发展。

牙体修复是指使用特殊的器械将龋坏组织去除后制备特定洞形，用适当的人工材料充填以恢复牙体形态和功能。主要包括龋损去除、窝洞制备、材料填充三方面的内容。

牙体修复是在具有独特生物学性质的器官上进行的操作，涉及机械力学、生物学、材料学、美学等相关学科的理论知识，特别是在治疗过程中可能刺激或损伤牙髓-牙本质复合体，因此在整个过程中必须以充分保护牙髓、牙本质为前提。

临床上依据龋损是否造成牙体组织形态的实质性破坏分为成洞龋和非成洞龋。通常对非成洞龋，或者易感牙齿的龋病预防，采用非手术治疗的方式；而对已经造成牙体组织缺损的患牙，常需采用牙体手术进行充填治疗。材料学的发展为龋病的治疗方法提供了更为多元化的选择。

第一节　龋病治疗理论的发展

19世纪末，G.V. Black依据龋病好发部位和牙齿解剖的关系，结合临床上对牙体修复提出的固位、抗力等要求，以及银汞合金材料的性能，创建了完整的牙体修复体系，为现代牙体修复学学科的形成奠定了基础。20世纪50年代，Buonocore将酸蚀粘接技术引入牙体修复，复合树脂通过酸蚀粘接的机械扣锁与牙体硬组织结合，改变了银汞合金的机械固位方式。由此，牙体修复进入了“粘接牙科”（adhesive dentistry）的时代。21世纪以后，龋病治疗进入微创牙科（Micro dentistry）时代，其理念为通过早期诊断、重点预防和微创治疗，将龋病的治疗从牙体手术转向生物学方法，阻止龋病发展并保存尽可能多的健康牙体组织。

一、G.V. Black 与现代牙体修复学

在现代牙体修复的基本概念和基本原则的形成方面，G.V. Black做出了重大贡献。他在19世纪末以严谨的科学态度，深入研究了龋病好发部位的破坏形式和牙体解剖的关系，结合临床上对牙体修复提出的固位、抗力等要求，以及银汞合金的性能，创建了完整的修复体系，

系统阐述了有关原则，并制定出一系列相应的窝洞制备、材料调制、填充的基本准则和具体要求，从而使牙体修复走上了一条科学化、规范化的道路，为现代牙体修复学学科的形成奠定了基础。

G.V. Black提出的牙体修复学的基本内容是：在清除已经破坏或者严重削弱的牙体组织基础上，根据固位、抗力及保护牙髓-牙本质复合体的原则制备窝洞，再以特定的材料通过一定的程序恢复其固有的形态和功能。

对窝洞的认识是G.V. Black牙体修复理论的主要内容之一，根据龋病发生的部位，结合相应部位的牙体结构与窝洞的设计和制备特点，将窝洞分为5类，基本涵盖临床常见的龋损类型，后人在此基础上进行了2类的补充。这种分类法仍在临床上广泛使用。

结合银汞合金材料的性能，G.V. Black还提出了以固位形和抗力形设计为核心的系统的窝洞制备原则，如窝洞深度、窝洞外形、鸠尾、梯形、倒凹的要求，以及薄壁弱尖的处理等，在此基础上，对各类洞形的制备特点做出了相应的要求。这些系统的阐述，奠定了现代牙体修复学的发展基础。

二、粘接技术与牙体修复

牙体修复学的发展与材料学的发展密不可分。19世纪末，G.V. Black创建了科学化、规范化的修复体系，强调修复体固位主要以机械固位的传统方式。1955年，Buonocore首次采用酸处理牙面，促进树脂和牙齿表面的粘接，提高修复的稳固性，由此开创了牙科实践的巨大变革。随着复合树脂材料和粘接材料的发展，修复概念已经发生转变，保留更多的牙体组织的粘接技术得到了广泛应用。

近20年来，复合树脂粘接材料得到了巨大的发展。针对牙釉质面粘接的酸蚀刻技术已经相当成熟。而针对牙本质面粘接的粘接体系也得到了不断的更新，包括全酸蚀和自酸蚀两个系统，操作步骤更加简化。复合树脂粘接修复在临床应用中日益广泛，粘接修复的长期效果正在临床实践中得到验证。

粘接技术在牙体修复中的应用带来了传统牙体修复学理论的变革。在窝洞设计和制备的原则方面，更多的保留健康牙体组织的理念得以实现，不再因为需要考虑洞深、鸠尾、梯形等机械固位方式而牺牲健康的牙体组织。因此，窝洞的设计和预备原则更加保守，结合复合树脂粘接修复的原理，需要强调的是洞缘角的处理和短斜面的制备。

三、龋病微创治疗的基础和原则

传统牙体修复是根据G.V.Black 1908年创立的龋病治疗原则，通过牙体手术去除病变组织，然后恢复缺损部分。该体系的提出是建立在银汞合金性能的基础上，势必导致大量健康牙体组织的丧失。21世纪，现代牙科提出了更为合理的理论，即微创牙科。微创牙科是保存齿科的一个分支，各类文献中存在minimal intervention dentistry，minimal invasive dentistry，micro dentistry等术语。现代牛津词典解释minimal invasive dentistry 相同于micro dentistry。MI缩写是指minimal intervention dentistry，而不是minimal invasive dentistry。Tyas等认为minimal intervention dentistry侧重对龋病发展过程的认识，包括早期诊断、预防和治疗，重点将龋病的治疗从牙体手术转向生物学方法，阻止龋病发展并保存尽可能多的健康牙体组织。Peters等认为minimal invasive dentistry侧重需要牙体修复治疗时在去尽龋坏组织的前提下应尽可能保留牙体组织，而不是G.V.Black原则的预防性扩展。

对牙体组织的生物学研究和对龋病发生机制，特别是再矿化过程的进一步认识，现代诊断技术的革新、新的预防观点、现代材料学的发展等为微创牙科奠定了基础。

Martin等提出了微创牙科的四条基本原则：控制病变、早期龋的再矿化、最小的外科创伤、修复而非替代病变牙体组织。

现代材料学证明牙体修复材料在物理性能、机械性能、生物性能等各方面均不如健康的牙齿组织。以破坏健康牙齿组织为代价而替以材料修复显然不能满足牙齿功能的需要。随着粘接材料的发展，牙本质粘接除传统的化学粘接外，还认识到混合层的微机械扣锁作用。牙本质粘接系统由no-etch bonding过渡到total-etch bonding（1980s）、total-etch wet bonding（1990s）、self-etch primer adhesive systems（1990s—2000s），再发展到one adhesive systems（2000s）。粘接材料利用机械扣锁作用与牙齿组织产生牢固结合，有效地减少了传统牙体修复中修复体为获得足够的固位而对健康牙体组织的牺牲，并且减少了洞缘的微渗漏。

过去曾认为从牙齿硬组织脱矿，随后的牙本质胶原降解到最后的龋洞形成的过程是不可逆的。实际上牙齿组织失去和获得钙、磷离子的过程是交替进行的，牙齿表面处于脱矿-再矿化的循环中。当牙齿与牙菌斑生物膜界面的pH低于5.5时，牙釉质和牙本质表现为脱矿；pH回升，又表现为再矿化。氟在该循环中起重要作用，能够加强钙、磷吸收，并在牙齿表面形成氟磷灰石。氟磷灰石具有很强的抗酸性，当pH低于4.5时开始脱矿，在含氟环境中再矿化的牙体组织抗龋能力大大增强。

目前对牙体组织的早期脱矿、微小龋损、小龋洞等各阶段的诊断可采用细菌计数、唾液缓冲能力、光导纤维透照技术、电阻抗技术、激光荧光技术、不可见光影像技术等进行检查。这些技术在诊断隐匿龋、早期龋、邻面龋、点隙窝沟的潜行龋方面有独到之处，大大提高了龋病早期诊断的灵敏性和准确性。

新的预防观点强化了龋病治疗由牙体手术向非手术治疗转化过程中医患之间互动的重要性。龋病是起始可逆、以细菌感染为主、多因素参与的慢性疾病的观点已被广泛接受。医生的治疗只是完整治疗的一小部分，必须通过医患的共同长期合作才能达到防龋目的。

牙釉质成形术、窝沟封闭、预防性树脂充填等预防新技术，其目的都在于尽可能保留健康的牙齿组织，实施改变龋病的发生发展的条件，从而减少龋病的发生。

现代龋病治疗更加注重牙髓-牙本质复合体在牙体修复中的生物学反应。同时还要考虑牙体修复的外形与牙周组织的健康，修复体的咬合与牙周组织的健康，修复体与邻牙正常接触关系的恢复。同时应尽量减轻患者在治疗中的焦虑和由疼痛带来的牙科治疗恐惧。

非创伤性修复术、喷砂去龋、化学－机械去龋、激光去龋等龋病治疗新技术，克服了传统牙钻去龋所造成的过多健康牙体组织丧失，近髓时极易造成的牙髓并发症，患者尤其是儿童对牙科治疗的极度恐惧，以及交叉感染的风险。银汞合金粘接修复术，牙色材料修复术，复合树脂嵌体修复术，这些技术利用新型修复材料、粘接材料和技术充填窝洞，克服了传统洞形制备的预防性扩展。

微创牙科概念的治疗方案体现在以下三个方面：①早期诊断和个性化治疗方案。通过个体的患龋风险评估（caries risk assessment），如菌斑、唾液和变异链球菌的评价等，早期龋的监测，建立个性化牙科档案，加强患者管理，增加医患交流，提高患者忠实度。②治疗和有效控制。根据诊断结果制定以预防为出发点的治疗方案，实施最小介入，预防继发龋，采用智能材料，治疗而不是单纯的替代，最大限度保存健康牙体。③重点预防，有效干预。控制致龋细菌，控制牙菌斑，降低摄糖量，提高唾液功能；向患者解释龋齿的成因，纠正患者的不良饮食习惯和口腔卫生习惯，指导患者采取专业的口腔互利方法，控制脱矿化，促进再矿化；实施专业的牙科保健概念和早期龋的挽救方案。

微创牙科有确定的操作流程。通过系统诊断制定治疗计划，通过患龋病史，口腔及全身状况，评估龋风险和目前龋活跃性；制定针对性的治疗方案，是观察、预防或治疗。

控制病变是再矿化和充填成功的前提。控制病变首先要控制致病菌的存在条件，在病变早期通过有效的预防体系，利用现代诊断技术，在牙体组织发生不可逆丧失前有效的控制细菌，从而阻止龋病的发生发展。对于龋病高危患者，需要通过使用漱口水，改变不良口腔习惯、饮食习惯等控制细菌或调节唾液的pH、流量、黏度达到防龋目的。

最小的外科创伤，修复牙体组织。龋病进展到牙本质，釉质层形成龋洞，菌斑在龋洞中堆积，影响钙、磷、氟离子的摄入，并且不易去除，这时再矿化修复不可能成功，只有使用牙体手术的方法。龋洞由外向内大致可分两层：①感染层：该层牙体组织已完全变性，有细菌定居；②脱矿层：该层有一定的脱矿，但胶原支架仍然存在，可以被再矿化。过去认为牙体手术应包括脱矿层，但近期研究认为，脱矿层处于龋前状态，而不是龋活动状态，用具有促进矿化的材料修复后，该层可以被再矿化。因此，现代观点认为去除病变牙体组织应仅限于感染层。

基于上述对龋病早期诊断、重点预防、微创治疗的认识，21世纪，龋病治疗进入了微创牙科的时代。

第二节　龋病治疗技术的现状与发展

在龋病微创治疗理念的指导下，龋病治疗模式发生了由牙体手术向生物学治疗的转变。根据龋病发展的阶段性，龋病的治疗拓展为对龋易感人群的重点预防和管理，对早期龋的非手术治疗以及对成洞龋的手术治疗。相应的，龋病治疗技术也得到了较大的发展。龋病微创治疗技术的临床应用，复合树脂修复效果的系统评价，为新技术、新材料的应用提供了实践依据。目前龋病治疗应该尽可能的优化治疗方案，选择最适技术，以获得最佳的治疗结果。

一、微创窝洞预备技术

龋病的微创治疗强调尽可能多的保存牙体组织，尽可能少的进行切割干预。从广义范围来说，龋病所有治疗技术均需强调微创理念。下面将介绍狭义的微创治疗技术，当然也包括了非手术治疗技术，这些技术主要适用于早期未成洞龋、龋易感人群和龋易感部位的龋病预防。

（一）气磨法

气磨法(air-abrasion)是1945年提出，1951年牙科用气磨机问世，现代的气磨系统更趋完善。气磨法的原理为将无毒加压的摩擦剂，如三氧化二铝离子，准确聚焦成高压微粒流精确地磨除牙釉质、牙本质、龋坏组织以及旧充填物。

气磨法可部分替代高速涡轮机的窝洞制备。窝洞预备省时省力，无噪声及震动，不产热，很少需要麻醉，患者接受性好，能最大限度保存健康牙体组织，预备的窝洞内部线角圆钝，更易于充填，可分散修复体和牙齿组织的内部应力和减少折裂几率，延长修复体寿命。使用时先检查窝沟底部发黑区，帮助𬌗面早期龋诊断。视诊发现可疑点后，气磨系统发射成束强力摩擦剂微粒流进入窝沟中，若发黑区为着色碎屑，则被很快去除；若伴有龋坏，可发射短束强微粒流，彻底暴露和去除黑染物及龋坏。微粒可在湿、厚而有弹性的牙本质龋表面反跳，起不到切割作用，应先用手用或机动器械去除，再使用气磨法。

该方法的缺点是去除牙本质比去除牙釉质更容易，因而形成牙釉质悬突，须用钻针修整牙釉质边缘。以下情况的患者应避免使用：①粉尘过敏、哮喘和慢性阻塞性肺部疾病；②口腔中存在开放性伤口或新鲜拔牙创口；③牙周疾病处于活动期；④正畸矫治器粘固时间较短；⑤龋损部位于龈下。

窝洞制备后可立即用复合树脂修复。若窝沟较狭窄，几乎没有去除牙体组织，用封闭剂封闭；若窝沟形态不规则，有龋坏组织须去除，宜用粘接性树脂修复，并恢复牙外形；较小的副发育沟需用封闭剂封闭，以防龋坏。

（二）气抛法

气抛法（air-polishing）用碳酸氢钠水溶液高速喷射至牙齿表面产生切割作用。与气磨法不同的是所使用摩擦剂为水溶液，工作时碳酸氢钠粒子不会产生明显溅射。该技术最初主要用来去除牙面上的色素沉着，也用于去除冠部修复体。气抛法在切割牙体组织时的选择性较差，容易损伤健康牙本质和牙骨质。目前主要是在窝洞预备后期用于去除残余龋坏牙本质。

（三）声波器械法

早期的声波器械法（sono-abrasion）是为牙体预备设计的，后来被广泛应用于刮治和根面清创。近年来，人们重新关注了它的这一用途。使用器械称为“The Sonicsys micro unit”，它的工作尖类似于超声洁牙工作尖，有长鱼雷形、小半圆形和大半圆形3种外形，工作侧覆盖一层粒度约40μm的超微金刚砂颗粒。工作尖接于声波器械专用手机上，后者相当于一个声波发生装置，使工作尖以约6.5kHz的振荡频率作椭圆运动，同时尖部以20~30ml/min的流量喷出水雾冷却工作尖。窝洞预备时施于工作尖的力量约为2N，施力过大会影响尖部的切削效率。该方法不仅可去除龋损组织，也可切割正常牙体组织。去龋时最好用尖头探针及时探测牙体组织的硬度，以防过度切削牙体组织。

声波预备时，手机工作原理是工作尖震动而非转动，可以获得精确和微创的咬合面和邻面预备。工作尖的设计也有其独到之处，只在尖端的一侧覆盖了金刚砂的工作尖，未覆盖金刚砂的一侧被称为“安全面”，常用于邻面的预备，可以避免对邻牙的损伤，扩大了进入龋损的方式和途径。例如当邻面龋位于触点以下时，可以选择从颊侧或舌侧进入病损区从而保留咬合面的完整。另一种工作尖专门设计为打开并扩展沟裂，使其适合于封闭剂的修复。

（四）激光法

适用于软组织手术的激光并不能起到切削硬组织的作用，因此硬组织外科手术需要采用其他类型的激光，理想的激光应当能够同时处理软组织和硬组织。目前临床上用于切割牙齿硬组织的有Er: YAG、CO_2、Nd: YAG、Ar: F激光，能具有选择性烧蚀龋损组织而保持健康牙体组织完好的特性。其中以Er: YAG激光选择性最高。激光窝洞制备的优点是精确、无震动、无异味、无需麻醉，且由于激光可封闭牙本质小管，因而可防止术后敏感的发生；缺点是激光发生装置体积庞大，费用较高，因而限制了其临床应用。对于激光所产生的热量可能对牙髓及邻近软组织造成损伤的问题，只要使用方法正确，是可以避免的。激光制备的窝洞适宜使用粘接性修复材料充填。

（五）化学机械法

化学机械法（chemomechanical technique）是指先用化学药物软化龋损牙体组织，再以手用器械将坏死组织清理干净。

1985年，最早的化学机械去龋商品Caridex系统（Caridex caries removal system）问世。这种产品需要间断地将预热的N-氯化-DL-2-氨基丁烯酸（GK-101E）置入龋损内。溶液导致龋损部分胶原纤维网的崩解，促进了龋坏组织的去除。接受这种方法的牙医并不多，主要原因是其价格高、椅旁操作时间长以及需要大量的附加设备，包括存储器、加热器、泵、具有涂敷尖端的手机。

近年来，化学机械法再次出现在牙科领域，为去除龋坏和牙体预备提供了传统方法外的新选择。一种新的化学－机械去龋系统（伢典），由Carisolv凝胶和Carisolv手用工具组成。Carisolv凝胶由两组分组成，其中红色凝胶主要成分为亮氨酸、赖氨酸、谷氨酸，另一组分是次氯酸钠。使用时将两组分混合注入龋洞，待其完全软化龋损牙体组织后，再选择配套手用工具将腐质清除。该方法可选择性快速（约30秒）溶解软化龋损组织，对健康牙体组织无影响；与其他去腐技术相比，可有效清除洞壁的玷污层，增强粘接性修复材料与牙体组织之间的粘接；无噪声、无震动、无需麻醉，患者易于接受。但与高速涡轮手机相比操作时间较长；对于一些潜行龋损，须借助其他方法取得进路和修整窝洞外形。

化学机械法可以处理大多数龋坏，可单独使用，也可结合传统去龋法，对于无法直接获得入口或旧修复体残留影响操作的龋坏，可先配合使用牙钻获取进入龋损区的入口或将修复体去掉，然后再使用伢典去除龋坏。

化学机械去龋法优先考虑以下病例：根面/颈部龋；冠部成洞龋，特别是深龋；位于冠或桥基牙边缘龋；完成隧道预备；局麻禁忌患者，特别是恐针症的患者；牙科恐惧症的患者；儿童龋病患者。

（六）机械旋转法

机械旋转法（mechanical rotary techniques）指采用高速气涡轮手机来制备窝洞的方法。为了尽可能保存健康牙体组织，临床上应选择小号车针并采用保守窝洞设计来体现微创原则。

1. 隧道式窝洞预备（tunnel preparation）　指对发生邻面龋的患牙，若龋损距离边缘嵴2.5mm以上，则可从咬合面进入去腐制洞，但要保持患牙边缘嵴的完整，而不将其预备成经典的邻𬌗洞形。如果与龋损相邻的邻面釉质脱矿但尚未穿通时，则要保持其表面完整，又可称为内向式窝洞预备（internal preparation）。这种方法的优点是：①可保持患牙边缘嵴的完整，从而增强余留牙体组织的抗力；②避免进行邻面窝洞预备时损伤邻牙；③保持相邻牙之间正常的邻接关系；④防止修复材料形成悬突。

2. 狭槽式窝洞预备（slot preparation）　又称微型盒状窝洞预备（mini box preparation），主要用于邻面龋损。可以分为以下情况：①龋损距离边缘嵴较近无法保留完整边缘嵴或边缘嵴已破坏的病例；②龋损位于邻面触点以下的病例。窝洞制备以龋坏组织为基础，若边缘嵴无法保留，不在𬌗面做鸠尾固位，仅备成盒状洞形；若龋损在触点以下，备洞时从颊侧或舌侧去除龋坏，备成盒状或碟形窝洞。可做固位沟辅助固位。然后用玻璃离子或复合树脂修复。这种方法在大多数情况下可保持相邻牙之间的正常邻接关系。

3. 显微预备技术　为了尽可能减少侵入性创伤，采用适用于显微预备的微型钻针，在显微镜或小型放大镜下，运用微型钻针获得精确的牙体预备，这种技术被称为“显微牙科”。微型钻针有圆形、椭圆形和锥形，操作者可根据需要选择不同的钻针对龋坏累及的沟裂进行预备和修整。这种钻针的柄较传统钻针更长，这样操作者的视线便不会被手机头遮挡，使用这种钻针再配以牙色材料粘接修复就更好地体现了微创的治疗目的。

二、微创防治技术

（一）窝沟封闭

窝沟封闭（pit and fissure sealing）是窝沟龋的有效预防方法。牙的咬合面在发育过程中形成形态不一、深度各异的窝沟，口腔细菌、代谢产物、食物残渣最常堆积其中，是龋病的好发部位。封闭剂通过隔绝窝沟与口腔环境，阻止细菌、食物残渣等进入，达到防龋目的。含氟封闭剂能持续释放氟，具有屏障和促进再矿化的双重作用。

窝沟封闭主要用于窝沟可疑龋；殆面与充填窝沟相邻的无龋深沟裂，不需作预防性扩展，仅用封闭剂处理即可者。窝沟封闭剂主要由树脂、稀释剂、引发剂及一些辅助成分，如填料、氟化物、染料等组成。树脂是封闭剂的主体材料，双酚A甲基丙烯酸缩水甘水油酯（Bis-GMA）是目前常用的、性能良好的树脂。

窝沟封闭的处理过程为清洁牙面、彻底冲洗干燥、隔湿、酸蚀、涂布及固化封闭剂。

（二）牙釉质成形术

对无龋的浅沟，将沟所在部位的牙釉质表面磨成浅碟形，使之易于清洁而免于患龋，即牙釉质成形术（enameloplasty）。该方法去除的牙齿组织最少，却能取得持久地防龋效果，无封闭剂脱落之虑。操作简单，技术要求低。适合于深度在牙釉质厚度1/2以内的沟裂。治疗时以一梨形钻、球钻、细沙石尖，在沟的部位以高速轻擦的方式予以去除，位于牙尖斜面上的副沟可将裂钻与牙尖斜面平行均匀磨去，直至沟底不再有黄褐色。牙釉质成形术还可用于接近或跨越磨牙颊、舌嵴的浅沟。可将洞扩展到距颊、舌殆交界2mm处，然后对其余部分进行釉质成形术，而不按照G.V.Black的原则，扩展到颊、舌面。

（三）预防性树脂充填

1977年，Simonsen提出对窝沟龋和窝沟可疑龋进行“预防性树脂充填（preventive resin restoration）”，为窝沟龋的治疗提供了一种新方法。预防性树脂充填仅去除窝沟处的病变牙釉质或牙本质，根据龋损的大小，采用酸蚀技术和树脂材料充填早期窝沟龋，并在殆面上健康窝沟处涂一层封闭剂，这是一种窝沟封闭与窝沟龋充填相结合的预防性措施。由于不采用传统的预防性扩展，只去除少量的龋坏组织后即用复合树脂或玻璃离子充填龋洞，而未患龋的窝沟使用封闭剂保护，这样就保留了更多的健康牙体组织，是一种预防早期龋进一步发展的有效方法。

预防性树脂充填的优点是使用复合树脂或玻璃离子材料作为充填剂与釉质机械或化学性结合，再与封闭剂化学性粘接，减少了微漏产生的可能性。

该方法可用于窝沟有龋损能卡住探针；深的点隙窝沟有患龋倾向；沟裂有早期龋迹象，釉质混浊或呈白垩色。

其操作步骤相似于窝沟封闭和复合树脂修复术。

（四）药物疗法

龋病的药物治疗是指采用药物处理龋损使其停止发展，或使表浅龋损消失的方法。药物治疗主要适用于牙釉质早期龋位于牙易清洁的光滑面（如颊、舌侧），尚未形成龋洞者；乳前牙邻面浅龋；牙釉质发育不全继发的广泛浅龋、制洞困难者。

氟化物如75%氟化钠甘油糊剂、8%氟化亚锡溶液、2%氟化钠溶液、单氟磷酸钠溶液（sodium monoflurophosphate）或氟化物凝胶等是治疗的常用药物。这些氟化物经局部涂搽后，可渗入到牙釉质中形成难溶于酸的氟磷灰石，促进牙釉质的再矿化，并可阻止细菌生长，抑制细菌代谢、产酸及多糖合成等。氟化物对软组织无腐蚀性刺激，不使牙齿变色，安全有效。

硝酸银主要制剂有10%的硝酸银液或氨硝酸银液。硝酸银是一种强腐蚀剂，能与蛋白质结合形成蛋白沉淀物。低浓度时具有收敛、抑菌的作用；高浓度时具有强腐蚀作用，能杀灭细菌。用于龋损区时，再加入丁香油或10%甲醛溶液可生成黑色的还原银，若加入25%碘酊则生成灰白色的碘化银。两种制剂均可渗入到牙釉质和牙本质中以凝固蛋白质，杀灭细菌，堵塞牙釉质空隙和牙本质小管，从而封闭病变区以终止龋病的发展。氨硝酸盐中的氨离子可与银离子形成复合离子而更易被还原，对软组织的腐蚀性较硝酸银小。

由于硝酸银有强腐蚀性，并能使牙齿变黑，一般只用于乳牙和后牙，不能用于牙颈部龋和前牙。

使用时用器械去除龋坏组织和脆弱的牙釉质边缘，清洁牙面，去除食物残屑、菌斑、牙结石等，隔湿，干燥牙面，选用适当的药物涂布于龋损区。氟化物可反复涂搽1~2分钟。硝酸银涂布后涂还原剂至形成沉淀变色，注意保护周围软组织。

（五）再矿化治疗

对已脱矿而硬度下降的牙釉质早期龋，用适当的药物处理使其重新沉积钙盐，进行再矿化，恢复硬度从而消除龋病的方法称为再矿化治疗。

对光滑面（颊、唇、舌、腭或邻面）的牙釉质早期龋，如白垩斑，及龋敏感者的预防可用再矿化治疗。

矿化液的种类较多，分为单组分与复合组分。单组分主要含氟（如NaF: 0.2g; DH_2O: 1000ml），复合组分主要含有不同比例的钙盐、磷盐和氟盐，钙盐或氟盐是其主要成分（如CaCl: 9g; KH_2PO_4: 6g; KCl: 1.1g; KF: 0.2g; DH_2O: 1000ml）。

矿化液可作漱口剂，每日含漱；局部涂搽，将牙釉质早期龋形成的白垩斑区清洁、干燥后，用小棉球浸湿后置于白垩斑处，每次放置几分钟，反复涂搽3~4次。矿化液对组织无损伤，患者可自行使用。

近年来，一种新型的再矿化制CPP-ACP应用于临床。酪蛋白磷酸肽（casein phosphopeptids，CPPs）是以牛乳酪蛋白为原料，经水解、分离、纯化而得到的一类富含磷酸丝氨酸的生物活性肽。CPPs在中性或碱性条件下同无定形磷酸钙（ACP）结合形成的可溶性螯合物，即酪蛋白磷酸肽-钙磷复合体（casein phosphopeptide-amorphous calcium phosphate，CPP-ACP）。CPP-ACP在生物学上有着广泛的应用，包括促进牙齿表面再矿化和骨骼钙化、促进矿物质元素的吸收利用、影响细菌等。目前CPP-ACP已用于牙釉质早期龋的再矿化治疗，牙本质敏感症、酸蚀症的治疗等；也用于龋齿高发人群的预防。以CPP-ACP为主要功能物质的再矿化制剂在防龋中显示了广阔的应用前景。

（六）非创伤性修复治疗

非创伤性修复治疗（atraumatic restorative technique，ART）是指仅使用手用器械如挖匙等去除龋损组织，然后用玻璃离子粘固粉或其他粘接性修复材料充填窝洞。

ART符合现代微创修复的观点，采用有粘接性的玻璃离子材料，要求最小窝洞预备，最少牙体损伤，保存完好的牙体组织。采用手用器械，不需要电和昂贵的口腔设备，可以随身携带。操作简单易学，对牙科医生只需进行简单培训，可由中初级口腔卫生人员完成。控制交叉感染的方法简便，每次使用后手用器械容易清洁消毒。患者容易接受，没有令人恐惧的牙科设备，减少了患者，尤其是儿童的心理负担。

三、银汞合金与银汞合金修复术

银汞合金作为牙科直接修复材料已有160多年的历史，因其具有理想的耐磨性、耐腐蚀性和较好的机械强度，操作简单，而且价格低廉，在后牙修复中表现出较长的平均寿命和较低的继发龋发生率。虽然银汞合金修复体存在美学上的不足及热、电的传导性，但它仍得到了广泛的应用。

（一）对银汞合金的争议

在我国，史书记载银膏补牙始于唐代；1826年法国用银汞合金进行牙体修复；19世纪30年代中期银汞合金开始在美国应用于牙体修复。随着材料制备及性能的不断改进，银汞合金在牙体修复中的应用已得到包括WHO在内的多家国际卫生组织的认可。

由于银汞合金中汞的存在，使银汞合金在牙体修复中的使用一度受到质疑，有报道汞可引起肾脏功能损伤、免疫力下降、神经毒性等毒副作用，但直到目前为止，尚无实验证明牙体修复中银汞合金的使用与所报道的毒副作用间有直接的因果关系。另外在人群中还存在对银汞合金过敏的个例，主要表现为局部黏膜的扁平苔藓样反应及皮肤的红斑样反应，但这种变态反应仅局限在银汞合金修复体的相邻区域，对全身无明显的影响，而且在去除相对的银汞合金修复体后症状即得以解除，而不需特殊的治疗。

从公共卫生的角度应加强银汞合金污染的防护，汞蒸气在诊室的存在需高度重视。目前口腔临床上银汞合金的调拌已实现自动化、封闭化，汞蒸气的污染已降到最低。

最近来自FDA的报告显示，银汞合金修复体对患者而言是安全的。以前FDA曾经警告认为孕妇和儿童应该慎用这种材料。而现在FDA认为，高剂量的汞会对人体健康造成不良影响，不过牙科银汞合金修复体中所释放的汞水平并不高，不足以对患者造成危害，这是对近200项科学研究进行回顾总结后得出的结论。

值得注意的是随着口腔修复材料与技术的不断发展，以及21世纪微创牙科牙体修复新理念的提出，银汞合金在牙体修复中的地位已发生了变化，但由于复合树脂类及玻璃离子类牙色材料在理化性能上的不足，尽管已有一些研究显示复合树脂寿命已超过同样大小的银汞合金修复体，但在后牙修复中目前尚无法完全替代银汞合金。

（二）适应证与禁忌证

应该说所有后牙的牙体修复均可采用银汞合金，除非不能制备适当的固位形，以及汞过敏者。但是，随着复合树脂粘接修复技术在牙体修复中的广泛应用，欧美的发达国家已经逐渐减少了银汞合金的使用。认为在下列情况可优先使用银汞合金，如恒磨牙的大面积复杂洞、需要恢复牙尖并使用直接修复体的患牙。如果需要增加固位，应优先采用粘接银汞合金和（或）使用箱状、沟槽、环形固位沟固位，再考虑牙本质钉。如果牙体存在大面积冠部缺损，粘接材料桩核修复优于银汞合金，随后用全冠覆盖。再有就是银汞合金折裂部位的修补，该部位不便于使用粘接材料修复。银汞合金也可作为桩核材料。

但在以下情况不推荐使用银汞合金：早期龋的治疗；前磨牙和恒磨牙咬合面或邻面的小到中等大小的龋洞；前磨牙大面积咬合面或邻面洞；所有牙颈部洞的修复；根管倒充填；妊娠妇女。

（三）银汞合金修复术

1. 洞形制备要点　银汞合金修复的洞形制备原则是去除龋坏组织，外形线建立在健康牙体组织上，外形圆缓，避让牙尖牙嵴，强调保护牙髓牙本质复合体，充填后要能恢复功能，不损伤牙周组织。

银汞合金修复的洞形对抗力形和固位形的要求很高。在正常咀嚼力的作用下牙体组织和银汞合金修复体不发生折裂、变形及正常咀嚼运动中保证修复体不发生脱落、移位，这是银汞合金修复洞形的最基本的要求。

要保证抗力形的就需要银汞合金修复体必须有一定的厚度，后牙𬌗面洞深至少有1.5~2mm，同一牙面上两个银汞合金修复体间至少要有1mm的健康牙体组织。各类洞形的制备要点请参见本科教材《牙体牙髓病学》。

2. 充填银汞合金　洞形制备完成后，可使用橡皮障或消毒棉卷和棉条严密隔湿，同时配合吸唾器使术区不受唾液的流入而污染。

为了将银汞合金限制在洞内，完成加压充填，需要一个盒状的洞形，形成有限制性的壁和底。对仅在一个牙面上的Ⅰ类洞而言，其结构本身即满足了这一要求，但对涉及两个或更多牙面的洞形，就必须使用成形片包围使之成为盒状。充填前利用成形片和成形片夹固定形成人工假壁，一方面是利于加压充填银汞合金，同时也可有效防止银汞合金充填时向牙周溢出，避免形成悬突，刺激牙周组织。

邻面牙体缺损的Ⅱ类洞，若有邻牙的支持成形片的使用会非常方便，但对于牙体缺损较大，邻牙不能起到很好支撑作用时，这就需要辅助手段。楔子是邻面成形常用的辅助器械。当成形片不能较好的贴紧牙颈部时，可在牙颈部与成形片之间嵌入楔子。使成形片与牙紧贴，以防银汞合金于龈侧压出而形成悬突。楔子的形状大小均要适当，过小不易嵌紧，过大则影响修复体的邻面形状。

窝洞经清洗、消毒、干燥后，可进行充填。银汞合金充填前在洞内涂布洞漆可减少继发龋的发生，通常使用的洞漆是树脂类材料。使用银汞合金经自动搅拌器均匀完成研磨。充填时，应遵循少量、层层加压、先点线角的原则。充填的过程即银汞合金进入洞内并与牙体组织紧密贴合的过程，使用银汞合金充填器进行。在加压时使银汞合金内多余的汞被挤出，并使掺和进去的空气被排出，这样更有利于汞合作用的完成，从而增强修复体的强度及机械性能。对Ⅱ类洞的侧方洞形的充填，需遵循侧方加压、层层压紧的原则。在洞形较大时，更应注意层层加压的原则，一般认为1mm是能进行充分加压的厚度。在加压时除了考虑垂直向外，还应兼顾水平向及侧向，才能保证银汞合金修复体与洞形的三维密合。

充填完成后，应及时进行雕刻前抛光，使用卵圆形的锄光器在近远中和颊舌向动作，去除多余的银汞合金并在边缘处进一步压实银汞合金修复体。此后则应根据牙体的解剖形态和邻接关系进行雕刻。通常可使用有刃、边缘锋利的器械，有专门的雕刻器械可供使用，也可用挖器、锄形器进行雕刻。银汞合金的雕刻应按照解剖外形进行，形成较理想的牙体外形及突度，但不应形成过深的窝沟，修复体与牙体组织交界处也不应出现菲薄或羽状边缘。银汞合金的雕刻应在去除成形片之前进行，在银汞合金尚未完全硬固前为宜，一般采用短距离的推、拉动作，但注意方向应是从牙体组织向修复体进行。在修整邻𬌗洞的边缘嵴处，应注意参照邻牙的边缘嵴高度，并形成外展隙。然后，进行咬合的检查和调整，以防出现咬合高点，应注意去除正中𬌗、侧方𬌗及前伸𬌗的早接触点。一般咬合的调整可分为两步，即充填完毕后即刻和充填的第二日。之后进行的抛光被称作雕刻后抛光，以保证银汞合金修复体表面的光滑，提高银汞合金修复体的抗腐蚀性，延长使用寿命。

（四）银汞合金粘接修复术

由于复合树脂粘接材料的出现，银汞合金的使用受到了挑战，但将牙体粘接技术的边缘封闭性能与银汞合金优异的机械物理性能结合，给银汞合金的使用带来了新的活力。粘接性银汞合金修复术即是在银汞合金充填前，在窝洞内涂布化学固化/化学固化+光固化的粘接材料，在材料未固化前将银汞合金充入，利用粘接材料对牙体组织的粘接性，以及粘接材料和银汞合金间的机械嵌合作用起到加强固位力的效果。粘接性银汞合金在修复时存在两个界面：粘接剂-牙体界面和粘接剂-银汞合金界面。前者主要是粘接剂的树脂成分与牙体组织发生粘接；后者主要是粘接剂与银汞合金间形成的微机械嵌合作用。

与常规银汞合金充填不同的是，粘接性银汞合金充填的洞形对固位形的要求稍低，采用较保守的洞形制备原则。同时在使用成形片系统时，应防止粘接材料与成形片粘接在一起，简单有效的方法即是在成形片朝向窝洞的一面涂上蜡或油剂起隔离作用。充填的要点是在粘接材料硬固前将银汞合金充入，并使银汞合金与各洞壁涂布的粘接剂充分接触，其后的银汞合金的充入则须遵循常规银汞合金充填的原则。

由于银汞合金修复体与牙体间粘接材料的存在，显著的减少了修复体与牙体间微渗漏的产生，而且粘接材料的水不溶性使这种封闭效果持久；此外，粘接材料还能封闭牙本质小管，减少充填后患牙的敏感症状；随着含氟材料的使用，使患牙局部有缓释性的氟源，从而对防止继发龋的发生起到了积极的作用。

粘接性银汞合金由于其突出的优点已被用于临床，有报道指出粘接性银汞合金在修复牙尖缺损时可获得与钉洞固位复杂银汞合金充填相似的效果，认为它既可减少健康牙体组织的过多磨除，又可获得较好的固位力，且保持了银汞合金在后牙修复中的特点——物理机械性能好。但粘接剂同样存在降解的问题，有研究表明4-META类的粘接剂可因与其相接的牙本质胶原的水解而发生降解，从而使它与牙体间的粘接力减弱，导致整个修复体与牙体间结合力下降，而口腔内的温度和湿度也将加速降解的过程而影响粘接性银汞合金的使用寿命。另外，对于粘接性银汞合金远期效果的观察还不如常规银汞合金完善，因此现在并不能用粘接性银汞合金完全取代有远期疗效保证的常规银汞合金。

最近系统回顾性研究表明，粘接性银汞合金在维持修复体寿命上并未表现出相对于银汞合金修复体的明显优势。

四、复合树脂与直接粘接修复术

复合树脂是在丙烯酸酯基础上发展起来的一种高分子修复材料，主要由树脂基质、无机填料和引发体系组成。自1962年Bowen提出至今，复合树脂的性能不断得到改进，特别是粘接技术的应用发展，复合树脂在牙体修复中得到了更为广泛的应用，是目前较为理想的牙色修复材料。

1955年，Buonocore首次采用酸处理牙齿表面，促进树脂和牙齿的粘接，提高修复的稳固性。随后这一技术被用于临床，并在1974年国际酸蚀技术学会年会上得到公认。由此带来了牙科实践的巨大变革。

（一）对复合树脂材料的认识

复合树脂材料的种类较多，按临床使用部位可分为前牙型、后牙型、前后牙通用型。前牙型复合树脂强调色泽和抛光性；后牙型则在于增强复合树脂的机械强度和耐磨性。按无机填料粒度复合树脂又分为大颗粒型复合树脂（macrofill resin composite）：填料粒度10~100μm，体积分数为70%~80%，此类材料为早期产品，机械物理性能较好，但表面抛光性较差，现主要用作桩核材料。微填料型复合树脂（microfill resin composite）：20世纪70年代后期产品，填料粒度为0.01~0.1μm，填料所占体积分数为35%~50%。色泽抛光度较好，但机械物理性能较差，适合于Ⅲ类、Ⅳ类及Ⅴ类洞修复，牙齿微小改形及局部变色牙修复。混合微填料型复合树脂（microhybrid resin composite）：将大颗粒与小颗粒填料混合在一起，小颗粒填补了大颗粒之间的空隙，填料粒度为0.04~4μm，填料所占体积分数为56%~66%，增加了复合树脂耐磨性及透光度，但抛光度比超微树脂差。适合于Ⅲ类、Ⅳ类及Ⅴ类洞修复，树脂贴面，牙齿形态改形及变色牙的修复，也可用于后牙修复。混合填料型复合树脂（hybrid resin composite）：填料直径1~3μm，填料所占体积分数为70%~77%。适合于Ⅰ类洞、Ⅱ类洞、Ⅴ类洞修复，Ⅲ类及Ⅳ类洞的牙本质色修复，即为通用型复合树脂，但表面抛光性能次于微填料型和纳米填料型树脂。2002年推出了纳米填料型复合树脂（nanocomposite）：其用小于100nm的填料精确排列，填料直径在20~75nm，除保持材料优良的机械物理性能外，还使材料具有优异的表面抛光性，减少了材料的聚合收缩。适合于所有窝洞，树脂贴面，牙齿形态改形及变色牙的修复，是目前性能最好的前后牙通用型复合树脂。

（二）对酸蚀粘接系统和粘接机制的认识

现代酸蚀系统可以分为全酸蚀系统与自酸蚀系统。该分类的依据在于酸蚀系统对于玷污层的处理。全酸蚀系统有一个独立的酸蚀步骤，故称为“etch and rinse adhesive”。使用酸性凝胶完全去除玷污层，并且使玷污层下的牙本质表面的羟磷灰石脱矿。自酸蚀系统没有独立的酸蚀步骤，没有完全去除玷污层，仅使玷污层具有通透性。

纵观牙本质粘接剂的发展，为了简化操作步骤而做出了各种改变。比如将传统的酸蚀与前处理合为一步，但是各种简化方法都是在这两种体系中完成的，其分类见图11-1。

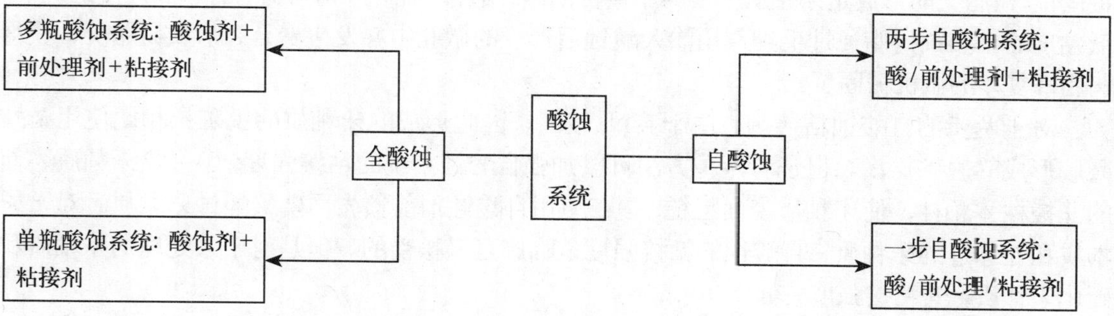

图11-1　酸蚀系统与牙本质粘接

（三）全酸蚀系统

全酸蚀系统使用酸性凝胶（通常是磷酸）完全去除玷污层，并且使玷污层下的牙本质表面的羟磷灰石脱矿，形成脱矿的牙本质。单瓶酸蚀系统的粘接剂是将树脂单体溶于有机溶剂形成的。在酸蚀并且冲洗吹干后，将粘接剂涂抹于被处理的牙齿表面，粘接剂中的树脂单体通过牙本质胶原蛋白之间充满水的间隙（这一间隙原本由羟磷灰石占有）渗透入脱矿的牙本质中，形成一“混合层（hybrid layer）”。混合层处于粘接剂层和牙本质之间，由胶原蛋白、树脂和残余的羟磷灰石以及极少的水分组成。混合层可以降低术后敏感，形成更好的边缘密合，同时是一种“弹性缓冲器”，可以缓冲由于复合树脂材料的聚合反应产生的收缩应力。

（四）自酸蚀系统

自酸蚀系统没有独立的酸蚀步骤，牙釉质与牙本质的酸蚀与前处理同时进行。它将酸蚀剂与前处理剂合二为一，形成一种混合物。这一混合物渗透入玷污层中，并且部分溶解玷污层，和羟磷灰石形成一"混合带(hybrid zone)"。混合带除含有混合层的成分外,还残留部分玷污层。

无论是两步法自酸蚀粘接剂中的酸蚀与前处理剂，还是一步法的自酸蚀粘接剂，其组成成分大致相同，都是一种酸性功能单体的水混合物。这种酸性功能单体通常是磷酸酯或者羧酸酯，它的pH高于磷酸凝胶。水是自酸蚀系统的关键成分，它参与了酸性组分的电离。

根据其酸性成分的强度，自酸蚀粘接剂分为三类：温和型（pH>1.5）、中等强度型（1.0<pH<1.5）以及较强型（pH<1.0）。

（五）牙釉质的酸蚀粘接

酸蚀是牙釉质粘接的关键步骤。牙釉质中含有大量的羟磷灰石。磷酸处理时，表面的羟磷灰石可生成溶于水的磷酸二氢钙而被溶解。同时，吸附于牙齿表面的菌斑、软垢以及食物残渣也随之除去，从而暴露出清洁的新鲜表面层。由于处理后的牙齿表面部分羟基和氢基可产生定向排列，使表面呈现出极性。经过这样的处理，牙釉质表面能得以提高，有利于粘接剂的润湿和渗透。通常认为，30%~50%的磷酸能够使牙釉质表面均匀脱矿，因此全酸蚀粘接系统被认为是牙釉质粘接系统较好的选择。

酸蚀处理后，增强了粘接剂在粗糙牙釉质表面的润湿效果，促使粘接剂渗入到牙齿表面的细微结构之中，在增大的表面积内加强了新鲜牙釉质与粘接剂的相互作用。当粘接剂固化时，粘接界面即可产生相当大的机械嵌合力。通过扫描电镜可观察到固化后的粘接剂大面积渗透到脱钙的釉柱间质区，粘接界面的牙釉质侧可见无数的细微突起，通常称为树脂突。这些树脂突与牙釉质之间形成机械抛锚式结合构成了牙釉质与材料最主要的结合力。

牙釉质的粘接主要采用酸蚀技术，即通过酸蚀刻牙釉质表层，获得树脂与修复体的微机械固位,树脂突的形成是牙釉质主要的粘接机制。经酸蚀的釉柱、釉间质均有不同程度的脱矿，低黏度的粘接剂树脂通过毛细作用渗入酸蚀后形成的微孔中并发生聚合，形成树脂突，获得树脂修复体的微机械固位。

对于两步的自酸蚀粘接剂，由于其pH较高，因此形成的牙釉质的脱矿层相比使用磷酸凝胶形成的脱矿层浅。但是有两种方法可以加强自酸蚀系统的粘接强度：①去除牙釉质表面的非棱柱体釉柱，使牙釉质表面粗糙；②在使用自酸蚀剂前预先用磷酸酸蚀牙釉质。对于牙本质和处理过的牙釉质，自酸蚀的粘接强度是临床可以接受的。但是对于未处理的牙釉质和硬化牙骨质，其粘接强度较低。

而对一步法的自酸蚀系统，如果未处理牙釉质，其粘接强度很低。对已经进行了斜面预备或窝洞预备的牙釉质，其粘接强度相对可以接受。

尽管自酸蚀系统越来越受欢迎，使用磷酸进行牙釉质酸蚀依然是测试粘接新材料的金标准。

（六）牙本质的粘接

牙本质的表面性能和内部结构相当复杂，含有许多的有机成分和水，并有与牙髓相通的牙本质小管，以及从牙本质小管中的向外渗透出的液体。此外，其表面还覆盖有因切削牙本质而产生的玷污层，这些因素均导致对牙本质表面处理的困难。

玷污层是由于预备牙本质粘接面时，器械切削牙本质时产生的变性的有机物和无机物，厚度为0.5~15μm。玷污层的处理程度直接影响牙本质的粘接效果。对全酸蚀系统，由于彻底去除了玷污层，可能导致牙本质小管的过度开放，而使术后敏感性增高。

采用自酸蚀系统进行牙本质粘接时，弱酸能部分去除玷污层，从而适度开放牙本质小管，有利于牙本质更好的粘接。因此，就牙本质粘接而言，无论采用几步法系统，牙本质处理均包括了去除玷污层、增加牙本质表面活性、促进粘接剂的渗透和粘接。

目前认为，牙本质粘接的主要机制是形成混合层或混合带。

牙本质粘接的处理过程为，先用处理剂处理牙本质表面，去除部分玷污层，使管间牙本质脱矿，胶原纤维的微孔支架暴露，形成一多孔带，使牙本质小管开放；涂布底胶，底胶润湿并渗入胶原所形成的胶原纤维间的微孔和牙本质小管中，以利于粘接剂的随后渗入；涂布粘接剂。底胶和粘接剂在原位固化后，即与牙本质胶原纤维形成相互扣锁的混合层（或混合带），内含有许多微树脂突，与牙本质小管中的大树脂突共同作用而获得与牙本质的牢固粘接。同时，粘接剂中残留的不饱和烯键与修复树脂单体共聚，从而使复合树脂粘接于牙本质。

随着牙本质粘接系统的发展，目前上述过程已被简化成一步法或两步法。

自酸蚀系统对牙本质粘接的持久性是一重要问题。在粘接初期，自酸蚀系统对于牙本质的粘接强度是可以接受的。随着时间的推移，粘接强度不断的降低，特别是对于一步法的自酸蚀系统，由于其酸性单体较高的亲水性，以及为了保持酸性单体在溶剂中电离所要求的高含水量，最终甚至可能影响到对牙釉质的粘接。同时，树脂对牙体结构渗透的不充分亦可能加速粘接界面的退化。复合树脂聚合收缩带来的收缩应力作用于粘接界面，如果牙本质粘接强度无法抵抗此应力，则会导致牙本质粘接强度降低，形成边缘间隙，产生继发龋和牙本质敏感。

（七）复合树脂直接粘接修复术

1. 适应证与禁忌证　目前复合树脂已在牙体直接修复中广泛应用。可以说，几乎所有的牙体缺损都可以采用复合树脂直接修复，还可用于形态或色泽异常牙的美容修复，以及冠修复前的牙体修复。

需要考虑的是下面一些情况：在前牙修复中，对Ⅳ类洞而言，除外前牙反合、紧咬牙，只要缺损未超过牙体1/2，均可考虑直接复合树脂修复。后牙需要排除重度磨耗牙、牙尖缺损的情况。若窝洞不能完全隔离唾液、龈沟液和血液，也不能采用复合树脂直接修复。

2. 粘接修复设计考虑　粘接修复是通过粘接提供修复体固位，同时提高剩余牙体组织的抗力。粘接修复设计需要考虑牙齿类型、患牙在牙弓中的位置、缺损的大小和类型、患牙的治疗过程或是否为原有修复体的更换，以及咬合功能与预备牙体边缘之间的关系。还有需要考虑剩余牙体组织的数量和质量，剩余牙体组织所承受的机械力，所存在的缺损以及预备区扩展到美观区域的范围。

3. 窝洞制备　复合树脂的窝洞预备原则是以银汞合金的窝洞预备为基础，结合粘接修复的特点而形成的。强调在去除病变组织和龋损染色的前提下，尽可能保存更多的牙体组织。窝洞的外形由病变范围确定，不需做预防性扩展，依靠酸蚀获得修复体的固位。

Ⅰ类洞。窝洞的外形仅需包括龋坏和发育缺陷的部位，仅限于牙釉质的龋损，洞深不必加入到牙本质，不必增加辅助固位；对于范围较大的浅蝶形龋损，在去除龋坏组织后可分别向颊沟和舌沟扩展，在洞缘处预备斜面，底壁和侧壁可增加辅助固位沟。但在牙𬌗面牙尖咬合接触处不主张做洞缘斜面。

Ⅱ类洞。相对于银汞合金，复合树脂材料主要缺点是耐磨性不够。因此，应首先考虑咬合因素，尤其是与对𬌗功能尖的咬合关系。在𬌗面洞上力求体现保存原则，洞缘与洞内线角均要求比银汞合金更加圆钝，以利密合。对𬌗面洞而言，制作了洞缘斜面的窝洞，其作用相当于增加了洞宽，修复体磨耗即大于常规洞形，而且位于斜面部位的修复体，尤其是边缘部分，往往形成薄片而易于受力时断裂，因此在𬌗面非咬合接触处是否作洞缘斜面仍存在争议，而在牙尖咬合接触处应避免制作洞缘斜面。

Ⅱ类洞的邻面洞，颊舌侧壁应内倾，牙釉质边缘可制备斜面，不必扩展到自洁区，以位于有利于充填的完成部位为原则。同时于颊轴和舌轴线角可以与银汞合金相同的方式制作附加固位。邻骀洞有骀面髓壁与邻面轴壁，牙本质处窝洞面积较大，而邻面洞预备可利用的牙釉质较少，不利于取得的修复体的粘接与密合，因此龈壁部位可以去尽龋坏组织为度，不再向根侧扩展，以便保存尽可能多的牙体组织，尤其是牙釉质厚度，以利粘接、固位。

Ⅲ类洞。窝洞预备尽量从舌侧进入病变区，尽量保存唇面的完整性；若唇侧牙釉质染色，或唇面边缘已经破坏，可直接从唇面进入。小到中等大小的龋洞，设计应尽可能保守，不必作特殊的洞形，也不作辅助固位形。限于牙釉质的浅龋不需加深窝洞到牙本质，只需将洞缘釉质壁作成斜面，其固位主要靠洞壁与树脂的粘接。龋损范围大者，则需在龈轴线角作固位沟，切轴唇点角处做倒凹，洞缘牙釉质壁作斜面。龈壁如伸展到根面，此处无牙釉质，不做斜面。在舌面承受较大咬合力时，舌缘也不作斜面。

Ⅳ类洞。复合树脂Ⅳ类洞的设计主要考虑的是洞缘斜面和牙体缺损的大小。对缺损仅局限于一侧切角且切嵴大部分完好者，龋坏的牙体组织和薄弱的牙釉质被去除，所有的牙釉质边缘均是斜面。对近远中缺损超过切嵴宽度1/2和切龈径累及牙冠长度2/3者，若无牙髓受累，仅需要预备斜面，在洞的周围至少1.0mm短斜面需要制备。增大短斜面的宽度，可以增加牙釉质的粘接强度，材料沿斜面的铺展还可以获得更好的美学效果。

Ⅴ类洞。对小到中等大小的Ⅴ类洞，窝洞预备应尽可能保守，不必制备成特殊形状，仅在洞缘的牙釉质壁作斜面。一般不作固位沟，在龈壁无牙釉质时，于龈轴线角作固侧沟。固位沟不仅增进固位，还可减轻由于树脂聚合收缩和牙在咬合力作用下弯曲所致的微渗漏。

范围大、累及根面的Ⅴ类洞需做常规备洞，类似于银汞合金修复的盒状洞形，在龈轴线角及骀轴线角作固位沟，同时在骀、近中及远中壁釉缘做短斜面。

4. 复合树脂充填　复合树脂充填首先应在自然光下根据邻牙的颜色，选用合适色度的复合树脂；随后彻底清洁窝洞及牙面，严密隔湿。牙髓保护是树脂修复中重要的一环。复合树脂为不良导体，但残存单体可刺激牙髓，故中等深度以上的窝洞应衬洞和（或）垫底，以隔绝来自复合树脂的化学刺激。一般于洞底垫一层玻璃离子粘固剂，因玻璃离子粘固剂对牙髓刺激小，与牙体组织又形成化学粘接，且酸蚀其表面可形成微孔表层结构，利于复合树脂的固位。若窝洞深，接近牙髓，则应在近髓处先衬一薄层氢氧化钙，以促进修复性牙本质形成。鉴于氢氧化钙的物理性能差，且可溶解，故其衬洞范围不宜太大，还需要在固化的氢氧化钙表面垫一层玻璃离子。注意勿用洞漆和含酚类物质的材料，如氧化锌丁香油酚粘固剂，以避免影响树脂的聚合。

护髓完成后进行牙面处理。可选择自酸蚀或全酸蚀粘接系统进行粘接。使用步骤按产品说明书。

充填复合树脂前首先放置成形片和楔子。前牙一般用聚酯薄膜成形片，将其置于两牙间，用楔子加以固定。对后牙的修复，主要考虑修复体的边缘适应性，以及对边缘密合度的检查，可选择金属片或聚酯薄膜成形片，可在充填前几分钟预置楔子，打开两邻牙之间的触点，以补偿成形片的厚度，形成良好的邻接关系。

充填复合树脂。分层固化和斜形堆塑是复合树脂充填的基本要求。光固化复合树脂需要分层固化，每次固化深度为2~3mm。注意在分次放置、固化树脂过程中，已固化的树脂表面切勿被玷污和去除，因层间的结合是借助于树脂表面的氧阻聚层中的不饱和烯键与新加入的树脂单体的共聚作用。分层固化不仅可使树脂固化充分，同时因固化收缩是在每次加量中分次产生的，修复体与洞壁界面产生的张应力减少，从而提高了修复体与洞壁的密合度，减少微渗漏和继发龋。

为能保证充分固化，减少聚合收缩，应先充填窝洞的邻面颊舌点线角，然后充填中间，使邻𬌗洞邻面部分的修复呈V形增长，最后于𬌗面尤其是边缘的部分超填，以便成形。最好采用斜向分层填入树脂，这样可防止树脂由四周向中心收缩所致的边缘微渗漏，特别是可减少邻面洞龈壁处微渗漏的发生。为达到充分固化，操作时应使光源尽量接近修复体，从不同方向照射。

5. 修复后处理的重要性　树脂充填完成后，需进行修复体的外形修整、调𬌗、打磨、抛光。长期以来，这一环节在临床上不被重视，而且十分简化。通过去除邻面树脂菲边，精细修整外形咬合，由粗到细的光滑面、咬合面、邻面抛光，可形成表面光滑，边缘适应、咬合关系良好，以达到最少的菌斑附着、易于去除菌斑、美观性较好的修复体。树脂修复体的打磨和抛光是否成功，是由修复材料和器械决定的。树脂的表面质量不仅受抛光器械和抛光膏的影响，也与树脂的组分和充填特性相关。具有小颗粒和微混合树脂的新配方改变了填料的成分，具有更精细的填料尺寸、形状、方向和聚集性，优化了材料的物理性能和机械性能，提高了复合树脂的抛光度。无机填料与基质在硬度上的差异会导致表面粗糙，因为这两种成分的磨损率不一致。修复材料与牙齿界面之间的表面光泽相近也很重要，会影响修复体色调的匹配。目前高质量的修复体标准，除需要磨光和抛光步骤来对解剖外形、轮廓、边缘完整性和咬合进行精修，并提高修复体表面的平滑度外，又引入了美学的概念。最理想的粘接美学修复，应该是光滑的表面，以阻止菌斑堆积和染色；具有完美的轮廓和外形，以提高组织适应性。适当的修整还可使修复体的解剖形状适应咬合要求，色调与周围牙齿相匹配，边缘适应性和完整性得到改善，持久耐用而且美观，有助于延长修复体的使用寿命。

（八）复合树脂粘接修复的常见问题

1. 聚合收缩　聚合收缩应力仍然是复合树脂直接修复中不可避免的问题，也是影响修复体寿命的主要因素。由于复合树脂多采用甲基丙烯酸酯单体为基质，当单体分子转化为聚合网状结构时会产生体积收缩。由于受周围粘接牙齿表面的限制，树脂的这种体积变化表现为作用于粘接界面和牙体组织的应力，从而引起牙体变形，导致粘接失败、术后敏感、微渗漏和继发龋等不良后果。收缩应力不仅与树脂本身的特性相关，而且与牙体组织、洞形特点和修复方法等因素共同相关。正确认识复合树脂聚合收缩应力的有关问题，控制收缩应力，具有重要的临床意义。

（1）材料因素：复合树脂由有机基质与无机填料组成。树脂的聚合收缩主要是由基质中的单体聚合引起的体积变化，平均为2.6 Vol%~7.1 Vol%，在此过程中，填料所占据的空间并未参与固化收缩。因此，增加填料质量可以减少聚合过程中复合树脂的收缩。与填料质量较低的材料相比，填料质量较高的树脂产生的收缩较小、硬度更大。在收缩量不变的情况下，弹性模量最高的材料引起的应力最大。

从目前临床常用的材料看，一般树脂填料的直径在400nm以上，而纳米复合树脂中的填料颗粒直径仅为20~100nm。与混合型和超微型树脂相比，纳米复合树脂由于广泛的颗粒分布，填料的质量极高，产生的聚合收缩也相应较小。与传统复合树脂相比，流动复合树脂无机填料质量降低会引起其机械性能下降并使其聚合收缩增加，在界面产生更多的应力。但由于无机填料的减少，在固化过程中，流动复合树脂更易于通过表面凹陷变形来补偿树脂的体积收缩，因此流动复合树脂可置于充填材料与牙面中间起应力吸收层的作用。目前，将流动复合树脂作为垫底材料来减少聚合收缩应力尚有一定分歧。

（2）C因素：C因素（cavity configuration factor）是指充填体粘接面与非粘接面面积之比。在C因素较低的平坦或较浅的洞形，材料的聚合收缩只限制在一个方向，树脂在早期硬固阶段可以自由流动，从而防止了聚合收缩产生应力。而C因素越高，树脂受到的约束越大，其流动能力越小，收缩应力就大，与牙本质间的粘接强度下降，产生的边缘渗漏就越大。

一直以来充填技术被认为是改善C因素，降低收缩应力的一个重要因素。传统观点认为，采用分层充填代替整体充填能降低聚合收缩应力。在分层充填过程中，每一层树脂的收缩可由下一层进行补偿。由于其降低了C 因素，树脂与洞壁的接触最小化，树脂在固化过程中可以流动，进一步减少了收缩应力。常用的分层充填技术包括颊舌向垂直分层充填、龈𬌗向水平分层充填和楔形斜面充填等。近年来，一些学者对分层充填能否降低聚合收缩应力提出了质疑，认为不同充填技术产生的收缩应力无明显差别。但目前在临床上分层充填技术仍广泛使用。

（3）聚合转化率：复合树脂中单体向聚合物转化的比例即聚合转化率。转化率越高，聚合的单体越多，聚合收缩应力越大。使用高强度光进行固化能使复合树脂得到较高的转化率和较好的机械性能，但光固化引起的聚合收缩力也较高。延缓固化过程，可使聚合过程中产生的应力得到一定的释放。弱光启动是近年来提出的一种新型的固化方法。即先采用低强度光短时间照射（10秒左右），然后用高强度光进行最后固化。由于此种技术是先采用低强度光照射，使得树脂表面聚合网形成而下层树脂的固化延迟，从而减少收缩应力的产生；而且树脂的聚合过程依赖于整个光照能量而不只是光照强度，树脂的转化率不会受到影响。除固化方法外，不同的固化设备引起的聚合收缩应力也可能不同。与传统卤素灯相比，采用低强度发光二极管固化设备能有效地减少收缩应力。

2. 技术敏感性　技术敏感性总体是对术者而言的。是指术者对适应证的选择不当、对材料及其作用机制理解不深、术前未仔细阅读产品说明、充分了解操作细节和要求以及在操作过程中未能严格遵循产品所规定的操作规程，操作不规范等技术性原因而导致的修复失败。在复合树脂粘接修复术过程中，技术敏感性被提到一个相当的高度，任一环节或过程的大意、术者的熟练程度的差异，都将导致修复失败。

首先严格按照要求选择复合树脂材料和粘接系统是最重要的。根据牙齿位置及窝洞的大小位置，选择不同填料的树脂材料，以满足后牙的机械性能、前牙的美学性能或两者兼顾。以牙釉质为主的粘接面，建议选择全酸蚀粘接体系，牙本质为主的粘接面，则建议使用自酸蚀粘接体系。具体使用时仔细阅读说明书，严格按照操作指南操作，是粘接修复成功的基础。

适应证的把握也非常重要。若未按要求选择复合树脂修复病例，对牙尖缺失、重度磨耗、龈下未能隔离窝洞进行树脂修复，势必造成粘接修复的失败。窝洞制备也是重要方面。虽然树脂粘接修复的窝洞预备，并非有严格的固位形和抗力形要求。但也有一定的原则需要遵循。若窝洞预备时洞缘位置或角度处理不当，短斜面预备不够，将导致粘接修复失败。此外，牙面的彻底清洁，若有软垢、菌斑、色素等或遗留龋坏组织，会妨碍酸蚀液和粘接剂与健康牙体组织的作用。

3. 术后敏感　是指修复完成后即刻或一段时间内出现的对冷、热、咀嚼刺激的敏感症状。出现术后敏感通常有两类情况。一是窝洞较深，缺乏适当的垫底处理，这类情况需要重新垫底充填。再有就是窝洞较浅，仅达到釉牙本质交界。这种敏感可能是由于酸蚀造成的牙本质小管的开放，或粘接剂涂抹得太厚，使边缘封闭性不佳，或复合树脂的聚合收缩应力导致的边缘微渗漏造成的。还有就是修复体咬合调改时磨除牙体组织过多，暴露修复体边缘的牙本质表面。这一类术后敏感，临床发生率较高，很难解决。

第三节　龋病治疗的展望

21世纪的牙科治疗已经进入微创牙科、美容牙科、粘接牙科的时代。这些新概念显示当代牙科治疗，特别是龋病治疗，应该是实现最小的治疗创伤、最大的功能重建、最佳的美学表现。所有这些都为龋病的个性化治疗打下了基础。

一、龋病的危险性评价

龋病的危险性评价是对个体在目前病因学因素（饮食、时间、易感牙面、菌斑水平）不变的情况下,发生新龋或现有龋损持续发展的危险程度评估。通过评价个体口腔微生物、遗传、免疫、行为和环境等危险因素的相对危险度和综合作用，从而指示个体的患龋风险。龋病危险性评价的作用有: ①高效控制龋病: 近年来的流行病学研究显示，龋活跃性在总体人群中的分布并非处于平均态势，少部分龋活跃性高的人员拥有总人群的大部分龋齿．60%以上的龋齿只发生于20%的人群中。对全部人群使用各种预防措施，可以降低总的患龋率，但不会显著增加龋病预防措施的效率。如果在龋病发生以前，将这些龋高危人员筛选出来，配合多重预防措施，就会极大提高龋病预防的效率。②制订适宜个体的预防治疗计划: 龋病是多因素疾病，通过危险性评价，可以明确个体的龋病危险因素，从而有针对性地制订治疗和预防计划。③早期治疗龋病。在龋病的个性化治疗中，早期龋处理已受到日益增多的重视，再矿化方法是治疗的有效措施。在再矿化修复早期龋的过程中，需要评估方法的成功率，而龋危险性检测则是达到这个目的的主要手段。如果个体的龋危险性高，则成功率较低，反之则成功率较高。

二、龋病的个性化治疗

龋病是建立在口腔微生物组群生态平衡基础上的多因素疾病。诸多因素如个体全身健康状况、社会经济地位、蔗糖摄入情况、唾液缓冲力、口腔保健措施实施情况、既往患龋经历、龋病相关微生物定植情况均与龋病的发生密切相关。个性化的龋病防治方案将对这些因素进行综合评估后，针对特异性风险因素而提出。如深的窝沟点隙常是儿童和年轻人患龋的重要危险所在，而中老年人患龋却是由于牙龈退缩、牙根暴露所致; 有些个体患龋是由于长期喜食甜食，又不注意口腔卫生导致，而有些个体却是因为不良修复体导致局部菌斑堆积产生的龋齿。对于不同的龋病危险性，只能使用有针对性的措施，实施“靶干预”，才能取得最佳的效果。

三、技术与材料的发展

早期诊断、风险评估、微创治疗、群体预防等技术的发展，齿科粘接修复材料的进步，为龋病的个性化治疗提供了前提和保障。龋危险性评价是为了实现以龋病高危人群为重点的个体患龋的早期发现、早期预防、早期治疗，必须综合多和危险因素结果的分析来预测个体的龋危险性，因而敏感性、特异性高的龋病危险人群筛选技术，定量的龋病早期诊断技术，微创龋病治疗技术，副作用低、疗效确定的预防技术的提出和发展，为实现真正意义上的龋病个性化治疗提供了根本保证。

四、基于牙再生组织工程的牙体修复治疗

牙体修复的生物学治疗方式研究成为21世纪口腔医学研究的前沿和重点。牙组织再生的研究主要有两个方向：其一，应用仿生学的理论，通过设计有机基质调控生物矿化的途径实现牙再生；其二，则通过组织工程的方法，在支架材料中培养干细胞进而实现再生牙齿组织。这些设想和研究都为牙体修复学提供了令人兴奋的前景。

近年来，随着牙再生组织工程的进展，使牙体损伤（包括成洞和非成洞甚至缺失）的自体修复成为了可能。通过直接植入体外培养形成的牙齿替代传统的种植体或义齿修复牙体缺失；或者通过对牙齿损伤原位微环境的处理，实现牙齿损伤的自身修复有可能成为现实。

目前尚无任何直接证据支持将组织工程学的特定技术引入到牙体充填修复领域，最终的疗效如何更无相关报道。但是很多相关综述都指出组织工程学可能在特定条件下促进牙体修复治疗的完成。

按照牙体缺损程度来对充填修复技术进行分类，可以预见组织工程学相关技术在牙体损伤修复方面的应用指征。表11-1针对不同程度的牙体缺损可采取的传统充填修复和可能使用的组织工程修复技术进行了归纳。

表11-1　牙体龋损程度与可能采取的修复手段

牙齿缺损程度	轻微	严重	丧失部分活性组织	丧失大部分活性组织	完全丧失活性组织
常见病例	早期非静止龋	静止性深龋	静止或慢性深龋累及牙髓	因龋或外伤牙折断部分露髓	完全龋坏或意外完全脱位
目前常见充填修复手段	窝沟封闭或去龋后充填	去龋后充填	分次去除软化牙本质或盖髓术	盖髓术，根管治疗或拔牙	清创后选择种植或修复体修复
可能使用的组织工程学技术	通过基因工程技术构造毒力减低或灭活菌株改变口腔微生物组成进行替代治疗	通过使用生长因子诱导牙髓-牙本质复合体对外界刺激进行防御（修复性牙本质）	通过使用生长因子促进牙髓组织的再生和牙本质结构的修复	通过植入干细胞对缺失的牙髓和牙体硬组织进行再造	通过在体外诱导成牙再植入修复缺失牙

组织工程学在牙体修复学领域可能的应用包括：通过基因工程技术构造毒力减低或灭活株替代口腔微生物菌群组成，终止或避免龋病的发展；在充填材料中加入各种生长因子，通过缓释载体在牙体内缓慢释放诱导牙本质的再生；对于个别严重龋坏或者外伤导致缺损严重的牙齿，通过植入多能干细胞诱导产生新的牙齿组织结构；对于某些无法通过充填修复或者已经缺失的牙齿，可通过植入在体外培养形成的牙体组织来恢复牙列的完整性。

组织工程学为牙体修复学带来了令人兴奋的前景。然而相关的生物安全性问题，以及技术难题和相对较高的治疗费用限制了它在近期内大范围开展的可能。目前看来牙体修复学还是只能更多地通过优化传统治疗方式来提高预后效果。

五、基于仿生学的牙体修复治疗

目前，临床应用的主要有复合树脂、金属、陶瓷等三大类材料，但一直存在着边缘微漏、材料的老化、金属的腐蚀性、断裂韧性不足等难以解决的问题，同时修复时可能切割大量的牙体组织，给患者带来很多痛苦。因此，在牙体组织破坏部位能原位再生出新的牙体组织，成为口腔学界的梦想。目前，应用仿生学的理论，通过设计有机基质调控生物矿化的途径可能实现牙体再生。因此，用非生物的方法模拟牙体组织的仿生材料的研究，已经成为当前研究的热点。牙釉质和牙本质的生物矿化模拟的体外研究，已经实现了羟基磷灰石的简单形核、沉积，并进一步向牙釉质一样高度密排、有序的结构深入。在牙体组织原位矿化，也正在努力实现晶体层层有序生长、有机基质紧密控制的矿化过程，在牙本质上生成牙釉质也尚在探索。随着人们对于牙釉质和牙本质形成机制的深入研究以及超分子自组装等前沿科学的发展，相信一定能获得形态和功能上高度仿生的牙体组织，最终实现牙体损伤的原位修复。

（李继遥）

参考文献

1. Featherstone JD.Remineralization，the natural caries repair process-the need for new approaches.Adv Dent Res，2009，21（1）: 4-7.
2. Kielbassa AM，Muller J，Gernhardt CR.Closing the gap between oral hygiene and minimally invasive dentistry: a review on the resin infiltration technique of incipient（proximal）enamel lesions. Quintessence Int，2009，40（8）: 663-681.
3. 陈颖，周岚.复合树脂充填窝洞聚合收缩应力的控制.国际口腔医学杂志，2008，35（4）: 393-395.
4. Fedorowicz Z，Nasser M，Wilson N. Adhesively bonded versus non-bonded amalgam restorations for dental caries. The Cochrane Collaboration. JohnWiley & Sons，Ltd，2009.
5. Peter E Murray，L Jack Windsor，Thomas W Smyth，et al. Analysis of pulpal reactions to restorative procedures，materials，pulp capping，and future therapies. Crit Rev Oral Biol Med，2002，13; 509-520.
6. Jorge Perdigao. New Developments in Dental Adhesion. Dent Clin N Am，2007，51: 333-357.

第十二章　儿童龋病

儿童龋病目前仍然是儿童口腔科的常见病和多发病，它包括乳牙龋病和年轻恒牙龋病。随着社会的发展，发达国家儿童患龋率已呈下降趋势。尽管发展中国家儿童龋病发病率差别很大，但患龋率明显高于发达国家。我国有3亿6千万14岁以下的儿童，儿童龋病一直是重点防治的常见病之一。本章介绍儿童龋病的发病特点，发病的相关因素及治疗新技术。

第一节　儿童龋病的发病情况及特点

一、儿童龋病的发病状况

乳牙在萌出后不久即可患龋，临床常见到出生6个月的婴儿，两颗上颌中切牙尚未完全萌出，近远中及唇面已患龋。并且随着年龄的增长，乳牙的患龋率发生明显的变化。

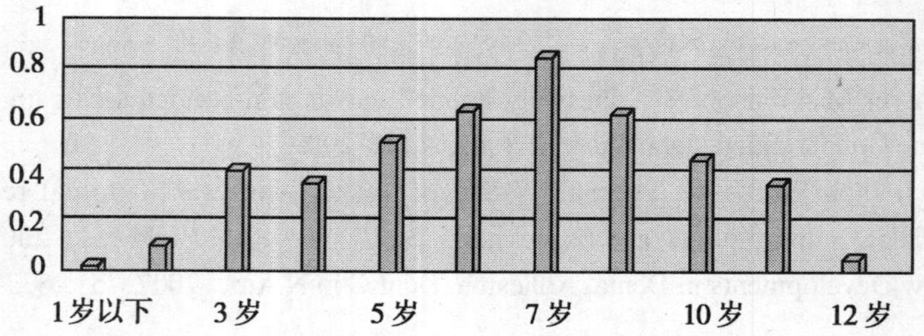

图12-1　0~12岁的乳牙患龋率

由图12-1可见，乳牙患龋状况在1岁左右呈直线上升，7、8岁时达到高峰，此后由于乳、恒牙的替换，新生恒牙的陆续萌出，患龋率明显下降。

在我国，由于特殊的国情，患龋情况存在明显的城乡差距。根据第三次全国口腔健康流行病学调查报告统计，我国5岁儿童患龋率为66.0%，龋均为3.50；近12个月内口腔科就诊率为15%（城乡分别为21%和9%）；龋齿充填率仅为2.8%。12岁学生恒牙患龋率为28.9%，龋均为0.54，充填率为11.2%。大部分地区表现为农村的患龋率和龋均高于城市，而充填率却远远小于城市。这一现象多与经济发展、口腔疾病防治的投入和卫生宣教工作及口腔保健意识的开展有关。但仍有个别地区表现为城市的乳牙患龋率和龋均高于乡村。世界卫生组织（WHO）制定的全球2000年口腔健康目标之一是5~6岁儿童的患龋率低于50%。我国口腔卫生保健规划目标规定2010年6岁以下儿童家庭口腔护理率农村应达到50%，城市应达到80%。就目前的数据显示，我国儿童乳牙龋患及口腔卫生保健状况与这些目标还有相当的距离，尤其是农村的差距更大。

有报道显示我国儿童乳牙患龋率及龋均在20世纪八九十年代期间有所上升，20世纪90年代至本世纪初有所下降。但与发达国家相比，我国的幼儿乳牙患龋状况仍较严重。

我国第二次口腔健康调查资料显示，80%的恒牙龋发生在30%的易感人群。美国第3次全国营养与健康调查也提示80%的恒牙龋发生在25%的易感人群。国外有关文献报道乳恒牙龋具有相关性，提示儿童乳牙龋是预测其恒牙龋非常有意义的指标，且乳磨牙龋对恒牙龋预测值最高。

二、乳恒牙的解剖生理特点

乳牙较恒牙易患龋，这与乳牙的解剖形态、组织结构密切相关。乳牙牙颈部明显缩窄，牙冠近颈部之1/3处隆起，邻牙之间为面的接触，殆面的点隙裂沟以及牙列中的生理间隙等均易导致食物滞留，且易成为不洁区。同时乳牙的釉质、牙本质薄，矿化程度低，抗酸性弱。

年轻恒牙是指牙齿虽已萌出，但未达殆平面，在形态和结构上尚未完全形成和成熟的恒牙。年轻恒牙由于尚处于不断萌出中，临床牙冠显得低，牙根尚未形成，根尖孔呈开阔的漏斗状，髓腔整体宽大，根管壁薄。因年轻恒牙萌出不久，磨耗少，前牙多见明显的切缘发育结节与舌边缘嵴。后牙窝沟明显，较深，形态复杂，难以自洁。年轻恒牙的硬组织薄，矿化度低，溶解度高，渗透性强。牙本质小管比成熟恒牙的大，小管周围及小管间的矿化度低，牙髓组织比成熟恒牙疏松，未分化的间叶组织细胞较多，纤维成分较少，成纤维细胞多，牙髓血管丰富，生活力旺盛。一些学者通过对儿童龋齿进行纵向研究发现，7岁儿童第一恒磨牙患龋的最好预测根据是孩子在5岁前有3个或更多的乳磨牙患龋。

三、儿童龋病的临床特点

（一）乳牙龋临床特殊类型

乳牙龋齿在临床上和恒牙龋齿相同，也可以分为浅龋、中龋和深龋；窝沟龋及平滑面龋。但与恒牙龋齿相比，乳牙龋蚀又有其独特的临床表现。

1. 奶瓶龋（nursing bottle caries）　因长期使用奶瓶而发生的早期广泛性乳牙龋齿，好发于上颌切牙的唇面，且较快发展成广泛性龋（图12-2）。但奶瓶龋少见于下颌乳前牙，可能与吸吮时下颌、下唇的运动、瓶塞所附牙齿的位置、接近舌下腺和下颌下腺导管的开口等因素有关。与奶瓶龋有关的因素包括：乳牙刚萌出不久，牙面结构不成熟更易受酸的作用而脱钙。奶瓶内的牛奶和含糖、含酸的各类饮料可以长时间地黏附于牙面，患儿长时间放在口中吮吸，或含奶瓶入睡，加上唾液分泌少，口腔自洁作用差等。

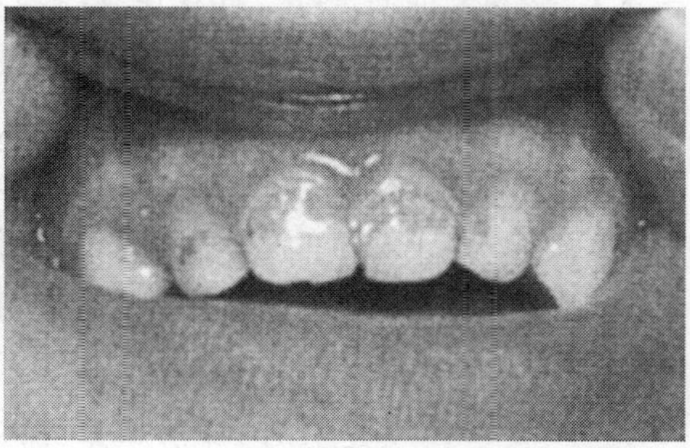

图12-2　早期奶瓶龋

2. 环状龋　乳前牙唇面、邻面龋坏迅速发展可形成围绕牙颈部，环绕牙冠的龋坏（图12-3）。环状龋多发生于牙冠中1/3~颈1/3处，有时切缘残留少许正常的牙釉质、牙本质。环状龋在恒牙中十分少见。经病理学观察分析，环状龋的形成与乳牙牙颈部出生后牙釉质之矿化度低有关。环状龋的发生和局部食物容易滞留及自洁作用较差亦有关。龋蚀向两侧扩展，而不易向矿化程度高、抗酸性强的出生前釉质扩展，以致形成环状，在切割食物的过程中极易在牙颈部龋蚀部位发生断裂，造成牙冠的缺失和牙

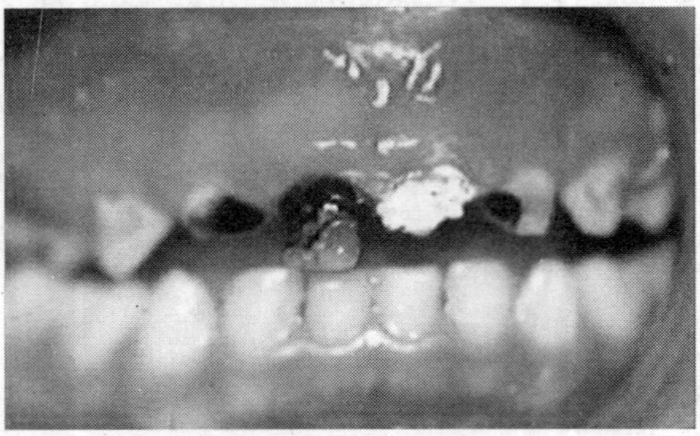

图12-3　环状龋

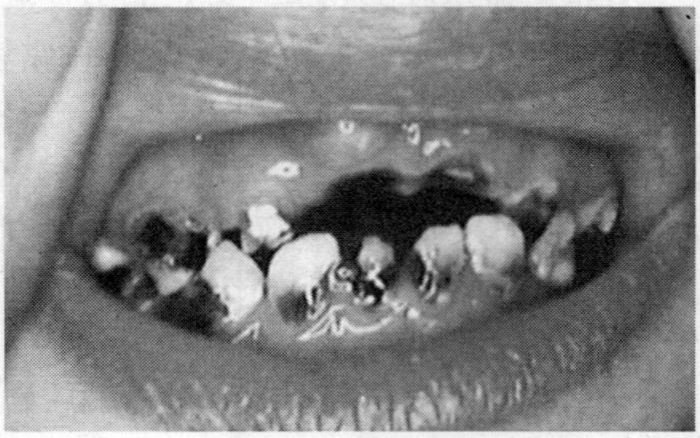

图12-4　猖獗龋

髓的暴露。

3. 猖獗龋（rampant caries）　也称猛性龋，Massler把突然发生，范围广，进展快速，侵及不易患龋的下颌乳前牙，而且随乳牙龋蚀的进展很快发生牙髓感染的这类龋齿称为猖獗龋（图12-4）。可发生于儿童和成人，但很多临床报告证实此病好发于13~18岁的青少年。有学者认为猖獗龋与情绪不稳定有关。另外，口腔卫生较差而且喜食甜食的患儿，也常常发生猖獗龋。

（二）乳牙龋蚀的特点

与恒牙龋相比，乳牙龋有以下特异性：

1. 患病率高、发病早　乳牙龋患病率高，7岁左右达高峰。我国乳牙龋患病率为60%~80%。乳牙萌出不久就有可能患上龋齿，发病时间早，各地区发病率不一，但均高于恒牙。

2. 龋齿多发、龋蚀范围广　在同一个口腔内的多数乳牙会同时患上龋齿，也常在一个牙的多个牙面同时发生龋齿。恒牙龋蚀主要发生在殆面和邻面，乳牙龋蚀除发生在殆面和邻面外，还常发生于唇面、舌面等光滑面和牙颈部。龋蚀的分布往往具有对称性，检查的时候往往发现一侧如磨牙相邻的部位有龋坏，另一侧相邻的部位也有龋坏，有时甚至上、下、左、右四处邻接面会同时发生龋坏。

3. 龋蚀发展速度快　牙体因龋蚀会很快崩坏，在短期间会转变为牙髓炎、根尖周炎和残冠、残根等。

4. 自觉症状不明显　乳牙龋发展快，但是自觉症状不如恒牙明显，常被家长忽视，在发展成牙髓病或根尖周病时才来就诊。

5. 修复性牙本质的形成活跃　龋蚀促使乳牙修复性牙本质的形成活跃，此防御功能有利于龋病的防治。修复性牙本质具有保护牙髓，防御细菌感染牙髓的功能。

（三）年轻恒牙龋的特点

年轻恒牙处于发育阶段，矿化程度低，溶解度高，耐酸性差，易患龋。年轻恒牙硬组织薄，牙本质小管粗大，管间牙本质矿化低，一旦发生龋坏进展快，易形成牙髓感染和根尖周围组织炎症。

另外，年轻恒牙龋病受乳牙患龋状态的影响，有学者研究发现乳牙列患龋严重的儿童，其恒牙患龋的可能性相对增高，可达乳牙列无龋者的4倍。

在年轻恒牙的磨牙，尤其是第一恒磨牙常出现潜行性龋（隐匿性龋），常常被忽视。因此通过殆翼片进行龋病的X线诊断检查，对进行过或未进行过窝沟封闭的年轻恒牙的磨牙来说都是十分重要的。

第二节　儿童龋病发病的相关因素

一、口腔卫生习惯与儿童龋病

临床发现牙釉质的钙化不良和牙面裂、窝沟和点隙部位的龋齿发病率最高，前者多见于乳牙列期,而后者多见于年轻恒牙,而且,龋齿是由于菌斑中的细菌发酵产酸,使釉质脱矿溶解。因此，去除菌斑对于预防龋病至关重要。通常我们采用刷牙的方法去除菌斑。

正确的刷方法能有效去除菌斑与软垢。有研究表明，餐后漱口、开始刷牙的年龄、每日刷牙次数、含氟牙膏的使用等因素均与龋齿的发生相关，呈保护性因素。提示口腔卫生行为对儿童龋病患者具有较强的预防效果。有学者证实，儿童开始刷牙越早、坚持早、晚刷牙者其防龋效果越好。学龄前儿童刷牙需成人监督和帮助，否则不易坚持或刷得不彻底。经过刷牙训练的儿童与对照组比较，菌斑明显减少；在有成人帮助刷牙的儿童中，龋患率明显低于其他儿童。应用含氟牙膏是适用于低氟区和适氟区的一种有效的自我防龋方法，学龄前儿童可在家长或监护人帮助监督下少量使用。对于婴儿期的孩子，母亲应在每次喂养后，将示指用清洁的纱布包好，蘸温开水擦洗孩子的牙面，以保护新萌出的乳牙。幼儿可先由家长帮着刷牙，以后逐渐掌握正确的刷牙方法。

正确的刷牙方法：将牙刷毛放在牙齿与牙龈交界处，刷毛与牙齿表面呈45°角，顺着牙缝竖刷。刷上牙时，从上往下刷；刷下牙时，从下往上刷；刷咀嚼面时，前后来回刷。里里外外都要刷，早晚刷或餐后刷，每次刷牙不少于3分钟。

平时要注意经常自我检查口腔，每半年至1年可请口腔医生检查一次，以早期发现龋齿，及时治疗。由于儿童的乳牙龋病发展得很快，家长要经常查看孩子的牙齿，发现情况，及时就医。

在家庭及日常生活中如何发现龋坏呢？可从以下两方面入手：

1. 自我检查或相互检查　正常牙面为洁白或淡黄色，且有光泽。凡牙面呈白垩色、无光泽，就是龋病的早期表现。此外，还应注意牙齿有无形、质的改变。如有食物嵌塞或牙对冷、热食物敏感时应警惕。食物嵌塞也常是龋洞引起的，此时应该及时检查，否则龋齿会继续发展。当龋齿发展到一定深度时，对冷、热性食物比较敏感，也就是接触到冷、热性食物时，即产生疼痛。因此，可根据有无食物嵌塞或牙对冷、热是否敏感来判断有无龋坏。

2. 采取防龋措施　氟素可以预防龋齿，这在科学上已被证明。无论是在牙齿表面涂氟化物，还是控制饮水中的含氟量，均有显著的防龋效果。但儿童时期要防止氟素摄入过多，否则不仅会妨碍牙齿的发育，甚至还会引起全身氟中毒现象。

近年来应用窝沟封闭剂涂擦于儿童牙齿表面，封闭容易发生龋齿的窝沟，起到了很好的预防龋齿作用。家长可带孩子到口腔科向医生咨询。

婴幼儿清洁牙齿的主要目的是去除牙菌斑。了解替小孩清洁牙齿的方法，可以使刷牙成为一种享受。刷牙的姿势以父母可轻易看到孩子口腔内各个部位为准，大人应站在孩子后侧方的位置，让孩子头微仰起；或坐在椅子上而让孩子斜躺在大人腿上。如果宝宝年纪太小，可由两个大人膝靠膝对坐，孩子躺在两人大腿上，一人固定孩子，另一人做清洁工作。刷牙时务必以一只手的手指将孩子的脸颊拉开，清楚看到口内情形，再以另一只手持牙刷刷牙。因乳牙形态比较矮胖，以水平横刷即可，但牙齿每一面都必须刷到。刷牙时机为饭后及睡前，尤其是睡前一定要彻底清洁。牙刷的选择以软毛、刷头大小适合、刷柄易握为原则。小朋友会漱口即可使用牙膏。对于刚出生至7个月大的婴儿，父母应以手指卷纱布或用棉花棒蘸以温开水，轻拭舌头、牙龈上的食物残渣，养成喂食后即清洁的习惯；对于7个月~1岁半的小儿，乳前牙开始萌出，每次进食完毕都应擦拭牙面污物；对于1岁半~3岁的幼儿，乳后牙已陆续长出，可用牙刷开始帮他刷牙。

同时大量研究表明，刷牙次数每天2次或2次以上的儿童比刷牙每天少于1次和不刷牙的儿童患龋率明显降低。原因很明确，黏附在牙齿表面的细菌与食物残屑形成菌斑，是发生龋的重要因素。食物碎屑发酵物是菌斑腐蚀牙齿的环境。因此，刷牙年龄早，每天刷牙次数多，可以减少龋齿形成的几率。

二、饮食习惯与儿童龋病

龋病是在以细菌为主的多种因素影响下，牙齿硬组织发生慢性进行性破坏的一种疾病。龋病常发生于牙面细菌性沉积物即牙菌斑下方，食物与龋病的关系十分密切。饮食对口腔微生物的影响主要通过三个方面，饮食的成分、饮食的物理黏稠度及进食的频率。

饮食中含有多种有利于微生物生长的营养，其中的碳水化合物是有机酸生成反应的底物。尤其是蔗糖，被认为是致龋因素，甚至认为是病因之一，因为其可被发酵，并且可作为合成牙菌斑生物膜内外多糖的底物，它为牙面的细菌提供营养和能量，使其在牙面上定居、生长繁殖。饮食中的葡萄糖、果糖、麦芽糖等也具有一定的致龋性。而牛奶中的乳糖、水果及蔬菜中的糖（内源糖）对牙齿健康的危害非常小。小分子的单糖或双糖即使在口腔中短暂停留也易被微生物迅速利用，而大分子的淀粉或蛋白质则因不易分解而难以被利用，以淀粉为主要成分的食物（如马铃薯、面包、米饭等）不会致龋。

关于淀粉的致龋性，有学者指出，需要与许多主要的致龋因素共同作用，综合考虑暴露在蔗糖及淀粉中的量或频率，淀粉的生物利用度，微生物菌群及牙菌斑的类型，牙菌斑对低pH的耐受能力，唾液流速等因素全面评估其致龋能力。随着人类进化，食物逐渐精细，尤其是儿童食品，如精制面粉经过加热处理与糖混合制成的食物（如饼干等），则像糖本身一样具有致龋性，也可通过一系列的分解而被微生物利用。可见精细碳水化合物和食糖摄入量增加，增加了儿童龋病的发病机会。

牛奶pH大多为中性，牛奶中的乳糖发酵产酸的速度低于蔗糖；牛奶中约含2.4%的酪蛋白，可以和釉质紧密结合而降低其溶解性，并能抑制细菌的活性使其不能产生腐蚀牙齿的酸性物质，起到防龋的作用，从而对牙齿起到保护功能。酪蛋白分子里存在的钙质和磷酸盐离子还可以帮助修复轻微受损的牙釉质。最近发现发生牙酸蚀和龋的儿童牛奶摄入量远远低于碳酸类饮料。一些学者认为牛奶是一种具防龋作用的营养饮料。但在一些文献中，关于牛奶喂养与龋病之间的关系仍存在争议，一些学者认为，夜间喂养，无论是母乳喂养还是奶瓶喂养，与早期患龋有联系。

国内外学者早就对黏性固体含糖食物对牙齿的危害进行了大量研究，黏性固体含糖食物具有明显的致龋性。传统观念也认为黏性固体含糖食物的致龋性高于含糖液体的致龋性。但也有学者通过流行病学研究认为，饮料的有效致龋性并不低于黏性固体含糖食物。大部分饮料pH在2.2~4.9之间，且含有添加的蔗糖或果汁固有的果糖、葡萄糖，其对牙齿的危害越来越受到重视。随着我国国民经济的发展和人民生活水平的提高，饮料的消费越来越大，甚至越来越多青少年将饮料代替饮水。在年幼儿童中，水果味的含糖饮料是牙齿健康的最大危害，常常也是猖獗龋的致病因素。在奶制品中加入额外的糖也是导致幼儿牙齿患龋的原因。

人类的生存需要充足的营养和能量，糖尤其是蔗糖是人类快速获取能量的重要来源。特别是儿童正出于生长发育期，从营养学的角度，不可能将糖或碳水化合物从食谱中取消。所以家长在合理控制儿童糖的摄入量的同时，还需要采取其他措施预防龋齿。如减少进食次数。

进食频率对儿童患龋的影响亦不容忽视。国内文献多支持：吃糖的频率与龋病呈正相关，龋病发病和进展不完全取决于吃含糖食品的数量，而在于每天吃含糖食品或进餐的次数。儿童每日吃甜食次数与乳牙龋关系最大，即每日吃甜食的次数越多，儿童口腔中的DMFT越高。有文献指出，当以高频率进食易于附着于牙面不易清洁的糖时，患龋的危险性最大。

三、家庭因素与儿童龋病

儿童的家庭背景因素也是影响乳牙患龋的重要因素之一，儿童父母的文化程度、家庭的经济条件、幼儿是否为母乳喂养、家长的口腔保健知识等对儿童乳牙龋患有显著的影响。

关于这方面国内外学者都做了大量的调查和研究，如Amjad指出儿童母亲的文化程度和家长的口腔保健知识与儿童龋病的发生呈负相关；Astrom等研究发现父母的受教育程度对孩子的饮食习惯和口腔卫生习惯也有重要影响；Moynihan 等还指出由于经济收入低的家庭家长的口腔保健知识缺乏，其儿童龋齿的发生明显多于经济条件好的家庭儿童；Dummer 等指出对于儿童的龋病发生来说，家庭的社会经济地位是仅次于年龄的影响因素；Schou认为家庭的社会地位和经济基础与儿童龋齿的关系非常密切，远远超过刷牙与龋齿的关系和食糖与龋齿的关系。

父母是儿童最早和最常模仿的对象，是儿童获得口腔保健知识的重要来源。儿童的口腔健康行为的学习过程被认为是儿童模仿家长行为过程，开始于婴幼儿期，可延续到到青少年期。所以家长对口腔健康的认识度和重视度直接影响到儿童的口腔保健观念和具体措施的执行，如果父母的文化程度低、口腔保健知识缺乏，其指导孩子卫生保健的能力就较弱，孩子患龋的几率就高；反之，如果家长的受教育水平高，口腔健康意识良好，在他们的言传身教下，其子女发生龋病的几率就会降低。而父母如果有良好的口腔保健行为和习惯，也会在日常生活中给其子女树立良好的榜样。

出生6个月的婴儿开始萌出乳牙，之后其他乳牙逐渐发育萌出，到3岁时乳牙列基本形成。这段时期的孩子不能自行或有质量的刷牙，又不能通过咀嚼的自洁作用清洁牙面，所以家长每天帮助孩子有效的清洁牙齿的行为就格外重要。3岁以后的儿童有了有效的自行刷牙的能力和模仿父母行为的能力，此时家长的榜样和督促作用就起到了关键作用，家长细心帮助、指导孩子刷牙就能减少孩子的患龋率。同时，如果家长有足够的口腔健康意识，能够定期领孩子做口腔健康检查，做到龋病的早发现与早治疗，孩子的口腔健康状况就能明显提高。父母如果从孩子出生就开始注意儿童的口腔清洁，那孩子的患龋率就比从3岁才开始刷牙的孩子的患龋几率低很多；如果父母督促孩子从3岁开始刷牙，孩子的患龋几率要比3岁仍不刷牙的孩子低更多。如果家长充分了解口腔保健知识，能科学地管理孩子的饮食，有效控制儿童含糖量高和过黏稠食物的摄入，就能更进一步地预防儿童龋病的发生。所以提高父母的口腔健康知识程度，对预防和控制儿童龋病的发生有着重要的意义。

家庭背景及家长的口腔保健意识对儿童龋病有着明显的影响，通过提高家长的口腔健康知识程度，使其配合医生工作，限制儿童甜食和过黏食物的摄入，帮助和督促孩子早晚刷牙，培养孩子好的口腔卫生习惯，尽量防止乳牙龋坏的发生。为了预防儿童龋病的发生，不仅要注意儿童的口腔健康状态，更重要的是注意提高儿童家庭的口腔卫生意识。

第三节 儿童龋病治疗新技术

一、微创治疗理论及技术

龋病是儿童口腔最常见病，对儿童龋病的治疗成功与否和远期效果很大程度上取决于患儿是否配合治疗。传统的治疗方法是用低速、高速手机去净腐质，备洞充填，一些儿童会对手机运转的声响和喷水产生恐惧感，抗拒治疗。另外，传统治疗需要牺牲部分健康牙体组织以形成一定的抗力形和固位形，而且由于龋坏的形状和深浅程度不一，可能在去腐质的时候或多或少的连带去除部分健康牙体组织，特别是对于近髓的深龋，不但去腐质时的压力、震动和产热可能刺激牙髓造成不适或疼痛，还有可能造成意外穿髓，出现疼痛感后儿童更不易合作，而去不净腐质又会造成远期治疗效果不佳，充填物易脱落。

微创技术是医疗领域发展的必然趋势，为了能够在去腐质的同时尽量减少对正常牙体组织的破坏和减小疼痛感，人们研究了多种替代手机去龋的方法，如空气喷磨、超声去龋、激光去龋以及化学机械去龋等，其中化学机械去龋方法的操作简单和疼痛感轻微等特点，使儿童和家长都易接受，是目前对儿童龋病治疗最有效的替代方法。

牙本质龋的外层牙本质已经被细菌感染入侵并产生坏死崩解，是龋损的主体部分，腐质多较软，可用挖匙等手术器械去除；内层的牙本质可发生软化脱矿，但尚无细菌的入侵，可能发生再矿化。因此有学者提出去腐的标准应是去除细菌感染层，保留可以再矿化的脱矿层，这一理论使微创技术有了可行性。

化学机械去龋法是一种无痛微创去腐新技术，目前应用最广的就是Carisolv（伢典）系统，它可以有选择性地精确去除龋坏牙本质，对牙髓刺激性小，并发症少，效果理想。该系统由起化学作用的凝胶和手用器具组成。先用化学凝胶使龋洞内的龋坏组织软化，然后使用专门的手用工具将软化的龋坏组织轻柔地刮除，形成无龋的牙本质表面。

Carisolv（伢典）凝胶主要成分为次氯酸钠和3种携带不同电荷的氨基酸（谷氨酸、亮氨酸、赖氨酸）。次氯酸钠中的氯离子有很强的分解坏死组织能力，在高pH下，次氯酸钠与氨基酸组发生反应，形成比较稳定的新物质氯代氨基酸，氯离子变得不再活跃，不会对健康组织如牙髓和牙龈等软组织造成侵害，但氯离子的电性被保留下来，所以保留了其对龋坏牙本质的化学作用。由于龋坏的不饱和胶原纤维蛋白肽链是由携带正电荷或负电荷的亲水性粒子团和不带电的疏水性粒子团碎片紊乱排列而成，之前形成的3种氯代氨基酸分别通过静电吸引龋坏胶原蛋白纤维肽链中的粒子团，打破不饱和肽链结构，使龋的坏牙本质软化。此时用专门的手工器械即可将软化的龋坏组织轻易去除。氯代氨基酸软化龋坏牙本质的能力不及次氯酸钠，所需作用时间较长，但对健康牙本质和牙髓无害，使去腐过程微创微痛。

此法的优点是：①去除龋坏组织更具选择性，不损伤健康的牙釉质和牙本质，创伤性小；②对近髓部位的龋坏去除更精确，减少机械性穿髓等并发症的发生；③避免了传统窝洞制备产生的热损伤、切割、震动、压力等对牙髓组织的刺激，疼痛感轻，减少了局部麻醉的需要；④避免了手机运转时的机械声音和喷水对儿童造成的恐惧心理，使儿童易于合作，提高了治疗的质量；⑤减少了玷污层的产生，使牙本质和充填材料拥有更好的粘结性。

伢典系统由两部分组成：凝胶和手工器械。①凝胶分别装在两支注射器内，红色凝胶主要成分为三种氨基酸（赖氨酸、亮氨酸、谷氨酸）及染色剂、增稠剂；无色凝胶主要成分为次氯酸钠。②手工器械由大小不一，不同形态的特殊器械，用于去除不同大小、不同位置的龋坏组织。细分出大、中、小号，形态有星头、扁头、弯头、多棱花头等。

对于无法直接操作的龋洞，如口小底大的龋坏或不良充填物下的继发龋，可先使用牙钻磨除阻碍的牙釉质或旧充填物，获得进入龋洞的入口，然后再使用伢典。先去掉两个注射器的顶帽，将其顶端对接拧好，来回交替推动注射器的活塞10次左右，使注射器内的凝胶混合充分，颜色均匀。然后把凝胶推到一个注射器内，最后倒入一个干净的容器内待用。用伢典专用手工器械将凝胶滴入龋洞内，保证凝胶完全覆盖龋坏部分。等待30秒，让凝胶内的化学物质与龋坏组织充分反应，使其软化后根据龋洞的部位、大小、类型，选取合适的伢典手工器械，轻轻地作旋转或刮擦动作，去除软化的龋坏组织。随即清理窝洞，擦去刮擦掉的龋坏组织。如果龋坏组织未去净，重复上述操作，直到放入的凝胶不再混浊。在操作过程中，不要吹干或冲洗窝洞，加入新的凝胶后不用再等待30秒，可直接操作。当龋坏组织完全清理干净后，清除剩余凝胶，用水将窝洞冲洗干净，用探针检查洞底洞壁是否还残存腐质。必要时用伢典手工器械或牙钻修整窝洞边缘，选择具粘结力的材料如玻璃离子充填窝洞。

伢典微创治疗非常适合儿童龋病，有着广阔的临床应用前景。

二、无痛镇静治疗技术

（一）全麻技术在儿童龋病治疗中的应用

龋病是儿童口腔最常见的疾病，在进行治疗的过程中，大多数儿童都会有牙科畏惧倾向，出现不合作行为，给儿童口腔科医生的工作带来了很多困难，随着医学的发展，出现了儿童的牙科全麻技术。

牙科全麻技术（dental general anesthesia，DGA）是通过吸入或注射等方式应用麻醉药物，使儿童在保持呼吸等生理活动的情况下进入无意识状态，在严密的监护下进行牙科治疗的一种行为管理技术，由经过专门训练的麻醉师和儿童口腔科医师共同完成。通过应用DGA，可以使一些极端不合作的孩子或智障儿童等得到相对安全、有效的口腔治疗，减少儿童和家长的痛苦，也减低儿童口腔医生的操作风险。

1951年，一位美国儿童牙科医生首先将DGA技术应用于儿童龋齿和拔牙治疗，此后这一技术在美国和欧洲等发达国家迅速发展，早已成为治疗儿童口腔疾病时的常规应用手段，而在我国却处于刚刚起步阶段。

DGA治疗儿童口腔疾病的应用范围包括：龋病、牙髓病、根尖周病、前牙外伤的治疗；窝沟封闭术、牙齿涂氟及拔牙、舌系带手术等儿童外科手术等，几乎可以应用于儿童口腔科所有疾病的处置。

对于DGA技术的安全性国外学者已经做过很多研究。全麻下药物对中枢神经系统产生可逆可控的抑制，使儿童完全失去意识，手术完毕后意识逐渐恢复清醒，不会留任何后遗症。孩子没有任何痛苦，不会对口腔治疗产生不良心理阴影，治疗效果也相对更好。

美国儿童牙科学会（AAPD）规定DGA的适应证为：①由于心理或情绪上的不成熟和（或）精神、身体或医学上的残疾而导致不能合作的患者，如脑瘫、自闭症、智力低下等；②因急性感染、解剖变异或过敏而局麻无效的患者；③极度不合作、恐惧、焦虑或无法沟通的儿童或青少年；④需要重要的外科手术的患者；⑤应用全麻可以保护精神心理和（或）减少医疗风险的患者；⑥需要即刻的、复杂的口腔（或牙科）治疗患者。某些患有全身疾病使用局麻药物不安全的儿童，年龄较小无法配合的患者如3岁以下的婴幼儿，DGA也是不二之选。

DGA的禁忌证为：①需要最小限度的牙科治疗的健康、合作的患者；②存在医学上不宜进行全麻的身体条件。

DGA最常见的并发症为喉痉挛，其次是支气管痉挛。鉴于DGA技术也存在一定的风险，2007年AAPD修订DGA技术的一些相关操作要求及注意事项：①方便的急救设备；②生命体征监测和记录；③详细询问患者的既往史和现病史，身体状况以及适应证；④术前评价；⑤训练有素的医生和麻醉师；⑥急救药物、设备和记录；⑦对患者术前术后的指导；⑧对患者全麻苏醒的监护管理以及离院标准的确定。

术中记录内容必须包括：①患者全程的心率、血压、呼吸频率以及血氧饱和度监测；②所用药物的名称、给药途径、时间、剂量以及患者的反应（包括局麻）；③不良反应及处理；④达到可离院标准时的时间、状况以及监护人员签名。

利用DGA对不合作儿童进行龋齿治疗效果非常好，但在应用DGA之前，医生必须与家长进行充分交流，将DGA技术及其适应证、禁忌证、并发症等如实告知，消除其心理顾虑，让家长自愿签署知情同意书。要收集患儿家族史、现病史和既往病史，并对儿童做常规体检如血尿常规、生化学检查、胸片等，进行完善的生理评估，检测儿童体重，禁食、水。配备相应的监护和急救设备，如心电呼吸监护仪、呼吸机、给氧装置、吸引器，输液用品、气管切开插管等器械，以免发生紧急情况及危险。

家长在从医生的介绍中初次听说DGA时多会存在疑虑、恐惧和担忧，而看到应用效果后就会持有肯定的态度。经过几十年的认知和发展完善过程，在发达国家DGA已经逐渐地被大多数家长所接受。而在我国对DGA的接受程度很低，一方面，家长对这一技术还很陌生，担心全麻操作本身的安全性或全麻药物会影响儿童大脑发育等；另一方面，DGA技术的治疗成本相对较高，对于治疗儿童龋齿需承担全麻费用，普通收入家庭大多难以承受，所以宁愿放弃对孩子口腔疾病的治疗也不用DGA，这些因素都制约了它的发展。目前国内少数几家知名口腔专科医院已经开展了DGA。作为一种安全高效且人性化的技术，随着人们认识度的提高，必将广泛应用于儿童口腔科治疗中。

（二）笑气镇静镇痛技术

1. 镇痛原理　笑气即N_2O，是一种吸入性镇静或镇痛药。它通过抑制中枢神经系统兴奋性神经递质的释放和神经冲动的传导及改变离子通道的通透性而产生镇痛的药理作用。笑气为无色、有甜味的惰性无机气体，化学性质稳定，不燃烧、不爆炸。

笑气对呼吸道无刺激，与血红蛋白不结合，对心、肺、肝、肾功能无损害，吸入体内后显效快，30~40秒即产生镇痛作用，停止吸入后数分钟作用消失，无任何副作用。患者通过该设备吸入不同比例的笑气和氧（N_2O和O_2）混合气体，达到镇痛的目的。

笑氧混合气体：笑气含量为50%以下只能达到镇静作用；50%~70%时产生镇痛作用（睡眠牙科部分）；80%以上才能达到麻醉作用。

据统计，在美国有76.5%的口腔医院都配套有口腔笑气镇痛系统，超过50%的全科牙医和接近90%的儿童牙医都为患者使用笑气，来减轻治疗过程的焦虑和疼痛。无痛治疗使口腔治疗真正上升为“享受医疗”。

2. 笑气镇静镇痛的适应证

(1) 对牙科治疗感到非常紧张害怕。

(2) 曾经有恐怖的牙科治疗经历。

(3) 局部麻醉难以达到效果。

(4) 有严重的恶心呕吐反射。

(5) 不能接受传统牙科治疗的。

(6) 难以合作的儿童等都适合。

3. 笑气镇静镇痛的禁忌证

(1) 慢性阻塞性疾病。

(2) 上呼吸道感染。

(3) 鼻阻塞，不能用鼻呼吸。

(4) 极度焦虑。

(5) 严重精神失常。

(6) 年龄太小或智障。

(7) 重症肌无力。

4. 笑气镇痛的优点

(1) 镇痛效果好。

(2) 不抑制呼吸及循环功能，安全无副作用。

(3) 始终保持清醒，患者能主动配合治疗。

(4) 显效快，作用消失亦快，无蓄积作用。

(5) 有甜味，无呼吸道刺激，患者乐于接受。

(6) 使用方便，不需要特殊设备和专职麻醉师就可以达到理想的镇痛要求。

(三) 口服镇静药物技术的应用

口服镇静类药物，一般是苯二氮革类，使患者处于不兴奋或浅睡眠状态。美国的一项牙科临床前用药法调查发现，口服给药途径在儿童口腔科最受欢迎。因为该途径的优点是操作简单，安全；患者容易接受；能降低过敏反应的发生率。缺点是药物起效慢，最快也需15~30分钟；临床有效时间短，一般不超过0.5~1小时；镇静状态不易控制；很难确定适宜的剂量。

（黄　洋）

参考文献

1. Grenby T. Soft drinks，infants' fruit drinks and dental health. Br Dent J，1990，169：282-231.
2. Astrom AN，Jakobsen R. The effect of parental dental health behavior on that of their adolescent offspring. Acta Odontol Scand，1996，54：235-241.
3. Ratio M，Mottonen M，Uhart M. Tooth brushing and the occurrence of salivary mutans streptococci in children at day care centers. Caries Res，1995，29：280-284.
4. Tinanoff N，Palmer CA.Dietary determinants of dental caries and dietary recommendations for preschool children. J Public Health Dent. 2000，60（3）：197-206.
5. Lingström P，van Houte J，Kashket S. Food starches and dental caries. Crit Rev Oral Biol Med，2000，11（3）：366-380.
6. AF Paes Leme，H Koo，CM Bellato. The Role of Sucrose in Cariogenic Dental Biofilm Formation-New Insight J Dent Res，2006，85（10）：878-887.
7. Jones S，Hussey R，Lennon MA. Dental health related behavior in toddlers in low and high caries areas in

St.Helens，North West England. Br Dent J，1996，18（1）: 13-18.

8. Krasse B. The Vipeholm dental caries study: recollections and reflections 50 years later. J Dent Res，2001，80: 1785-1788.
9. Reed DR，Bachmanov AA，Beauchamp GK，et al. Heritable variation in food preferences and their contribution to obesity. Behav Genet，1997，27: 373-387.
10. Mennella JA，Pepino MY，Reed DR. Genetic and environmental determinants of bitter perception and sweet preferences.Pediatrics 2005，115: 216-222.
11. 邹静，李少敏，刘怡.婴儿喂养方式与学龄前儿童龋病.口腔医学纵横，1995，15（20）: 87-88.
12. Williams SA，Kwan SY，Parsons S. Parental smoking practices extant caries experience in preschool children. Caries Res，2002，34（2）: 123-125.
13. Leverett DJ，Featherstone JD，Proskin HM，et al. Caries risk assessment by a cross - sectional discrimination model. Dent Res，1993，72（2）: 529-537.
14. Rock WP，Sabieha AM. The relationship between reported toothpaste usage in infancy and fluorosis of permanent incisors. Br Dent J，1997，183（5）: 165-170.

第十三章　老年龋病

老年口腔医学是研究口腔组织结构衰老发生、发展变化规律及老年人口腔疾病防治的学科，是老年临床医学的一个重要组成部分，也是口腔医学的一个重要组成部分，老年口腔疾病的防治对提高老年人的生活质量，保证老年人的身心健康有重要作用，随着我国老龄化社会的到来，老年口腔医学发展的重要性日显突出。

第一节　老年口腔医学概况

20世纪60年代末到70年代初，欧美的人口老龄化出现快速增长趋势，出现老年口腔疾病的专业研究教育人员，致力于老年口腔医学研究．并开设了老年口腔病学的课程。到了1994年，美国83%的口腔专科学院已经将老年口腔医学作为单独的课程讲授。其他国家在此期间老年口腔医学的研究教育也有了突飞猛进的发展。

一、老年口腔医学的发展

1990年美国牙医师Atchinson和Dolan提出了老年口腔健康评价指数（GOHAI），用于老年人口腔健康生存质量的测评。并应用于北美的老年人群。作为口腔健康生存质量的测评工具。中华口腔医学会在1996年成立了老年口腔医学学组，2004年改建为中华口腔医学会老年口腔医学专业委员会。随着社会老龄化的进展，平均寿命延长，慢性患病增多，用药情况愈加复杂。老年口腔医学受到越来越多的关注。对老年口腔疾病的病因等研究已经深入至分子生物学水平。随着新技术，新设备和新材料的不断更新，老年口腔疾病的防治方法得到很大的改善。老年营养学和老年心理学等交叉学科也是老年口腔医学的重要内容。老年口腔医学是研究口腔组织结构衰老发生、发展变化规律及老年人口腔疾病防治的学科。老年口腔医学研究内容包括老年口腔解剖、组织、生理的增龄变化，老年口腔改变与全身的关系，老年人的牙齿、黏膜、牙周等病变，及口腔炎症、外伤、肿瘤、颞颌关节等疾病的发病及防治特点，老年口腔修复的特点等内容。

二、人口老龄化

WHO对老年的定义为老年意味着这样一个生命阶段，与前一阶段相比身心功能的损害日益明显。目前国内外老年学家对老年人的概念有不同观点，公认的有以下四种观点。

（一）根据年代年龄确定老年人

根据年代年龄确定老年人就是出生年龄，是指个体离开母体后在地球上生存的时间。西方国家把45~64岁称为初老期，65~89岁称为老年期，90岁以上称为老寿期。世界卫生组织建议我国以60岁以上的人为老年人，老年的分期为45~59岁为老年前期，60~89岁为老年期，

90岁以上为长寿期，又称超老年期。

（二）根据生理年龄来确定老年人

根据生理年龄来确定老年人就是指以个体细胞、组织、器官、系统的生理状态、生理功能以及反映这些状态和功能的生理指标确定的个体年龄。生理年龄可分为四个时期：出生至19岁为生长发育期，20~39岁为成熟期，40~59岁为衰老前期，60岁以上为衰老期。所以，生理年龄60岁以上的人被认为是老年人。但生理年龄和年代年龄的含义是不同的，往往也是不同步的。生理年龄的测定主要采用血压、呼吸量、视觉、听觉、血液、握力、皮肤弹性等多项生理指标来决定。

（三）根据心理年龄来确定老年人

根据心理年龄来确定老年人就是指个体心理学活动的程度来确定的个体年龄。心理年龄是以意识和个性为其主要测量内容。心理年龄分为3个时期：出生至19岁为未成熟期，20~59岁为成熟期，60岁以上为衰老期。心理年龄60岁以上的人被认为是老年人。心理年龄和年代年龄的含义是不一样的，也是不同步的。

（四）根据社会年龄来确定老年

根据社会年龄来确定老年人，就是指一个人在与其他人交往的角色作用来确定的个体年龄。也就是说一个人的社会地位越高，起的作用越大，社会年龄就越成熟。

年代年龄受之父母，不可改变，但生理年龄、心理年龄和社会年龄却可以通过身心锻炼、个人努力加以改变，推迟衰老。因此，一个人是否衰老，不能单纯看出生年龄，还要看生理年龄和心理年龄。

（五）人口老龄化现状

联合国人口司发布了世界人口老龄化状况及世界各国和地区老龄化程度的数据显示：目前60岁以上的老年人口达到6.88亿，预计2050年将达到20亿，同时也将第一次超过全世界儿童（0~14岁）的人口数。世界上一半多的老年人生活在亚洲（占54%），其次是欧洲（22%）。

根据联合国专题项目的研究估算，到2050年每5人中将会有一个老年人，到了2150年，每3人中就会有一个60岁以上的老年人。老年人口本身也在老化。到2050年80岁以上的老年人已经占到老年人总数的20%，与现在相比百岁以上老人也将达13倍的增幅。女性的预期寿命大于男性，独居的女性老人比例明显高于男性，发达国家独居老年人明显高于发展中国家。目前世界老龄化程度最深的国家是日本，其次是意大利和德国，如今在发展中国家也越来越突出。人口老龄化的加剧将会深深影响所有个人、家庭、社区及国家。迅速发展的人口老龄化趋势，与人口生育率和出生率下降，以及死亡率下降、预期寿命提高密切相关。目前中国的生育率已经降到更替水平以下，人口预期寿命和死亡率也接近发达国家水平。21世纪前期将是中国人口老龄化发展最快的时期。中国的老龄化进程加快，目前中国人口已经进入老年型。65岁及以上老年人口占总人口的6.96%，性别间的死亡差异使女性老年人成为老年人口中的绝大多数，预计到2040年，65岁及以上老年人口占总人口的比例将超过20%。同时，老年人口高龄化趋势日益明显：80岁及以上高龄老人正以每年5%的速度增加，到2040年将增加到7400多万人。

三、老年口腔医学的特点

老年口腔医学（geriatric stomatology，oral gerontology）又称老年牙医学（geriatric dentistry gerodontology）。随着社会的进步，经济发展，科学文化水平的提高及医疗技术的普及，人类平均寿命普遍延长，老年口腔医学得到了迅速的发展，它是口腔医学的一个重要组成部分，是研究口腔组织结构衰老发生发展规律及老年口腔疾病防治的学科，包括老年口腔基础医学、老年口腔临床医学、老年口腔疾病预防医学及老年口腔流行病学等学科。老年口腔基础医学，研究口腔组织器官的形态和生理功能、口腔颌面部组织结构的衰老变化及其发生规律；老年口腔临床医学，研究老年人口腔患病的临床特点、老年人口腔生理、病理变化、老年人口腔疾病的早期诊断、治疗和修复的特殊性、老年口腔疾病的康复与护理等；老年口腔疾病预防医学，研究老年人的口腔保健、如何预防老年人的常见口腔疾病，特别是龋病、牙周病和口腔颌面部肿瘤的预防，为老年人的口腔保健制订计划，以保证老年人的身心健康和提高生活质量；老年口腔流行病学，调查老年人群口腔健康状况，老年人常见口腔疾病的发病情况及相关因素，找出流行与分布的原因，提出相应的防治规划和措施。

随着年龄增长，口腔的各组织器官可发生明显的增龄性改变，这将导致老年各种口腔疾病的发病与防治上的特殊性，老年人在患有口腔疾病的同时，还可能患有多种的全身疾病，既可影响到口腔导致口腔病变，而且全身的病变还可影响到口腔的治疗，在口腔疾病就诊时，老年人的心理变化也不同于年轻人，无论在言语交流方面、行动的便利方面、操作的体位与技巧方面，均给医护人员提出了更高的要求。因此，掌握老年口腔疾病的诊治特点，不仅要具有老年口腔疾病的专科知识，还应对老年全身常见病有充分了解。

第二节　与老年龋病发生相关的增龄性变化

龋病是发生在牙体硬组织，严重影响人类口腔健康的常见多发病。随着年龄的增加，牙釉质的渗透性下降，脆性增大，氟含量增加。由于牙骨质终生不断地形成，因而老年人牙骨质比年轻人明显增厚，在根尖区表现更为突出。这将导致根尖末端至牙本质牙骨质界面的距离增大、根尖孔变小，牙冠变短，使颌间距离减少。

一、牙齿硬组织的改变

牙齿包括牙釉质、牙本质、牙骨质三种矿化的硬组织和一种软组织——牙髓。釉质覆盖在牙冠表面，牙骨质覆盖在牙根表面，牙本质构成牙齿的主体。牙齿中央有一空腔称髓腔，牙髓组织通过根尖孔与牙周组织联系。在根尖孔形成以后，牙齿的发育即宣告完成。此后，随着年龄的增长，牙齿组织不断发生变化。

（一）牙釉质的增龄性变化

牙釉质覆盖于牙冠表面，半透明，呈乳白色或淡黄色，是人体中最硬的组织，无机物占总重量的96%~97%，其余为有机物和水，有机物不足1%。釉柱是牙釉质最基本的结构，由羟磷灰石晶体和晶体间隙组成。牙釉质的结构中既没有细胞，也没有血液循环，其改变均根据离子交换的机制而发生。随着年龄的增长，牙釉质晶体吸附了越来越多的无机和有机离子，体积不断增长，导致晶体间微孔缩小，甚至消失，使牙釉质通透性下降；由于晶体间微孔通常是由水占据，牙釉质含水量随年龄的增长而下降，牙釉质脆性、硬度、密度也相应增加，但密度在中年以后逐渐趋于稳定。牙釉质增龄变化的重要表现是牙釉质表层结构的改变。表层牙釉质和口腔环境（唾液、菌斑）及表层下牙釉质长期不断的离子交换可导致表层成分改变。表层和表层下牙釉质的化学成分明显不同，表层含更多的氟、钙、锌、硅、锡等元素，尤其氟含量大约为表层下的10倍；表层含有更多的矿物盐，晶体排列呈多相性，晶体间孔隙较小，硬度、密度高、含水量小等。随着年龄的增长，表层和表层下牙釉质的成分差异趋于稳定，这就使成熟牙釉质表面对酸的溶解性降低，对龋损的破坏有一定的抵抗力。

（二）牙骨质的增龄性变化

牙骨质覆盖于牙根表面，在牙颈部较薄，在根尖和磨牙根分叉处较厚。牙骨质色淡黄，硬度与骨相似，无机盐含量为45%~50%，有机物和水约为50%~55%。无机物主要是钙、磷，以羟磷灰石晶体形式存在。有机物主要是胶原和蛋白多糖。牙骨质的组织学结构由细胞和矿化的细胞间质组成，矿化基层呈板状排列、在其陷窝内有牙骨质细胞，与骨相似。但牙骨质内没有血管，牙骨质细胞的分布不如骨细胞规则。和骨组织一样，牙骨质具有吸收和新生的特点。在正常情况下，牙骨质是不易吸收的，随着衰老的发生，牙骨质吸收的发生率和吸收区域的数目均有所增加。牙骨质还有不断新生的特点，萌出牙和埋伏牙均随着年龄的增长，牙骨质明显增厚，尤以根尖区为明显。在人的一生中，都发生着牙骨质的沉积，其总厚度从10岁到75岁几乎增长了3倍。牙骨质形成的增加可导致牙骨质细胞的营养缺乏，牙骨质细胞退变，在牙骨质深层，常常可以发现空虚的陷窝。

牙骨质的成分也随着年龄的增长而发生改变，如镁和氟的含量都有明显上升。牙骨质新生具有修复和补偿的功能。牙齿由于正常咀嚼所致的生理性磨耗和病理性磨损如夜磨牙、紧咬牙、刷牙力量过大、酸蚀、不良习惯等，导致的牙釉质丢失均可由牙骨质的继续沉积得到补偿。此外，当牙根表面有小范围的吸收或牙骨质折裂时，也可由牙骨质的新生来修复。

（三）牙本质的增龄性变化

牙本质色淡黄，硬度比牙釉质低，比骨组织高，无机物约占质量的70%，有机物为20%，水为10%。无机物中主要是羟磷灰石晶体，其体积比釉质中的小，与骨和牙骨质中的相似。有机物主要为胶原蛋白，其余为糖蛋白和氨基多糖。牙本质主要由牙本质小管、成牙本质细胞突和细胞间质组成。牙本质在牙齿发育完成后，一生中仍可不断地形成继发性牙本质。继发性牙本质随年龄增长而逐渐变得不规则，牙本质小管减少。原发性牙本质随年龄增加也要发生变化。当牙本质在受到外界刺激后，可引起牙本质小管内的成牙本质细胞突发生变性，继而矿物盐沉着，矿化封闭小管，形成硬化性牙本质，亦称为透明性牙本质。硬化性牙本质的形成使牙本质脆性升高，通渗透性下降。当牙釉质因磨损、酸蚀、龋病而受到破坏时，深部牙本质暴露，成牙本质细胞受到程度不等的损伤。在受损伤处相对应的髓腔壁上，成牙本质细胞会形成较继发性牙本质更为不规则的修复性牙本质；成牙本质细胞突发生变性、分解、小管内充满空气，形成死区。在正常牙本质中，随着衰老的发生，成牙本质细胞突也可发生变性分解，形成死区，但其相对应的髓室壁上，没有修复性牙本质出现。牙本质的增龄变化包括了继发性牙本质、硬化性牙本质、修复性牙本质以及死区的形成，其结果是使牙本质小管的通透性下降、对外界刺激的反应性降低、髓腔和根管体积缩小甚至消失。在人的一生中不断形成继发性牙本质及修复性牙本质，从而使髓腔和根管腔逐渐变小，牙本质小管也逐渐闭塞。这些改变的生理意义在于保护牙髓、降低组织敏感度及牙本质渗透性及补偿因牙齿磨损而致的缺损；另一方面，也给临床治疗带来了新的问题，髓腔及根管腔变小，使牙髓治疗、根管治疗带来不便。老年人常出现根管闭塞及根管钙化。

二、牙髓组织的改变

牙髓是位于髓腔内的疏松结缔组织，包含细胞纤维和基质。除根尖孔外，其周围被牙本质所包围。牙髓中的血管、淋巴管和神经均通过根尖孔与根尖部的牙周组织相连接。牙髓对牙体有营养、修复、保护、感觉和形成牙本质的功能。

（一）牙髓增龄性变化

在牙髓的增龄变化中，细胞数量变化最为明显。每隔10年细胞数就有统计学差异，40岁末的细胞数大约只有20岁的一半，60岁末的细胞数只有20岁的14.3%。成纤维细胞是牙髓中的主要细胞，又称牙髓细胞。年轻者的牙髓细胞所占比例较胶原纤维大，而在较衰老的组织中，细胞成分减少、纤维成分增多。增龄引起的成纤维细胞数目减少，可能是循环低下所致。老化的成纤维细胞内的细胞器如粗面内质网、线粒体等变小，高尔基复合体少见。随成熟度的增加.成纤维细胞对氧的摄取量减少。造牙本质细胞是牙髓中高度分化的细胞，主要功能是形成牙本质。随年龄增加，造牙本质细胞出现退行性变。电镜下可见老年人造牙本质细胞中有较多空泡、萎缩、部分或全部细胞消失。在增龄变化中，牙髓基质最多出现的退变是矿物质的沉积钙化。钙化按其大小可分为髓石和弥散性钙化。髓石是髓腔中较大的界限清楚的矿化物，目前对其与增龄变化的关系尚有争论。弥散性钙化主要见于根管区，沿高分子有机物和血管外周分布。最初弥散性钙化可发生在血管壁、结缔组织和神经周围，像细小的针状体,通过融合而增大,弥散性钙化随年龄的增加而增加。牙髓血管神经均通过根尖孔进入牙髓。随着根尖部继发性牙本质的不断沉积，根尖孔逐渐缩小，影响了牙髓的血供和神经支配。严重衰老的牙髓，这种沉积几乎可完全阻断对牙髓的血供。随着年龄的增长，血管自身也会发生硬化改变,如血管内膜增厚、外膜钙化,淋巴管也发生退化性改变,神经纤维减少、分布稀疏,神经纤维本身和髓鞘发生进行性矿化。

（二）牙髓-牙本质复合体的增龄性变化

牙本质和牙髓由于其胚胎发生和功能相互关系密切，常合称为牙髓-牙本质复合体。牙髓-牙本质复合体的增龄变化一方面使其对抗外界刺激的抵抗能力增强，如牙本质小管闭合，使得龋的侵蚀减慢，同时外界的刺激又加速了牙髓的增龄变化的发生，这些刺激促使有更多的髓周牙本质形成，增龄变化又削弱了牙髓的自身修复能力。在年轻牙齿，牙髓细胞的代谢能力较强，有利于牙本质病变的修复。即使造牙本质细胞变性、死亡，牙髓深层的未分化间质细胞也可能分化为新的造牙本质细胞，形成修复性牙本质保护牙髓。随着年龄的增长，这种修复的潜能逐渐下降。牙髓增龄变化使老年牙髓的循环低下，细胞成分减少，纤维成分增多，修复能力下降。因此老年人的盖髓术、活髓切断术的成功率很低，通过牙本质桥来修复基本是不可能。此外，随着牙本质年龄的增长出现大量继发性牙本质，修复性牙本质的沉积，导致髓室及根管体积的明显缩小，甚至消失，髓角变低髓室顶底距离变小；加上老年牙髓的髓石形成，特别是弥散性钙化的形成以及根管的病理性钙化，老年牙髓病及根尖周病的治疗难度增大。老年人与青年人在牙髓上的区别主要在于其纤维成分增多而细胞数量减少。至70岁时细胞数只是年轻时的5%，纤维组织增加，成纤维细胞核变小，染色质着色变深，细胞代谢能力减弱，胶原失去嗜银性。Ⅰ、Ⅱ型胶原增加，抗蛋白水解性增强，牙髓活力降低，发生退行性变，如脂肪变性、空泡性变、纤维性变等。血管明显减少，且出现钙化，粥样硬化，周缘神经纤维也明显减少。老年人牙髓组织SOD含量明显降低，组织自身抗氧化、清除自由基能力相对减弱。牙髓组织中成牙本质细胞和牙髓细胞的细胞凋亡指数逐渐下降，提示牙髓细胞的新陈代谢率与年龄成反比。髓腔变小，髓角变低或消失，根管及根尖极狭细乃至完全堵塞，根管走向也变得复杂，牙髓内神经纤维和血管数目减少，牙髓敏感性降低，管周牙本质增加和硬化牙本质形成，牙髓钙化，脆性增加。牙髓组织的增龄变化，特别是牙髓的变化及髓腔和根管的变小变细，将影响牙体牙髓病的发展及临床症状的表现，对老年人牙髓、尖周病的诊疗有指导意义。

三、牙周组织的增龄性变化

随着年龄的增长，牙周组织的增龄改变包括：牙周膜厚度变化，牙周膜中胶原纤维增多，直径增大，细胞成分减少。牙周膜厚度在青年人中约为0.21mm，在成人厚约为0.18mm，到老年时则减少到0.15mm左右。结合上皮附着水平缓慢向根方移动达到牙骨质表面。

牙槽骨的增龄变化，随年龄的增长，牙槽嵴的高度减少，与身体其他骨一样可出现生理性骨质疏松，骨密度逐渐减低，骨的吸收活动大于骨的形成。血管减少，代谢率及修复的功能下降，牙骨质及牙槽骨的牙周膜侧更加不规则，牙骨质的量随着年龄的增长而不断增加。骨髓被脂肪代替，由红骨髓变为黄骨髓。光镜下见牙槽窝骨壁光滑含有丰富的细胞成分，变为锯齿状，细胞数量减少，成骨功能明显降低，埋入的穿通纤维不均匀。老年人牙周组织的这些改变，易导致老年根面龋、牙周创伤、食物嵌塞的发生增加，这就要求口腔医师在临床上更加注意留心老年牙周疾病的防治，定期检查、复查，去除食物嵌塞，消除咬合创伤，保持口腔清洁。

四、唾液腺的增龄性改变

唾液腺随年龄增加发生结构上的改变，如出现萎缩性变化，间质发生纤维化或实质萎缩，腺泡常被结缔组织或脂肪组织代替，腺泡在腺体体积中占据的比例减少，导管比例升高。在老年人中几乎不含功能性腺泡，唾液分泌减少，一般老年人每日的分泌量仅为青年人的1/3。70%的45岁以上人群中，常见腺体内淋巴细胞浸润，软腭部小唾液腺体出现大量脂肪沉积。又因唾液分泌减少，流速减低，使口腔黏膜干燥，弹性减低，导致口腔自洁作用低下，影响食物团的吞咽。腮腺及下颌下腺的增龄改变包括唾液分泌减少，冲洗能力降低，导致口腔干燥，龋病多发。

第三节 老 年 龋 病

随着年龄的增长，生理功能、饮食谱、卫生习惯、行为动作等改变，老年人龋病发病明显提高，据2009年全国第三次口腔流行病学调查资料显示，我国老年人龋病发病率高达90%以上。随着我国人口老龄化程度的加快，对老年龋病的研究和有效防治是提高国民生存质量的重要任务。

一、老年根面龋

根面龋是老年口腔疾病中最常见、危害较大的疾病之一，具有广泛的流行性、临床损害的特殊性及防治的复杂性。研究报道60岁以上的根龋发生率是30岁人群的2倍，80岁以上人群中根龋患病率高达64%。老年根面龋常发生于牙周组织退缩的牙根部，与牙釉质比较，根部牙骨质具有特殊的化学组成和解剖结构，一旦暴露于口腔后，它对机械和化学刺激比牙釉质更易受到损伤而发生龋坏。老年人由于牙周组织退缩，牙龈萎缩，牙颈部及根面暴露，容易造成食物嵌塞，不易清洁而产生菌斑，从而导致根面龋的发生率增高，牙骨质对龋病的抵抗力比牙釉质低，一旦发生龋病，牙骨质很容易发生脱钙，在菌斑下的牙骨质发生软化，形成根龋。由于牙骨质较薄，龋很快就使牙本质受累，引起牙本质龋。

老年人机体变化的本质是细胞功能的衰退，牙齿、牙周组织同样亦有衰退表现。发生的部位常在任何牙齿的牙龈退缩的牙骨质面。如：下前牙、前磨牙的邻面、唇面，并向邻颊面、邻舌面发展，也可由楔状缺损继发而来。牙骨质表面在菌斑细菌的作用下，表层下无机物脱矿，有机物分解，牙骨质结构和完整性遭到破坏。由于根面龋直接暴露在口腔环境中，又因根部牙骨质结构的特点，脱矿和再矿化现象，故龋病进展缓慢，病变较浅，龋坏部位呈浅棕色或褐色边界不清晰的浅碟状。龋损进一步发展，沿颈缘根面扩散形成环形。病变发展从牙骨质侵入牙本质时，向根尖方向发展，一般不向冠方发展侵入釉质，在颈部牙釉质下潜行发展形成无基釉；严重者破坏牙本质深层，造成根部牙体硬组织严重缺损，使牙齿抗力下降，在咬合压力下可使牙齿折断。根面龋多为浅而广的龋损，早期疼痛反应轻，病员可无自觉症状。病变加深，接近牙髓时，病员对酸、甜、冷、热刺激产生激发痛。

根面龋可以采用视诊、探诊、温度刺激试验方法、X 线检查等明确诊断。视诊：观察暴露的牙根部有无浅棕色、黑色改变，有无龋洞形成；探诊：用尖头探针探查根面有无粗糙、钩挂或进入的感觉，被探面是否质地变软，探查时患者是否感到酸痛或敏感，还可探查龋坏范围、深度、有无穿髓孔等；温度刺激试验：发生在隐蔽不易探查到的部位的根面龋，可用冷、热水刺激试验进行检查；X 线检查：视诊、探诊均不易发现的部位，可用X 线进行检查，龋病在牙片上显示透射影像。

20世纪80年代初期Katz等提出了根龋的诊断标准为：有粗糙的龋洞形成，表现为根面上形成一个暗褐色、脱色的龋洞，或者探查在根面上有粗涩样感觉。无粗糙龋洞形成：在根面上出现暗褐色、脱色区域，其表现为用中等压力探查有粗涩感或探查无任何感觉。

二、老年急性龋

老年急性龋常发生在高龄老年人，发生病因主要是因为老年人的牙体组织结构本身已很薄弱，如以往已有龋坏、继发龋，或牙颈部暴露，牙齿磨耗严重，邻面关系破坏，易致食物嵌塞存留；老年人口腔内环境发生变化，随着年龄的增长口腔唾液减少，且黏稠，流动性差，冲洗作用减低，咀嚼功能下降，牙体自洁功能减低；老年人多有糖尿病、肝脏疾病、内分泌疾病等全身性疾病，全身系统疾病而累及了口腔局部环境改变，特别是引起唾液分泌减少的患者，如患Sjögren综合征（干燥综合征）而致唾液分泌量下降，或因头颈部肿瘤在接受放射治疗时破坏了唾液腺的患者，致全身抵抗力下降，加之老年人自身护理及口腔保健能力下降，口腔卫生保健差。老年急性龋常发病迅速，可在短期内波及牙齿的各个面，特别是大量发生在牙颈部的根面龋坏。表现为在短期内患者的多数牙、多数牙面甚至牙尖、牙嵴均遭受龋病袭击，并很快形成龋洞，洞内龋坏牙本质很软，且几乎不变色，牙釉质表面有多数弥散性白垩色变。主要为根面，范围大，发展快，病变组织是质软，可用挖匙刮除，颜色较淡呈褐色，短期内可导致牙体组织的崩脱或牙体折断，龋坏较深，波及髓腔，多无症状主述，偶有冷热刺激痛，老年人可出现大面积的根面龋导致牙齿自颈部折断。患者可在较短的时间内（6~12个月），全口多数牙齿及牙面同时患龋，连平时不易患龋的下前牙、不易滞留生态膜的前牙切端、后牙牙尖等部位均可患龋。龋损组织质地湿软，易用挖器剔除。

龋病进展极为迅速，患牙可在一年时间内变成残冠或残根。患者多伴有严重全身性疾病，如干燥综合征，或因头颈部肿瘤行放射治疗者，其共同特征是患者唾液量较正常人明显减少。

老年急性龋发展快，波及范围广，对老年人的口腔状况影响很大，对老年急性龋的预防则十分重要。老年急性龋的预防应包括长远的预防措施，局部的预防措施和全身的预防措施。长期的预防措施应是贯穿一生的预防措施。如年轻时的刷牙、口腔洁治、窝沟封闭、定期的口腔检查等，局部的预防包括定期口腔检查，保持口腔清洁，有的老年人行动不便，口腔不易清洁，宜由家人或助手帮助清洁，刷牙可用牙线清洁邻面，达到清除菌斑的目的。在老年人牙龈萎缩、牙颈部根面暴露时，宜用涂料或激光等方法进行处理，防止根面龋的发生。老年龋的全身控制包括饮食方面，既要加强营养，又要注意少进食黏稠的甜食，以改善口腔的状况，而对有全身性疾病，如高血压患者、老年痴呆患者或舍格伦综合征，或有头颈部放疗的患者以及服用抗胆碱、抗抑郁、利尿等影响唾液分泌药物的老年患者，则应加强对全身的治疗调整，降低龋病急性发作的危险。

三、老年继发龋

老年继发龋的发病率较高，在牙体组织疾病等经过治疗后的修复体的周围或底部发生新的龋坏称之为继发龋。老年人继发龋的发生除了与修复时龋坏组织未去除干净或修复体与牙体组织边缘不够密合等原因外，很重要的影响因素是由于老年人牙体修复的时间均较长，由于微漏等原因，修复体周围的进一步变化如缺损而致发病，老年人口腔内环境的改变，也是老年继发龋发生的重要原因。

老年继发龋有出现冷热酸甜刺激病，有时间较长者波及牙髓可出现自发性疼痛，检查时若继发龋发生在修复体的边缘，可见牙体组织颜色的改变呈墨浸状，形态也可见到变化，质软，修复体下部的龋坏可以X线片检查，咬合翼片可见修复体下方的透射区。另外当充填体边缘的牙体组织变色，疑有继发龋时，应摄X线片，X线片上显示在充填体周围有透射影像时，即可诊断。防止继发龋的方法是严格按照正规操作程序和要求，合理备洞，正确修复。发生了继发龋，应严格按照操作常规，则应除去原有修复物，将龋坏组织去净，消毒，严密充填，避免形成悬突和裂隙，不留死角，防止微漏的发生，重新修复。

第四节　老年龋病治疗的特殊性

老年龋以根面牙骨质龋为主，由于其位置特殊，组织结构也与牙冠不同，在操作处理和隔离唾液方面都有一定困难。对于早期根面龋来说，可以采用再矿化的治疗方法，如氟化物制剂、天然药物、臭氧等防治老年龋病。

对于已经形成牙体组织缺损的老年龋病病损，无论是根面龋还是平滑面龋或邻面龋，手术充填治疗是主要的治疗方法。同常规的窝洞手术充填治疗相比，老年龋病的手术治疗具有其特殊性。

1. 在预备窝洞时要体现微创原则，特别是在切割牙齿硬组织时患者有酸痛感，老年人对酸痛感的忍受力较低，同时多患有其他系统性疾病，因此在制洞时一方面要尽量减少对牙髓组织的刺激，避免损伤牙髓；另一方面，动作要轻，做好必要的解释工作，以及在治疗前服用必要的药物，或者在局部麻醉下治疗，以减轻老年患者的心理负担。

2. 在去除老年龋坏组织时，当达到一定深度，如果在年轻人就可能已穿髓，但老年人就可能距牙髓组织还有一定距离。这是因为生理性的继发性牙本质和第三期牙本质形成，牙本质小管逐渐堵塞，加上在龋坏的刺激下修复性牙本质形成，牙本质小管堵塞，阻止细菌及外界刺激物的进入。

3. 由于老年人患龋部位的特殊性，在𬌗面及邻面窝洞应有必要的抗力型，而根面龋的窝洞其抗力形由于承受力小而要求相应要低。

4. 因为老年人牙体组织的磨损，牙冠变短，固位力会不足，适当可考虑加固位体来加强固位。

5. 位于釉牙骨质界处的根龋其形成的龋洞，一般不是典型的Ⅲ类洞或Ⅴ类洞，而是两者的结合，形成所谓的Ⅷ类洞，可累及颊、舌、近中及远中面。可用龋检测液确定根龋的范围。

在取得固位型方面较困难，要使修复材料取得良好的固位，可选择有粘固性的修复充填材料。

目前用于根龋修复的材料主要是玻璃离子及复合树脂，玻璃离子可以通过释放氟发挥一定的抗菌作用和促进再矿化。建议使用能释放高浓度氟离子、粘结性好、有良好的微膨胀性和美观性的树脂改进型玻璃离子材料（resin-modified glass ionomer，RMGI）。复合树脂粘接系统也在防治根面龋方面进行着不断改进，包括添加氟化物和抗菌药等。用窝沟封闭剂修复根龋，其临床效果较好，且操作简便、不磨牙，是老年根龋良好的保存修复方法。

针对老年急性龋，特别是大范围的根面急性龋，应及早进行修复，以及时终止龋病的发展。对近髓脱矿牙本质，若无法一次去净，可采用“逐步去除”的方法，部分去除龋坏组织，以防龋药物10%氟化亚锡处理窝洞，或以氢氧化钙等药物盖髓，观察无牙髓炎症状后再行永久充填；如临床已出现牙髓炎症状，则需进行牙髓治疗。对治疗后的牙齿要定期随诊。而一旦进行了牙髓治疗，则宜去尽龋坏。在完成牙髓治疗后，行严密的烤瓷冠修复，有利于防止龋病的进一步发展。

（吴红崑）

参考文献

1. Du M，Jiang H，Tai B，et al. Root caries patterns and risk factors of middle-aged and elderly people in China. Community Dent Oral Epidemiol. 2009; 37（3）: 260-266.
2. Mohammad AR，Preshaw PM，Ettinger RL.Current status of predoctoral geriatric education in U.S.dental schools.J Dent Educ，2002，67（5）: 509-514.
3. Yoshihara A，Watanabe R，Hanada N，et al. A longitudinal study of the relationship between diet intake and dental caries and periodontal disease in elderly Japanese subjects. Gerodontology，2009，26（2）: 130-136.
4. Mugia R，Cano SM，Johnson DA，et al. Interaction of age and specific saliva component output on caries. Aging Clin Exp Res，2008，20（6）: 503-508.
5. Mantzourani M，Fenlon M，Beighton D. Association between bifidobacteriaceae and the clinical severity of root caries lesions. Oral Microbiol Immunol，2009，24（1）: 32-37.
6. Preza D，Olsen I，Willumsen T，et al. Microarray analysis of the microflora of root caries in elderly. Eur J Clin Microbiol Infect Dis，2009，28（5）: 509-517.
7. Wu J，Fried D. High contrast near-infrared polarized reflectance images of demineralization on tooth buccal and occlusal surfaces at lambda=1310nm. Laser Surg Med，2009，41（3）: 208-213.

8. Kühnisch J, Ifland S, Tranaeus S, et al. In vivo detection of non-cavitated caries lesions on occlusal surfaces by visual inspection and quantitative light-induced fluorescence. Acta Odontaol Scand, 2007, 65 (3): 183-188.
9. Wang HC, Fleming S, Lee YC, et al. Laser ultrasonic surface wave dispersion technique for non-destructive evaluation of human dental enamel. Opt Express, 2009, 17 (18): 15592-15607.
10. Fukuda Y, Nakashima S, Ujiie T. The in vitro effect of a collagenolytic enzyme inhibitor on lesion development in root dentin. Am J Dent, 2009, 22 (2): 115-121.

中英文名词对照索引

Z